全国名老中医傅汝林
传承工作室经验集

傅汝林　詹继红　主编

科学出版社
北　京

内 容 简 介

《全国名老中医傅汝林传承工作室经验集》共收集了 1988～2014 年傅汝林教授本人撰写的论文 9 篇,传承人论文 56 篇,主要内容是傅汝林教授及其学生从临床实践中总结的学术思想、临床经验和中医理论研究成果,如《血证论治六法》、《加减归脾汤对特发性血小板减少性紫癜的实验研究》、《滋肾调肝法治疗紫癜性肾炎血尿 39 例临床观察》及"补肾调肝化瘀对慢性再生障碍性贫血的系列研究"、"加味二至丸对缺铁性贫血的一类研究"等,尽可能地收集了傅教授及其传承人对傅教授从医 40 余年来的学术思想和临证经验的挖掘、整理和创新。对当前中医药在继承、创新和发展的研究上均具有重要参考价值,可供中医、中西医结合医务工作者参考借鉴。

图书在版编目(CIP)数据

全国名老中医傅汝林传承工作室经验集/傅汝林,詹继红主编. —北京:科学出版社,2015.6
(全国名老中医工作室系列丛书)
ISBN 978-7-03-044842-2

Ⅰ. ①全… Ⅱ. ①傅… ②詹… Ⅲ. ①中医学-临床医学-经验-中国-文集 Ⅳ. ①R249.7-53

中国版本图书馆 CIP 数据核字(2015)第 124420 号

责任编辑:潘志坚 黄金花
责任印制:谭宏宇 / 封面设计:殷 靓

科学出版社 出版
北京东黄城根北街 16 号
邮政编码:100717
http://www.sciencep.com

南京展望文化发展有限公司排版
北京虎彩文化传播有限公司印刷
科学出版社出版 各地新华书店经销

*

2015 年 6 月第 一 版 开本:787×1092 1/16
2019 年 5 月第八次印刷 印张:14 1/4
字数:326 000

定价:80.00 元

编辑委员会

主 编

　　傅汝林　詹继红

副主编

　　罗　莉　郭银雪　陈　育

编　委（按姓氏笔画排序）

　　马　娟　马　辉　王　松　陈　育

　　张晶晶　罗　莉　郭银雪　黄宁川

　　傅汝林　谢　恂　詹继红

目 录

学术思想及临床经验

临床医学研究

基础医学研究

学术思想及临床经验

试探《辨证录》应用阴阳五行学说的学术经验

傅汝林

《辨证录》又名《辨证奇闻》,清代名医陈士铎著。该书在辨证论治上取古人意而不凝古人法,随证用药,十分灵活。在辨证求因,审因论治上很有创见,特别以阴阳互根、五行生克之理,辨析证情,颇为透彻。立方遣药出奇制胜。今就其应用阴阳五行学说辨证治疗的经验探讨如下。

(一)提纲挈领,善别阴阳

《素问·阴阳应象大论》说:"善诊者,察色按脉,先别阴阳"。在诊治疾病时,正确掌握阴阳辨证的原则,才能为立法处方提供依据。近代医家郭梅峰也说:"无阴阳即无中医"。陈氏认为诊病首先要辨别阴阳,立法处方也要分阴阳。不仅如此,还应理解阴阳互根、阴阳转化及互为消长等关系才能提高治疗效果。如他在《辨证录·咽喉痛门》中说:"人有咽喉肿痛,日轻夜重,喉间亦长成蛾,宛如阳症⋯⋯亦用泻火之药,不特杳无一验且反增其重,亦有勺水不能下咽者,盖此症为阴蛾也。阴蛾则日轻而夜重,而阳蛾则日重而夜轻也,斯少阴肾火下无可藏之地,直奔而上炎于咽喉也。治则大补肾水,少加补火之味以引火归源,方用引火汤"。熟地黄三两,巴戟天六两,茯苓五钱,麦冬三钱,北五味二钱水煎服,一剂而肿痛消,二剂痊愈。陈氏在这里力辟咽喉肿痛皆属阳证之说,以日属阳,夜属阴,夜重为阴得阴助咽喉痛加重为辨证依据,证之临床,卓有见地。又如他在《辨证录·汗症门》中说:"人有饮食之时,头项及面与颈之间,大汗淋漓,每饭皆如此,然身又无恙,人以为阳气之旺也⋯⋯治不宜泻胃火之有余,补胃阴之不足,使胃平而汗自止也。方用收汗丹"。玄参三钱,生地黄三钱,荆芥一钱,五味三分,桑叶十片,白芍五钱,苏子一钱,白芥子一钱水煎服,服一月愈。陈氏在释方义中说:"此方不去泻胃火,反去滋阴,盖阳之盛者,阴之衰也,补阴摄阳,不必止汗而汗自止也。"陈氏在这里对阴阳互根,阳病治阴上可谓切中病机。在《辨证录·腹痛门》中说:"人有腹痛欲死,手按之更甚者,此乃阳症之火痛也。但火痛不同,有胃火,有脾火,有大小肠火,有肾火,有膀胱火,不可不辨。胃火者,必汗出而渴口中臭;脾火痛必走来走去无一定之处;大肠火者,大便必闭结⋯⋯"。陈氏辨阴阳已落实到脏腑上,细微之至耐人寻味。

在药物应用中,陈氏谙熟药物之阴阳属性。在《辨证录·火热症门》中说:"黄连泻心;白芍平肝火;玄参补阴而解浮游之火。"在《辨证录·血症门》中他说:"石膏退胃火;麦冬退肺火;青蒿能于至阴之中,退阴火"。又说:"地骨皮、丹皮最能解骨髓中之内热"。在《辨证录·春温门》中治伤风潮热症见大便溏、小便利、胸膈满用小柴胡汤加莱菔子与茯苓。他说:"莱菔子与茯苓同用,最能分阴阳之清浊,清浊一分,寒热易解"。在治火热症时说:"倘知胃火加石膏;知为脾火加知母;知为大肠火加地榆;小肠火加黄连;膀胱火加滑石;肾火加黄柏,尤效之极也。"这样的案例与用药经验全书中随处可见,不胜枚举。

(二)知常达变,妙用五行

《素问·至真要大论》曰:"胜至则复,复已而胜,不复则害"。五行中的一行出现有余(或太过),没有另一行去克制,五行之关系则不能协调。

同样五行中一行之不足,必须有另一行去滋生。这就是相生相克的关系。《素问·六微旨大论》说:"亢则害,承乃制,制则生化,外列盛衰,害则败乱,生化大病"。就是阐明这一临床机制。将五行生克乘侮规律应用于五脏辨证中,并将其与六腑、五官、情志、形体、五声等联系起来是陈氏在《辨证录》中的又一特点。如他在《辨证录·大便闭结门》中说:"人有大便闭结者,其症口干舌燥,咽喉肿痛,面红烦躁,人以为火盛闭结也,谁知是肾水之涸乎。夫肾水为肺金之子,大肠又与肺为表里,不可徒大肠也;泻大肠,愈损其真阴矣。此等之症,老人最多,治法但补肺肾,水足以济火,大肠自润。方用濡肠饮。"熟地黄二两,麦冬一两,当归一两,肉苁蓉一两,一剂大便通。陈氏在这里将五脏中金生水,肺与大肠的表里关系有机地联系在一起,对五行在临床上的具体应用分析得十分透彻。又如在《辨证录·咳嗽门》中说:"人有骤感风寒,一时咳嗽,鼻塞不通,此肺经受邪也……然世人往往以为小恙不急治者多矣,久则肺气虚难愈。为医者补母、补子之道宜知也。补母者补脾也,补子者补肾也。以治久咳久嗽之症,方用善解汤。"麦冬三钱,苏叶二钱,茯苓三钱,玄参三钱,甘草一钱,黄芩三钱,款冬花五分,贝母一钱,天冬三钱。此方中陈氏以天冬、麦冬滋肺阴安肺气,茯苓、甘草健脾胃,玄参滋肾水,苏叶、款冬花解风邪,贝母消痰止咳,黄芩清上焦之火。处方精当,符合五行生克制化之理。陈氏在《辨证录·不寐门》中治忧思太过,肝气不舒之失眠症少用舒肝解郁之柴胡、石菖蒲,而重用熟地黄、玄参滋肾水,以肝为肾子,益肾水之枯,自然可以养木,肝气自平。在《辨证录·中风门》中陈氏说:"人有素多内热,一旦颠仆,目不识人,左手不仁,人以为中风之症,谁知乃肾水不能养肝,肝木太燥,木自生风,而自仆,非真中风也。木自风生,补水而风恬木静,谁人知之。若作风治,鲜不立亡,即作气虚治,亦阳旺而阴愈消,非洽中病情之法,必须补肾水以生肝木,方用六味丸加当归、白芍、白芥子、柴胡以治之。"陈氏将五行之相生关系灵活地应用于临床上。诸如这样的案例《辨证录》中俯首即是,如在《辨证录·癥瘕门》中治寒湿挟食滞于腹中不重在消导与温脾胃,而以温补命门之火以暖土为主(火生土);在肺疹病中重在补益脾胃(土生金);治久泻久痢的抽风用温补脾肾法(火生土);用疏肝理气的柴胡疏肝散治肝旺脾弱的腹胀、胁痛(木横克土);用实脾饮治脾虚水泛的水肿(土旺生水);用黄连阿胶汤滋肾清心法治心火偏旺,虚烦失眠症(水生火),也是临床上的补北泻南法。都是陈氏妙用五行的例子。

总之,中医的阴阳五行学说主要落实在脏腑辨证上,进一步地阐明人与自然界的联系,同时只有正确认识人做为整体之间的生理、病理机制以及相对应的治疗原则,才能在实践中运用自如,切不可用简单的对立论与机械的循环论去理解阴阳五行。陈氏的《辨证录》是我们理解与应用阴阳五行学说的一个较好的学习典范。

(贵阳中医学院学报,1999,21(3):2-4.)

血证论治六法

傅汝林

中医所称血证,内容十分广泛,一般分为鼻衄、齿衄、咳血、吐血、便血、尿血及紫斑等一切出血性疾患及其合并症的总称。历代医家对血证的阐述颇有创见,理、法、方、药也很严谨,如朱丹溪《平治会萃·血属阴难成易亏论》说:"阴气一亏伤,所变之证,妄行于上则吐衄,衰涸于外则虚劳,妄返于下则便红。"缪仲淳《先醒斋医学广笔记》提出三要法是宜行血不宜止血,宜补肝不宜伐肝,宜降气不宜降火。唐容川《血证论》详尽阐述了血证辨证与脏腑的关系。初起辨证重视心、肝、脾,晚期重视肺与肾。确立了"泻心即是泻火,泻火即是止血","脾主司气海,冲、任、带三脉又为肝所属","生血之源在脾胃"以及金水相生,水血同源等观点。总之,重视人体是一个统一的相互紧密联系的整体。唐氏还创立了"止血、消瘀、宁血、补虚"四法。王清任《医林改错》对瘀血证治疗贡献尤著,自创二十二种活血化瘀方剂,发展了瘀血学说及其治则。叶天士以善用虫类药以活血通络而著称于世。历代医家见仁见智,各有创新与发挥。综合以上观点,笔者在长期的临床实践中,拟六法治疗血证取得较好效果,今不揣简陋,录之于后。

(一) 清热解毒化瘀法

处方:金银花 20 g,蒲公英 15 g,炒山栀 12 g,生大黄 6~10 g,黄连 10 g,黄芩 10 g,茜草根 12 g,蒲黄炭 6 g,生甘草 6 g。

主治:一切血证的急性期、实热证。如鼻衄、吐血、咳血、肌衄遍体,色泽鲜红,口渴,脉洪大,舌质红绛,苔黄腻者。西医见于急性白血病初期、急性再生障碍性贫血、血小板减少性紫癜初期、上消化道出血等。

(二) 凉血止血化瘀法

处方:丹皮 15 g,生地黄 30 g,白芍 15 g,女贞子 15 g,白薇 15 g,白茅根 15 g,紫草 12 g,大叶紫珠草 15 g,三七粉 10 g(分吞),甘草 6 g。

主治:一切血证的中晚期,病情日久或反复发作,出血量虽不多但缠绵,出血时出时止,手足心热,失眠多梦,脉细弱无力,舌红苔少。西医见于白血病中晚期、血小板减少性紫癜、过敏性紫癜反复发作者、再生障碍性贫血辨证属肾阴虚等。

（三）滋补肝肾活血化瘀

处方：山茱萸 30 g，白芍 30 g，生地黄 30 g，女贞子 15 g，旱莲草 15 g，茜草根 12 g，红花 6 g，大血藤 15 g，桃仁 12 g，甘草 6 g。

主治：一切血证的中晚期，病情日久或反复发作，出血量虽不多但缠绵，出血时出时止，手足心热，失眠多梦，脉细弱无力，舌红苔少。西医见于白血病中晚期、血小板减少性紫癜、过敏性紫癜反复发作者，再生障碍性贫血辨证属肾阴虚等。出血严重者可酌加白茅根 20 g，藕节 20 g，仙鹤草 30 g，土大黄 15 g，肝肾阴虚阳亢盛者去补骨脂加煅龙骨、煅牡蛎各 30 g（先煎），川芎 10 g，龟版 20 g（先煎）。

（四）益气健脾活血化瘀法

处方：黄芪 30 g，党参 15 g，太子参 30 g，淮山药 30 g，白术 15 g，薏苡仁 30 g，陈皮 10 g，大血藤 15 g，鸡血藤 15 g，蒲黄炭 10 g，甘草 6 g。

主治：血证病情日久，由于出血量多，面色㿠白无华，神疲乏力，气短懒言，纳差食少，舌体胖淡，边有齿痕，苔白，脉沉细无力之吐血、咳血、月经过多、肌衄等。西医见于上消化道出血、下消化道出血、血小板减少性紫癜、再生障碍性贫血等。

（五）温阳化瘀法

处方：附片 15 g（先煎），干姜 10 g，桂枝 10 g，良姜 10 g，当归 12 g，蒲黄炭 10 g，丹参 15 g，炙甘草 10 g。

主治：脾胃虚寒性的吐血、咳血、肌衄、月经量多辨证属脾阳虚证，症见出血色淡，畏寒肢冷，小便清长，舌淡苔白，脉沉迟。西医见于各种出血性疾病的后期，如再生障碍性贫血属阳虚者，血小板减少性紫癜，溶血性贫血的反复发作，迁延不愈者。

（六）清上实下活血化瘀法

处方：麦冬 30 g，菊花 10 g，白茅根 15 g，黄芩 12 g，熟地黄 30 g，牡蛎 30 g，旱莲草 15 g，鸡血藤 15 g，茜草根 15 g，丹参 15 g，甘草 6 g。

主治：寒热错杂，上实下虚的血证，症见口干口苦，目赤心烦，口渴，腰膝酸软，盗汗自汗的鼻衄、齿衄、咳血、吐血、肌衄等。西医见于鼻出血、眼底出血、上消化道出血、血小板减少性紫癜、过敏性紫癜及溶血性贫血等。

以上六法也可灵活互参，如肝肾阴虚又兼有阳虚者为阴阳俱虚，可两法合用加减，又如脾虚兼阳虚者温阳健脾益气并用。以上诸法中舌质有明显瘀斑、瘀点者当灵活加用更峻猛一些的活血化瘀药，如桃仁、红花、水蛭、莪术等。血证在临床上颇多，治疗方法不少，笔者在临床实践中有如下几点体会。

血证的形成与脏腑功能失误,阴阳偏盛、偏衰有密切关系,不可滥用止血药,以八纲辨证、脏腑辨证为基础,治疗上以调整脏腑功能为首要,诸如清心火、泻肺热、泻肝火、补肝阴、健脾益气、温阳、滋肾阴等法则,灵活掌握,据证加减。

　　离经之血即是瘀血,一切血证由于出血,血不循经而溢于脉外,必然形成瘀血,因此活血化瘀为治疗血证的重要方法,不一定每例病人都有青紫、脉涩之见症方选用活血化瘀药物。只是根据情况选择,如初期或瘀血见症不多者选用茜草根、三七、鸡血藤、大血藤、大叶紫珠草之类的养血活血之品,出血来势猛者亦选用上述药物,并可适当加用止血药如白茅根、侧柏炭、槐花、地榆之类。选用养血活血之品目的在于止血而不留瘀。久病、病情反复之血证可酌加稍峻猛的活血化瘀药,如桃仁、红花、莪术、三棱,瘀血重者可加水蛭、虻虫、地鳖虫之类。使瘀血去而新血生。

　　丹参、鸡血藤、大血藤、赤芍、茜草根有养血活血之功效。活血化瘀而不伤正,临床运用广泛,为血证中的常用药物。三七粉对吐衄、月经过多小佳。蒲黄炭对吐血有效,大黄为血中气药,对实证、热证之出血尤佳,临床用于吐血、便血功效卓著。

　　以上六法为笔者肤浅体会,难以概括血证之全貌,中医对血证的治疗有其独特之处,应进一步探讨。

（贵阳中医学院学报,1997,19(4)：2-4.）

四季脾旺不受邪今析

刘宏潇　刘谟桐　傅汝林

中医学认为脾为后天之本，气血生化之源，主中州而灌溉四旁，脾的功能健旺，是保证机体健康的重要因素。目前认为中医"脾"的概念除涉及现代医学的消化、内分泌、神经、血液等系统的功能外，其"四季脾旺不受邪"的论点与免疫系统功能密切相关。

（一）邪气、正气与脾胃之气

中医学认为疾病是人体"正气"与"邪气"互相斗争的过程，而斗争的结果取决于人体正气。早在《内经》中就载有"正气存内，邪不可干"，"邪之所凑，其气必虚"，也就是说正气旺盛则身体强壮，正气虚衰则邪气易侵犯机体而致病。这里所指的正气相当于现代医学所称的"免疫力"，邪气则相当于各种生物的、理化的、精神心理及社会的致病因素。"正气"，是指人体的机能活动，包括脏腑、气血、经络的功能和抗病康复能力，广义而言，正气还应当是指机体的正常组织结构和形态以及在此基础上进行的正常生理活动，即生命物质运动以及表现于外的活动、精力、适应力、抵抗力等；"邪气"则"泛指各种致病因素及病理损害"之邪气及"风寒暑湿燥火六淫和疫疠之气等致病因素"之外邪。正气的盛衰，即人体免疫力的强弱，是疾病是否发生的内在根据，而"六淫"、"七情"等邪气的侵袭，即各种外来致病因素对人体的作用，仅是疾病发生的条件。在疾病发生发展的过程中，正气始终是矛盾的主要方面，在相同致病条件下，正气（免疫力）不同就会产生不同的结果。古人有云："三人冒雨而行，饱食则昌，半饱则病，饥饿则死。"

"凡清气、清阳、胃气、谷气、卫气、营气、精气、正气"，都是元气的异名，它代表机体防病免疫，强身健体的本能。脾为元气之母，"历观诸篇而参考之，则元气之充足，皆由脾胃之气无所伤，而后能滋养元气"（《脾胃论·脾胃虚实传变论》），其论本于《内经》"真气者，所受于天，与谷气并而充身者也"。人身元气、谷气、营气、清气、卫气，以及生发清阳之气，此六者皆饮食入胃，谷气上行，布散而化生充养，故谓"欲实元气，当调脾胃"。《脾胃论》中又云："真气又名元气，乃先身生之精气也，非胃气不能滋也。"若因饮食劳倦或七情所伤，脾胃虚弱，元气就会不足，则诸病由生。"元气之充足，皆脾胃之气无所伤，而元气亦不能充，而诸病之所由生也"，"损伤脾胃，真气下溜，或下泄而久不能升，是有秋冬而无春夏，乃生长之用陷于殒杀之气而百病皆起。"因此，从后天之本的角度讲，脾胃之气即是正气。脾胃功能充沛，正气充盛，人体的免疫力就强，"真气从之，病从安来"；脾胃虚弱，正气不足，免疫力就低下，正所谓

"百病皆由脾病胃衰而生。"

（二）脾与现代医学免疫学

中西医学虽然各有不同的理论体系，但对于脾在防御疾病中的作用却有许多共识，说明"四季脾旺不受邪"是有其科学依据的。脾与免疫功能的关系主要表现在以下两方面。其一，脾是免疫功能的物质基础，具有防御功能。《难经·四十三难》注曰："安谷者昌，决谷者亡"，"水去则营散，谷消则卫亡。营消卫亡，神无所依。"这里特别强调营卫与运化水谷的脾胃之关系。卫气营血是人体防病的物质基础，脾胃对水谷受纳和消化及其精微物质的吸收、输布和转化为人体需要的物质基础——津液、营卫、气血三者层层深入，津液化生营卫，营卫化生气血，脾胃是化生之源。现代医学证明，脾脏是人体最大的淋巴器官，是各类免疫细胞居住的场所，也是对抗原物质产生免疫应答及产生免疫效应物质（如抗体等）的重要基地；可合成巨噬细胞、激素，增强巨噬细胞和中性粒细胞的吞噬作用；还可合成干扰素、补体及细胞因子等生物活性物质。其二，脾脏具有免疫生理平衡和免疫监督功能。脾胃的升清降浊，运化水谷精微，充血荣脉是维持人体新陈代谢、生理平衡的重要功能。机体免疫的生理平衡与分解代谢有关，脾脏在这一功能中占有重要地位。脾是全身血液的一个重要滤器，红髓中的巨核细胞负责清除血液衰老的自身细胞，衰老或退化的红细胞，部分血小板、白细胞被破坏后释放出多种成分，如铁离子、胆红素等又作为原料参与新细胞的生成，从而使衰老的细胞组织不断更新，这种生理平衡是维持人体生长发育和生命活动的物质基础。另外，脾脏可随时监督突变细胞的产生，并予清除，这一功能一旦失调，则突变细胞即有发展成肿瘤的条件。

近年来随着临床脾虚证诊断标准的规范化和实验性脾虚动物模型的建立，有关脾虚证的临床和实验免疫研究发展迅速，进一步充实了"四季脾旺不受邪"的丰富内涵。细胞免疫方面，总体反映脾虚证胸腺萎缩；外周血 T 细胞总数减少，辅助性 T 细胞百分数降低，抑制性 T 细胞相对占优势，T4、T8 比值降低；T 细胞增殖分化能力降低，刀豆素 A 刺激下 T 细胞内胞质钙动员能力下降；IL-2、IFN-r 等细胞因子水平降低；NK 细胞、巨噬细胞及红细胞免疫功能低下。局部体液免疫紊乱，其原因一方面可能由于黏膜屏障受损，消化道菌群失调，体液免疫方面，表现为局部刺激引起分泌型免疫球蛋白 IgA（sIgA）代偿性增加；而另一方面机体局部免疫功能低下，sIgA 负荷能力较低，随着病程的延长或病情的加重则暴露出 sIgA 的分泌不足。另外，应用免疫遗传技术研究脾虚证与人类白细胞抗原（HLA）的相关性，发现脾虚证与 HLA-B22 有显著关联，提示脾虚证可能与遗传因素有一定的关系，同时也说明"素体脾虚"有其客观物质基础。总之，免疫系统和免疫功能的改变是脾虚证本质研究的重要内容之一，它揭示了中医脾胃学说的丰富科学内涵。"四季脾旺不受邪"论对免疫学的认识与发展起了极大的推动作用，而现代免疫学的发展和广泛应用，又拓展了对中医基础理论和临床病理的认识视野及其深度，丰富和发展了中医药学理论体系，为建立具有我国特色的医药学开创了新的途径。

（陕西中医，2002，3（23）：252-253.）

中医对出血性疾病的治疗

傅汝林

出血性疾病在中医学中统称为血证。血证的范畴广泛,身体上任何一个部位的出血均可称为血证。临床常见的有鼻衄、齿衄、咳血、吐血、便血、尿血以及皮肤紫斑等。

关于血证的病因、病机及治疗法则,古代医家论述较多。从《金匮要略·惊悸吐衄下血胸满瘀血病脉证治》;明代缪希雍《先醒斋医学广笔记·吐血》到清代唐容川《血证论》均为有代表性的有关血证的著作。尤其是《血证论》中治疗血证的四大原则:即止血、消瘀、宁血、补虚四法精辟扼要。笔者个人从事血液病中西医结合治疗多年,个人体会将四法稍将次序调整一下,认为更为妥帖,仅供参考。即补虚、宁血、止血、消瘀四法。因为在血证治疗中,调整阴阳气血的不足为补虚;清其火盛与气机逆乱为宁血。在此基础上配合对症止血,止血后以防离经之瘀血形成而消瘀。

现代医学认为出血不外以下三个方面的原因:① 血小板因素(包括血小板的量与质)。② 血管因素(包括损伤与通透性增加)。③ 血浆凝血因子缺乏(血友病及各种因素所致纤维蛋白原病等)。

由于血浆凝血因子缺乏的疾病大多与遗传疾病有关,或与肝脏疾病凝血因子合成减少有关,本文不作讨论。而吐血、便血、咳血又与消化科和呼吸科疾病相关,本文不详细论述,仅在有关部分提及。从血液专科角度本文重点讲述中医对血小板减少引起的出血、血管因素的过敏性紫癜。这两种病也是目前临床常见的疾病。

(一) 血小板减少性紫癜

又称为免疫性(特发性)血小板减少性紫癜。是一种自身免疫性疾病。由于患者血液中存在抗血小板抗体,使血小板破坏增加,血小板数量减少,临床表现为全身广泛出血。中医将其归属于"血证"、"发斑"范畴。

西医对本病的治疗首选糖皮质激素。但有效率不到60%,尤其是激素减量或停用时大部分案例复发,真正治疗有效率仅为20%。且长期反复运用激素带来许多副反应,如血压增高、血糖增高、骨质疏松及消化道出血等。对激素治疗无效案例可考虑脾切除,但有效率不足50%。此外免疫抑制剂如长春新碱、环磷酰胺、环孢素 A 等也在运用,但疗效欠佳,副反应多。在出血严重,血小板极低下时作为抢救可用输注丙种球蛋白或血小板悬液,但作用时间短暂。丙种球蛋白及输注血小板作为急救时用。目前新的药物如白介素、血小板生成素、美罗华(利妥昔单抗注射液)等,疗效还有待观察。现将现代医学治疗本病的规律为图示如下。糖皮质激素(大剂量)──→脾切除(如不愿作)──→免疫抑制剂──→输血小板、丙种球蛋白──→美罗华、白介素、血小板生成素(疗效有待观察)。

中医治疗本病有许多优势。副反应小,一旦治疗有效,效率稳定,反复性小,且较为经济实惠。根据病性的不同时期,不同证候特点,归纳为四种证型。

1. 初期(血小板减少性紫癜急性期)

临床表现:出血广泛且较甚,面红口渴,尿黄便秘,烦躁,或月经量多,舌质红或绛,苔黄少津。

中医辨证:血热甚,热迫血妄行。

治法:清热解毒,凉血止血。

方药:犀角地黄汤加减《备急千金要方》。水牛角粉 30～60 g(先煎),炒栀子 10～15 g(代犀角),生地黄 30 g,丹皮 15 g,赤芍 15 g。

加减:热甚加金银花、连翘、紫草、生石膏、黄芩等。出血甚加白茅根、仙鹤草、大黄粉、大叶紫珠草等。(方中以水牛角粉合炒栀子代犀角)

2. 中期(血小板减少性紫癜慢性期)

临床表现:患者病情时间稍久,并经过中西医一段时间治疗,用过激素但不多或时间不长。

临床表现:头昏、乏力、纳差、倦怠,或失眠、多梦,甚则心悸气短。脉细无力,舌质淡胖,甚至边有齿痕,苔少。

中医辨证:心脾两虚,气不摄血。

治法:补益心脾。

方药:归脾汤加减《济生方》。黄芪 30 g,太子参 30 g,当归 12 g,白术 15 g,炒酸枣仁 30 g,茯苓 15 g,大枣 5 枚,炙甘草 6 g,阿胶 12 g(烊化兑服)。

加减:有出血或皮下紫斑,加仙鹤草、茜草、大叶紫珠草。失眠重加夜交藤、炙远志、合欢皮等。纳少、腹胀加淮山药、陈皮、炒麦芽、白豆蔻等。月经淋漓不尽加山茱萸、五味子收涩止血。

3. 中后期(反复发作多年,中西医各种治疗无效,病情时好时坏)

临床表现:出血多不甚,但时轻时重,腰膝酸软,耳鸣,眩晕,少寐,舌红少苔,或有裂纹,脉沉细。

中医辨证:肝肾阴虚。

治法:滋补肝肾。

方药:六味地黄丸合二至丸加减。生地黄 20 g,熟地黄 20 g,山茱萸 15 g,淮山药 20 g,旱莲草 30 g,白芍 20 g,当归 12 g,甘草 6 g,女贞子 15 g。

加减:出血重加白茅根、仙鹤草、大叶紫珠草、侧柏炭等。肾虚明显加菟丝子、炒杜仲、补骨脂等。

4. 后期(反复发作多年,尤其是大剂量激素及免疫抑制剂治疗后均无效)

临床表现:皮肤紫癜时隐时现,牙龈渗血,或鼻出血,月经量多,伴头晕耳鸣,低热盗汗,五心烦热,舌质红,无苔或少苔,或苔薄黄少津,脉细数。

中医辨证：肝肾阴虚，阴虚火旺。

治法：滋阴降火，凉血止血。

方药：大补阴丸《丹溪心法》或知柏地黄丸加减。生地黄20g，旱莲草30g，黄柏12g，知母12g，地骨皮15g，女贞子15g，丹皮15g，茜草12g，侧柏炭12g，甘草6g，龟版20g（先煎）。

加减：出血重加白茅根、仙鹤草、大叶紫珠草等。舌紫黯有瘀斑、脉涩加茜草、鸡血藤、当归、三七粉等。

对于出血性疾病，治疗的关键是调整气血阴阳的虚实盛衰。辨证是关键，如气虚气不摄血，益气是关键；阴虚，滋阴是重点；血热火盛，清热凉血是关键。止血是对症处理，是第二位的。诚如张仲景所云："凡治血证，须知其要，而血之动，惟火惟气耳，故察火者，但察其有火无火；察气者，但察其气虚气实。知此四者而得其所以，则治血之法无余义矣。"

针对不同的病因、病机，将益气摄血，养阴清热，降火，凉血诸法灵活运用，常取得明显治疗效果。

多年来，西医治疗本病以抑制血小板抗体，阻止抗体对血小板的破坏，或切除产生抗体的脾脏，取得一时的效果。而中医重视调整人体免疫系统功能，既有提高免疫识别功能，也有抑制免疫抗体的功能。所谓益气养阴清热法在于提高机体免疫识别功能，清热降火在于抑制免疫抗体的功能。我们统称为调整免疫系统，恢复免疫系统的正常功能，效果明显优于西医治疗方法，这一点已在大量临床实践中得到证实。

（二）过敏性紫癜

是一种常见的变态反应性出血性疾病。其共同特点为过敏性血管炎，故又称"毛细血管中毒症"。

感染（细菌、病毒、螨虫）、药物、异性蛋白质（食物）、花粉、化学物质等均可致敏引起毛细血管通透性和脆性增高而致出血。临床表现除以下肢为主的对称性出血和紫斑外，尚可引起腹痛、关节痛，以及肾脏疾病。

中医将本病称为"紫癜"、"葡萄疫"、"肌衄"等。临床将本病分四种证型。

1. 邪热内蕴，迫血妄行

临床表现：突然发病，四肢为主的出血点及紫癜，伴有鼻出血或牙龈出血；也有腹痛、关节肿痛，大便色黑，小便黄赤，口干欲饮，燥热，舌质红或绛，苔黄而干燥，脉浮滑或滑数。

治法：清热解毒，凉血止血。

方药：十灰散加减《十药神书》。

处方：大蓟、小蓟各12g，荷叶12g，侧柏炭12g，茜根炭12g，白茅根12g，棕榈炭12g，丹皮12g，栀子12g，制大黄9g。也可用《温病条辨》清营汤加减。

加减：血热甚可用水牛角粉30～60g，炒栀子12g（两药合用以代犀角）。出血多加大叶紫珠草。消化道出血加生石膏、大黄粉等。

2. 阴虚火旺

临床表现：病程稍久或有反复，皮肤有广泛出血点及紫癜，或伴鼻衄、齿衄、月经过多。

颜面潮红,心烦,手足心热,或潮热盗汗,舌质红苔薄黄或少苔,脉细数。

治法:滋阴降火,宁络止血。

方药:茜根汤《景岳全书》或用左归丸《景岳全书》加减。

处方:生地黄 20 g,旱莲草 20 g,女贞子 15 g,侧柏炭 12 g,制大黄 9 g,茜草根 15 g,生甘草 6 g,阿胶 9 g(烊化兑服)。

加减:阴虚明显加山茱萸 12 g,麦冬 12 g,丹皮 12 g。出血明显加大叶紫珠草、仙鹤草、藕节等。

3. 气虚不摄

临床表现:紫癜反复发作,出血虽不重但久久不愈,伴有神疲乏力,头晕目眩,气短懒言,纳少便溏,畏冷,舌质淡,苔少,脉细无力。

治法:补气摄血。

方药:归脾汤加减《济生方》。

处方:黄芪 30 g,党参 15 g,白术 15 g,茯苓 15 g,当归 12 g,广木香 6 g,酸枣仁 20 g,生姜 3 片,大枣 5 枚,炙甘草 6 g。

加减:出血明显加仙鹤草、棕榈炭、大叶紫珠草。伴腰膝酸软、耳鸣加山茱萸、炒杜仲、菟丝子等。

4. 瘀血阻滞

临床表现:皮肤紫癜及出血点反复出现,或伴关节不利,腹痛夜甚,肌肤粗糙,口干不欲饮,舌质紫黯或有瘀斑,脉细涩。

治则:清热活血,凉血。

方药:桃红四物汤合犀角地黄汤加减。

处方:桃仁 12 g,红花 6 g,当归 12 g,川芎 12 g,赤芍 12 g,生地黄 12 g,丹皮 12 g,炒栀子 15 g,甘草 6 g,水牛角粉 30 g(先煎)。

关节肿痛可用《温病条辨》宣痹汤加减,除本方外,用威灵仙、豨莶草、鸡血藤配伍止痛效果好。

关于出血性疾病,病因病机较为复杂。在诊治本病时应注意以下三个方面:① 出血病因的诊断:即出血是血液系统疾病或非血液系统疾病;非血液系统疾病如炎症、肿瘤、动脉硬化等可引起出血。这里要借鉴现代医学的实验室检查以明确。② 血液病中又要明确是原发性以及继发性血液病。如白血病、再生障碍性贫血,均可继发引起血小板减少而出血。治疗要针对病因。③ 出血部位,全身各部位均可引起出血,根据不同部位及出血特点采取相应措施。严重者采用中西医结合手段治疗。

(2013 年贵州省继续教育学习班讲稿)

活血化瘀六法的临床运用经验

傅汝林

离经之血即是瘀血。血不循经而溢于脉外,必然形成瘀血。造成血不循经必然有诸多病因。如气虚、阴虚、火热、痰浊等。因此活血化瘀法必然针对病因,采用相应治疗方法才能取得最佳效果。古代医家论述较多,如清代唐容川《血证论·瘀血》篇说:"瘀血在肺,咳逆喘促……瘀血在经络脏腑之间,则身疼,瘀血在中焦则腹痛胁痛,腰膝间刺痛……"清代王清任《医林改错》的有关气血理论篇对瘀血理论有新的见解,主张"治病之要诀,要明白气血,无论外感内伤……所伤者无非气血。"并列举了 20 多种气虚证,50 多种血瘀证,创立了补气活血,逐瘀活血等原则,33 个活血化瘀方剂一直为后世医家所广泛运用。笔者借鉴古代医家经验,结合自己多年临床实践,归纳总结了六种活血化瘀法以供参考。

(一) 益气活血化瘀法

适用于体虚或病后攻伐太过,失于调养,同时兼有瘀血证候的病证。

案例:王某,女,72 岁,1 年前因患大面积脑梗昏迷半月,经抢救后苏醒,但右侧肢体瘫痪,肌力 0 级。卧床近 1 年,生活完全不能自理。初诊时患者诉头昏、气短、语言謇涩不清,肌力 0 级,血压 96/60 mmHg 脉沉细无力,舌淡胖边有齿痕并有瘀斑,舌下脉络青紫。诊断为气虚血瘀证。

处方:王清任补阳还五汤加减。黄芪 90 g,党参 30 g,炒白术 15 g,归尾 15 g,赤芍 15 g,地龙 12 g,川芎 12 g,桃仁 12 g,红花 6 g,全蝎 6 g(研粉用),蜈蚣 3 条(研粉吞),生地黄 15 g。

上方服 20 剂后患者自述手指能动,在人扶助后可试行迈步。肌力达 1 级左右。上方前后共用 60 余剂,其中黄芪在 30~90 g 之间,3 个月左右患者可扶杖缓慢行走,肌力恢复至 2~3 级之间。

按语:本方重用黄芪 30~90 g。加入党参、白术以增强补气之力。活血化瘀方中加入全蝎、蜈蚣研粉吞服每次 0.5~1 g。以加强活血化瘀通络功效。二者入肝经,为通络息风止痉之圣品,相须为用,相得益彰。施今墨认为二药同用功效倍增。个人认为蜈蚣长期用对口腔黏膜有刺激性,会出现口腔、咽喉干燥不适,加入生地黄可减轻其副反应。

（二）温阳活血化瘀法

适用素体阳虚或病后过用苦寒的瘀血病证。

案例：李某,女,16 岁,患雷诺病 1 年多,双手从指到腕,双足趾苍白,冷如冰,潮湿。曾用过激素稍有好转。刻诊：面色苍白,双手指冰冷湿润,畏寒,月经推后 10 余天,量少色淡。舌淡紫,苔薄白,脉沉。辨证为阳虚血瘀。治以温阳通脉,活血化瘀法。

处方：附片 15 g(先煎),桂枝 12 g,当归 12 g,川芎 12 g,赤芍 15 g,生地黄 12 g,鸡血藤 30 g,苏木 12 g,茜草 15 g,路路通 12 g。10 剂。

二诊时手足冰冷明显减轻,加麻黄 10 g,熟地黄 20 g 后 30 剂,四肢苍白明显好转,月经周期缩短为 30 天,量适中。目前仍在治疗中。

按语：本方用麻黄、熟地黄,源自《外科全生集》王洪绪的阳和汤。麻黄辛散得熟地黄以制其辛散太过,熟地黄滋腻得麻黄之辛以去其腻。临床上也常有气虚、阳虚兼见的病证,因此也可灵活运用益气温阳,活血化瘀法。

（三）滋阴养血活血化瘀法

适用于素体阴虚,或血虚;或过用辛燥伤阴又兼见瘀血停滞的病证。

案例：龙某,女,59 岁,农民,因头昏、目眩、耳鸣、颜面、唇甲及指端紫黯于 2012 年 2 月初在贵州省人民医院明确诊断为真性红细胞增多症。血红蛋白高达 220 g/L。B 超示：脾大。西医用羟基脲、干扰素及放血疗法等治疗,疗效均不明显。刻诊：患者头昏、眠差、耳鸣、口干不欲饮。查血红蛋白 216 g/L,血小板、白细胞均在正常范围。脉细数,舌质紫黯有瘀斑,舌红少津有裂纹,无苔。中医辨证为阴血不足,血瘀。治以滋阴养血,活血化瘀。

处方：南沙参、北沙参各 30 g,天冬、麦冬各 15 g,赤芍、白芍各 15 g,鳖甲 20 g(先煎),丹皮 15 g,丹参 30 g,桃仁 12 g,红花 6 g,莪术 12 g,鸡血藤 20 g,地骨皮 15 g。10 剂。

患者前后五诊,服药 50 余剂,中途加用水蛭 10～15 g,2 个月后血红蛋白逐渐减至 169 g/L,白细胞、血小板均属于正常范围。颜面及指甲青紫消退,头昏、耳鸣等症状消失。

体会：方中鳖甲、莪术软坚消痞力强,治脾肿大有效。鸡血藤养血活血。

（四）滋补肝肾活血化瘀法

适用于久病,多种慢性疾病,尤其长期用西药化疗等药物治疗后的病证。

案例：陈某,女,48 岁。患慢性粒细胞白血病 3 年余。长期用西药化疗药物治疗,病情基本可以控制。但白细胞忽高忽低,在(4～100)×10^9/L 间波动,轻度贫血,血红蛋白90～100 g/L,血小板增高为(300～600)×10^9/L。症状较多,头昏、耳鸣、腰膝酸软、潮热、盗汗、乏力。化验检查白细胞 45×10^9/L,HGB 96 g/L,PLT 450×10^9/L。面色黧黑晦暗,唇甲紫,脉沉细,舌体瘦削,淡紫,舌红少津,苔薄黄。辨证为肝肾阴虚,瘀血阻滞。治以滋补肝肾,活血化瘀。

处方：生地黄 30 g，旱莲草 30 g，枸杞子 15 g，山茱萸 15 g，赤芍、白芍各 15 g，丹皮 15 g，当归 12 g，莪术 12 g，桃仁 12 g，红花 6 g，青黛 6 g（布包），茜草 15 g。

上方前后 10 余诊，每次 7～10 剂，中途加用雄黄 1 g（间断），近半年来病情平稳，化疗药物已减至最小维持量。

近期检查白细胞 10×10^9/L，血红蛋白 110 g/L，血小板 330×10^9/L，上述症状明显减轻。

按语：青黛为靛玉红药物，雄黄为氧化砷，水煎后为三氧化二砷，可使白血病细胞凋亡。为贵州省中医医院（贵阳中医学院第一附属医院）许玉鸣教授几十年的经验。许老认为慢性白血病有肝肾阴虚的本质又有瘀血及热毒的外因而发病。治疗要标本兼顾。

（五）清热解毒活血化瘀法

适用于许多血液系统疾病的早期或中期。尤其是急性白血病的早期，中医认为本病属"温病"范畴，为温毒内陷，深入骨髓。治疗宜清热解毒，透邪外出并活血化瘀。

案例：刘某，男，47 岁，干部。患急性粒细胞性白血病已 2 年余。发病初期在贵州省人民医院曾用大剂量化疗，骨髓恢复正常，病情完全缓解。但由于惧怕化疗毒副反应拒绝继续维持治疗。要求服用中药治疗。初诊时 Hb 110 g/L，WBC 16×10^9/L，血小板 90×10^9/L。患者时有低热，体温在 37.5～37.8℃ 之间，尤以午后和晚间为甚，口干苦，纳少，汗多，大便干结。脉细数，舌质红苔微黄腻。中医辨证为热毒内蕴，瘀血阻滞。治以清热解毒，活血化瘀法。

处方：生地黄 30 g，丹皮 15 g，地骨皮 15 g，白花蛇舌草 30 g，半枝莲 15 g，独脚莲 15 g，龙葵 15 g，金银花 15 g，连翘 15 g，紫花地丁 15 g，莪术 12 g，桃仁 12 g，红花 6 g，茜草 15 g。10 剂。

上方 10 剂后口干苦减轻，大便稍溏，每日 2 次，上方基础上加用养阴之沙参、玉竹等。治疗近 21 年，病情平稳，骨髓及血常规多次检查在正常范围。

（六）软坚化痰活血化瘀法

此法适用于淋巴瘤、甲状腺结节、甲状腺肿块及部分肿瘤切除术后防止复发的疾病。

案例：赵某，男，23 岁，某大学在校生。患者于 3 个月前发现颈部右侧淋巴结肿大如乒乓球大小，腋窝淋巴结肿大。在医院作 CT 发现腹腔及胸腔均有大小多个肿大淋巴结。淋巴结活检明确诊断为"非何杰金淋巴瘤"，用化疗后淋巴结缩小，但仍有 3 cm×3 cm 左右。初诊时血常规正常，但述肢软、乏力、汗多、消瘦。脉弦滑，舌淡紫苔白滑而腻。辨证为痰湿阻络，瘀血停滞。治疗以化痰软坚，活血化瘀法。

处方：玄参 15 g，浙贝母 15 g，牡蛎 30 g，夏枯草 15 g，莪术 12 g，猫爪草 20 g，炮甲珠 6 g（研粉吞），胆星 6 g，桃仁 12 g，红花 10 g，郁金 12 g，丹参 15 g，丹皮 15 g。10 剂。

在治疗期间曾间断用壁虎 6 g（研粉装胶囊吞服），上方间断用 3 年。在此期间每半年在医院作 CT 复查。颈部及胸腔淋巴结均未发现肿大。

体会：玄参、浙贝母、牡蛎为清代《医学心悟》三物消瘰丸，以此为基础加味效果好。其中炮甲珠通络直达病所。猫爪草对结核、包块有较好的效果。壁虎有小毒，不宜长期用，以防伤肝肾，可间断运用。

（2012 年国家级继续教育学习班讲稿）

傅汝林教授治疗白血病经验

詹继红

傅汝林教授从事医学临床、教学及科研工作40余年，运用中医药治疗血证有丰富的临床经验及独到建树，多次获省级科技成果奖。笔者有幸作为第三批全国名老中医药专家学术经验继承人及第二批全国优秀中医临床人才从师于傅教授学习，随其侍诊，口传心授，对傅教授医疗经验精华颇有领会，兹将部分学习所得介绍如下。

（一）清热解毒、养阴祛湿法治疗急性白血病

傅教授治疗白血病按温病之卫气营血辨证。认为该病乃因温热毒邪在人体抵抗力低下时侵袭机体，伤及营血并深入骨髓而发生。温热毒邪是本病的致病因素，故急性白血病属"温病"范畴而具以下温热毒邪的特点：① 因火热炎上、燔灼酷烈，初期表卫证候不明显，迅速深入气分、营血及骨髓而见阳热炽盛表现。② 由于致病力强，其侵犯人体一开始即可能出现里热炽盛的表现而少有恶寒、怕风、舌淡脉浮等表证。③ 阳热亢盛，势必灼伤阴津而出现津伤表现，甚至引起下焦真阴耗竭，清透不够，阴亏未复，毒邪潜伏。④ 重要的是毒邪易于深伏体内，缠绵留连，难以尽除，邪入阴分，久羁不去，致病情迁延难愈，一旦化疗之后，证候复杂难辨，正虚而邪未除。因此正气虚弱之时，阴分之邪毒鸱张而致白血病复发。傅教授认为这是白血病迁延难愈、缓解后易复发的根本原因，也是与其他温热毒邪的不同之处。由于该病以热象偏重，易伤人阴津为特点，其发生发展变化过程有由浅入深、由表入里、由实致虚的传变过程，亦即有卫气营血及三焦的传化规律。即初起见恶寒发热，咽喉疼痛不适，头身疼痛或咳嗽等，继之邪渐入里，火热燔灼则见发热不退，逐渐呈现高热或壮热不退；邪热深入营血则耗血动血而见皮肤紫斑、齿衄、鼻衄，甚至脑出血，扰乱神明则神志昏迷或昏聩。临床常以白虎汤、犀角地黄汤、清瘟败毒饮等化裁。清热解毒贯穿急性白血病之始终，邪在卫分、气分也常合用清热解毒之品，如黄连、黄芩、半枝莲、白花蛇舌草、七叶莲等药。但急性白血病患者邪在卫、气分常为时短暂，很快出现动血表现。阳胜则阴病，阴液耗伤是急性白血病的重要病理之一。阴液是抵抗温热邪毒的主要力量，因而顾护阴液在该病治疗中具有重要意义，所谓"存得一分津液，便有一分生机"。急性白血病病理中多湿，尤其化疗后正虚邪实，热毒、湿邪为患，挟湿现象明显，如湿邪与温热毒邪相合形成胶结之势，如油入面，使邪毒缠绵，难以祛除，故临证当详查细辨，注意祛湿，使湿运不与热毒形成裹结之势。因此在治疗过程中一定要掌握病情的发展规律适时适度的运用清热解毒之品，养阴以固护正气，以利祛

邪,清热解毒、祛湿以截断病势。治疗上常善用养阴清热,解毒化湿法。

案例:陈某,女,33 岁。2009 年 4 月 21 日就诊。患者于 10 个月前无明显诱因出现乏力肢软,精神委靡,牙龈、皮下出血,于当地医院查血常规:HGB 62 g/L,按贫血治疗无效,继之高热不退,(T:38.5~40℃),转诊于贵州省人民医院查骨髓象:原始粒细胞 64%,成熟淋巴细胞 12.5%,中幼红细胞 6%,晚幼红细胞 7%,早幼粒细胞 2%,诊断为急性非淋巴细胞白血病(ANLL - M2a),住院经化疗、输血等对症处理后完全缓解出院。后患者未坚持治疗,3 天前,无明显诱因复发,体温 38~39℃,就诊于贵州省中医医院,症见:肢软乏力,头晕耳鸣,皮下瘀斑,发热,不恶寒,无汗,倦怠思卧,面色苍白,唇甲色淡,纳差食少,小便黄,舌淡少津、苔薄,脉细数,傅教授诊其脉症,诊断为温病,瘟毒内陷,伤及精髓,气营燔灼,治疗当以清热解毒,凉血化瘀为主,方选白虎汤合犀角地黄汤化裁如下:生石膏 30 g,知母 15 g,黄芩 10 g,黄连 6 g,玄参 12 g,麦冬 12 g,玉竹 12 g,水牛角粉 30 g(先煎),生地黄 15 g,茯苓 30 g,蒲公英 30 g,连翘 10 g,牡丹皮 10 g,泽泻 15 g。经服上方 10 余剂后,诸症缓解。据病情加减以健脾除湿,清热解毒收功,复查各项指标渐趋正常。

(二)滋补肝肾,清热解毒法治疗慢性白血病

慢性白血病以乏力肢软,面色苍白为主证,属"虚劳"范畴,有肝肾阴虚之远因,又有热毒瘀血之近因。多因热病之后及久病致气阴两伤,往往气虚血少,血运不畅,加之余毒未清,故常合并瘀血内阻之象。治疗上,要掌握扶正祛邪之尺度,祛邪不伤正,扶正不恋邪。傅教授在诊治慢性白血病中以慢性粒细胞性白血病(简称慢粒)的疗效为佳。西医治疗本病毒副反应大,费用高,病人难以接受,傅教授在该病的治疗中多采用中西医结合治疗。中医治疗该病常常从肝肾阴虚,热毒内盛挟瘀血辨证论治,治疗上强调滋补肝肾,同时清热解毒,活血化瘀,善用山茱萸、墨旱莲、女贞子、枸杞子、杜仲、巴戟天以滋补肝肾;清热解毒善用半枝莲、白花蛇舌草、紫花地丁、玄参、连翘、莪术、独角莲,尤其推崇青黛与雄黄合用;活血化瘀用莪术、红花、桃仁、赤芍等。对于慢粒的脾脏肿大,热毒较盛的病人,傅教授总结出经验方白消安(青黛、雄黄、狼毒三等份打粉吞服)取得极满意疗效。傅教授指出中药锭玉红为青黛提取物,作用类似于羟基脲及马利兰,但作用较弱,需要用量大,并有消化道副反应,如呕吐、腹泻等;雄黄主要成分为氧化砷,入煎剂可促进白血病细胞的凋亡而达到缓解白血病的作用。对慢性粒细胞性白血病慢性期病情缓解期服用,一是可以减少化疗药物羟基脲用量,二是可延长患者生存期。

案例:戴某,男性,29 岁。1 个月前于大量饮酒后发现左上腹包块、疼痛,经查后发现脾脏肿大平脐,进一步作骨髓细胞学检查确诊为慢性粒细胞性白血病,经服用羟基脲,并肌注干扰素后稍有缓解,感乏力肢软,复查血常规:Hb 131 g/L,WBC 3.3×10^9/L,早幼粒细胞 2%,中幼粒细胞 21%。单核细胞 7%,PLT 120×10^9/L,舌红少苔,脉细数。审其脉症,辨属:肝肾阴虚,热毒瘀血内盛。治当以滋补肝肾,清热解毒,活血化瘀。拟方如下:生地黄 30 g,白芍 30 g,牡丹皮 30 g,枸杞子 12 g,山茱萸 10 g,墨旱莲 30 g,白花蛇舌草 30 g,半枝莲 15 g,青蒿 10 g,蒲公英 15 g,大青叶 6 g,鳖甲 12 g(先煎),生甘草 6 g。5 剂。水煎内服。

二诊:服上方后时有腹痛,便溏,羟基脲减为隔日 1 片,复查血常规:Hb 117 g/L,

WBC $4.2 \times 10^9/L$,中幼粒细胞1%,PLT $182 \times 10^9/L$,舌嫩红,苔白,脉细数。左胁下胀痛,查脾大平脐,辨治同前,拟上方加减如下:生地黄30 g,白芍30 g,郁金12 g,枸杞子15 g,莪术12 g,墨旱莲30 g,白花蛇舌草30 g,半枝莲15 g,雄黄1 g,蒲公英15 g,青蒿10 g,鳖甲15 g(先煎),青黛6 g(布包煎),红花6 g,生甘草6 g。上方加减治疗约20剂后病情渐稳定,仍乏力肢软,纳差食少,脾脏较前明显缩小,无压痛,面色如常,舌红少苔,脉细数。辨治如前,上方加减:枸杞子15 g,生地黄12 g,牡丹皮12 g,白芍15 g,墨旱莲30 g,女贞子12 g,黄精12 g,白花蛇舌草30 g,半枝莲15 g,青蒿8 g,鳖甲12 g(先煎),红花5 g,莪术12 g,独角莲10 g,蒲公英12 g,甘草6 g。患者前后共服上方30余剂诸症平稳,无腹痛,纳增,精神明显好转,血常规未发现幼稚细胞,已停服羟基脲,中药拟上方加减进服20余剂后,以益气扶正兼清热毒收功。

(中国中医药现代远程教育,2009,(5):154-155.)

傅汝林运用滋养肝肾，清热解毒化瘀法治疗慢性粒细胞白血病经验

陈　育　吴晓勇　毕　莲　指导：傅汝林

慢性粒细胞白血病(CML)是由于造血干细胞的恶性转变而引起，以粒系细胞慢性增殖为主要特征的恶性克隆性疾病。在我国其发病率占各类白血病的 20%，占慢性白血病的 95%，年发病率约为 0.36/10 万。本病的临床特点为贫血、胸骨压痛及骨痛、肝脾肿大、骨髓有核细胞增生，绝大多数具有特异的 ph1 标记染色体。自然病程可分为慢性期、加速期、急变期 3 个阶段。现代医学常规治疗包括马利兰、羟基脲、靛玉红及甲异靛、干扰素、格列卫、联合化疗及造血干细胞移植等。

傅汝林教授是第三批全国名老中医，多年致力于中医血证及内科杂病的临床、教学及科研工作，学验俱丰。在中医血证治疗方面全面继承了已故全国名中医血液病学专家许玉鸣教授的学术思想和治疗经验，结合自己长期的临床实践，总结出一套治疗 CML 的有效方案，能明显改善 CML 的症状，明显延长生存期，提高生存质量。笔者有幸师从其侧，受益颇多，现将其诊疗经验介绍如下，以飨同道。

(一) 病因病机——肝肾精亏，热毒瘀血内陷

中医虽无"慢性粒细胞白血病"的病名，但据其病情发展过程和证候特点，应归属于"虚劳"、"血证"、"癥积"等范畴。近现代医家对本病的病因病机尚无一致意见，大致可归为三类：一是素体虚弱，复感毒邪；二是邪毒内袭，损伤正气；三是相火妄动，阴阳失调。傅教授认为本病的基本病机为肝肾精亏，热毒瘀血内陷。患者先有精气内虚，此为疾病进展和演化过程中的根本，后有外因——瘟毒病邪乘虚内陷，久病留瘀，"瘀"、"毒"是主要致病因素；其枢机在于"虚"、"瘀"、"毒"病理环节相互衍生，而疾病的发生发展是内外因相互影响的复杂过程。

(二) 辨治思路

1. 治疗目标　异基因造血干细胞移植是目前唯一有望治愈 CML 的方法，但受到技术和费用等因素的影响，其应用受到极大限制，其他现存中西医手段皆未能明显延长 CML 的中位生存期。傅教授认为，CML 治疗初期不宜一味追求血液学、遗传学和分子学检查指标

的缓解,中医现阶段的治疗目标应为:调整机体的免疫功能;抑制恶性细胞生长;延长慢性期;延长患者生存期,提高生活质量,使患者长期"带瘤生存"。治疗上傅教授主张将中医辨证与现代医学临床分期相结合,慢性期治疗单用中药或以中药为主,配合小剂量、短疗程化疗;加速期和急变期以化疗为主,配合中药治疗。

2. 辨证方法　治疗原则为滋养肝肾,清热解毒化瘀。傅教授根据本病肝肾精亏,瘀毒内陷,虚、瘀、毒夹杂为患的特点,认为机体在疾病发展的不同阶段其正邪力量对比也有差异,治疗时扶正、祛邪应各有侧重。① 慢性期以正虚为主,瘀毒不盛,治疗应以扶正为主,祛邪为辅。扶正以滋养肝肾为主,配合活血祛瘀,解毒主张以清透之法。症状不明显者治疗宜以滋补肝肾,调整阴阳为侧重点,辅以小量抗癌中药,无需过度攻伐,以避免伤及正气而诱发加速和急变。② 骨髓增生旺盛、白细胞显著增多时,以泻相火祛邪毒为主,若治疗后骨髓增生程度下降,白细胞计数和分类接近正常,则复以滋补肝肾为主;以脾大为主者,治宜活血散结,解毒消癥,软坚消痞。③ CML 进入加速期和急变期时,按急性白血病辨治,重点在于配合化疗,可根据患者的症状予以对症治疗,以减轻化疗的毒副反应,增加化疗效果。

(三)遣方用药经验

1. 基本方

(1)枸杞子 12 g,巴戟天 12 g,山茱萸 12 g,旱莲草 30 g,女贞子 15 g,杜仲 12 g,熟地黄 15 g,白花蛇舌草 30 g,半枝莲 30 g,青黛 10 g(包),雄黄 1 g,金银花 15 g,连翘 15 g,红花 3 g,焦山楂 30 g。用法:每日 1 剂,水煎分 3 次口服。适应证:慢性粒细胞白血病慢性期,肝肾亏虚瘀毒型。

(2)水牛角 20 g(碎后先煎),生地黄 15 g,生石膏 18 g,柴胡 6 g,地骨皮 9 g,龟版 24 g,鳖甲 15 g,桃仁 9 g,红花 9 g,大青叶 9 g,青黛 10 g(包),白花蛇舌草 30 g,半枝莲 30 g,党参 9 g。用法:每日 1 剂,水煎分 3 次口服。适应证:慢性粒细胞白血病加速期和急变期,毒入骨髓型。

2. 加减　胸痛加延胡索、郁金、枳实;周身痛加夏枯草、白芷、当归、川芎;腹部胀痛加莪术、泽兰叶;肝肿大加郁金、芦荟、炮山甲;脾肿大加鸡内金、三棱、紫金锭、青黛、雄黄、鳖甲;淋巴结肿大加夏枯草、牡蛎粉、小金丹;鼻出血加茅根、荆芥炭;牙龈出血加白茅根、阿胶;咯血加侧柏炭、三七粉;呕血加阿胶、大黄炭、紫珠草、云南白药;紫斑加紫草、鹿角霜或鹿角胶;便血加地榆、棕榈炭、生地黄炭;尿血加大蓟、小蓟、槐花、血余炭;食欲不振加莱菔子、山药、枳壳;干呕加竹茹、黄连、龙胆草;呕吐加竹茹、法半夏、藿香。

(四)典型案例

案例 1:郭某,男,20 岁,1990 年 8 月 2 日初诊。患者于 1990 年 2 月因乏力、消瘦、多汗、胸脘痞闷在当地医院就诊,经骨髓穿刺、染色体检查,明确诊断为慢性粒细胞性白血病。当时检查外周血 WBC 220×10^{12}/L,中、晚幼粒细胞占 56%;骨髓增生极度活跃,中幼粒细胞占 74%。予羟基脲、干扰素治疗,1 个月后血象、骨髓象恢复正常,临床取得完全缓解。患者出院后自行停用一切西药，约半年后病情复发，WBC 升至 $360 \times 10^9/L$，中、晚幼粒细胞占 80%；骨髓增生极度活跃，中幼粒细胞占 68%；脾脏肿大至盆腔中，质硬，疼痛，转入贵州省中医医院。傅教授即予羟基脲 0.5 g，每日 3 次口服；中医按肝肾阴虚，瘀毒内蕴辨治，处方：生地黄、熟地黄各 15 g，白芍药 15 g，枸杞子 12 g，巴戟天 12 g，菟蔚子 12 g，旱莲草 30 g，女贞子 15 g，白花蛇舌草 60 g，半枝莲 30 g，莪术 12 g，鳖甲 15 g（先煎），青蒿 10 g，牡丹皮 15 g，金银花 15 g，红花 3 g，焦山楂 30 g。每日 1 剂，水煎分 3 次口服。

患者经上方及西药治疗 1 个月后，WBC 恢复正常，骨髓检查正常，脾脏缩小至正常，再次取得完全缓解。以后继续以中药和羟基脲维持治疗，患者病情平稳。后因去外地居住，停用中西药，于 2002 年初急变后死亡。患者自服用中药后，长期存活，从发病至死亡共存活 12 年。

案例 2：李某，男，31 岁，2001 年 7 月 21 日初诊。患者于 2001 年在我院体检时发现脾脏肿大平脐，经血常规、骨髓穿刺检查确诊为慢性粒细胞白血病。当时外周血 WBC $200 \times 10^9/L$，中、晚幼粒细胞占 76%，患者无明显不适。傅教授予羟基脲 0.25 g，每日 1 次口服；中医按肝肾阴虚，瘀毒内蕴，痞结胁下辨治，处方：旱莲草 30 g，女贞子 15 g，白芍药 15 g，枸杞子 12 g，巴戟天 12 g，菟蔚子 12 g，白花蛇舌草 60 g，青黛 10 g（包），雄黄 1 g，半枝莲 30 g，莪术 12 g，鳖甲 15 g（先煎），鸡内金 10 g，三棱 10 g，红花 3 g，焦山楂 30 g。每日 1 剂，水煎分 3 次口服。

患者服用上方 4 周，脾脏由中度肿大回缩至正常，血象、骨髓象恢复正常，无其他明显不适。原方减半枝莲、莪术、鳖甲、鸡内金、三棱续服。3 个月随访 1 次，患者至今仍处于慢性期，情况良好。

按语：案例 1 患者初发时在外院使用西药治疗，取得完全缓解，复发后白细胞显著增高，脾脏肿大明显，继续使用羟基脲有效。考虑仍处于慢性期，故使用小剂量羟基脲配合中药治疗，以滋养肝肾为主。因脾脏中、重度肿大，加用鳖甲、莪术等软坚散结。案例 2 患者显著症状为脾脏肿大，病情相对平稳。治疗上先用小剂量化疗配合中药，脾脏回缩后减去软坚散结、活血化瘀药物，重点在于滋养肝肾。傅教授认为，以中药扶正祛邪可增强人体的免疫功能，增加抗病能力，调动机体抗肿瘤的功能，以杀伤白血病细胞。

现代药理研究表明，青黛中有效成分靛玉红及甲异靛可通过抑制肿瘤细胞 DNA 的合成来抑制肿瘤细胞的增殖，且有缩脾的作用；雄黄所含砷成分对白血病细胞有增殖抑制和促凋亡作用，两者配伍使用毒性作用最小；活血化瘀中药有抑制血小板聚集、抗血栓形成的作用，还可增强机体免疫，抑制肿瘤细胞生长；许多补益类药、清热解毒药对 IL - 2、TNF、IFN 等细胞因子的产生有促进作用，有抗肿瘤、调整机体免疫的功能。傅教授认为在 CML 治疗中要重视顾护胃气，尤其在化疗期间可减轻患者的胃肠症状，减轻化疗药物的毒副反应。傅教授认为，化疗虽然副反应大，但可以迅速降低过高的白细胞，使脾脏回缩，抑制骨髓细胞过度增殖；但在病情取得完全缓解后，剂量应减少。不取西医单用羟基脲每日 3 g 之大剂量，配合中药同样可以取得满意效果。因此，中西医结合是治疗本病的最好方法。

参 考 文 献

[1] 梁冰，葛志红.血液科专病中医临床诊治[M].北京：人民卫生出版社，2000.267.

［2］黄振翘,梁冰,陈信义,等.实用中医血液病学［M］.上海：上海科学技术出版社,
　　　2005.429－430.

［3］曾虹.浅析活血化瘀法在慢性粒细胞性白血病治疗中的运用［J］.陕西中医,2001,
　　　22(9)：546.

［4］钟璐,陈芳源,韩洁英,等.ATRA和雄黄对白血病细胞PmL基因及蛋白表达的影
　　　响［J］.上海医科大学学报,2001,21(2)：106.

［5］王晓波,张治然,袭荣刚.雄黄等砷剂治疗白血病的机制及临床应用［J］.解放军药
　　　学学报,2003,19(2)：131.

（上海中医药杂志,2007,41(6)：14.）

傅汝林治疗特发性血小板
减少性紫癜经验拾萃

吴晓勇

　　傅汝林教授是贵阳中医学院教授、硕士生导师、主任医师,第三批全国名老中医药专家学术经验继承导师,曾任全国中医内科学会委员,全国中医血液学会委员,中华医学会贵州省血液学分会副主任委员。傅教授治学严谨,学验俱丰,从事中医内科、中西医结合临床血液病的研究近40年,在多年的临床工作中积累了丰富的临床经验,临床诊治血液病及中医疑难疾病,每起沉疴,颇具特色,擅长治疗再生障碍性贫血、特发性血小板减少性紫癜、白血病及恶性淋巴瘤等疾病。笔者有幸跟随傅教授临证学习,颇受教益,现将傅教授治疗特发性血小板减少性紫癜的经验介绍如下。

(一) 病因病机

　　特发性血小板减少性紫癜(简称 ITP),由多种因素引起的血小板免疫性破坏,以广泛皮肤、黏膜或内脏出血,外周血小板减少,出现抗血小板自身抗体及骨髓巨核细胞数正常或增多并伴有成熟障碍为主要表现的常见的出血性疾病。根据发病机制、诱发因素和病程,可分为急性型(AITP)及慢性型(CITP)两类。目前,对本病治疗西医尚无特效药物,首选药物为肾上腺皮质激素,经达那唑、环孢素、长春新碱、丙种球蛋白、脾切除等治疗仍无效者,则称为难治性 ITP。

　　ITP 属中医学的"血证"、"衄血"、"葡萄疫"、"发斑"等范畴。中医认为 ITP 的发生与血脉及内脏病变都有密切关系,外感、内伤均会诱发 ITP。其病机历代医家有如下认识:热迫血妄行,责之于实,正如《景岳全书·血证》曰:"血本阴精,不宜动也,而动则为病。盖动者多由于火,火盛则逼血妄行。"《济生方·吐衄》曰:"夫血之妄行也,未有不因热之所发,盖血得热则淖溢,血气俱热,血随气上,乃吐衄也"。气虚不摄,责之于虚,正如《景岳全书·血证》曰:"血主营气,不宜损也,而损则为病。损者多由于气,气伤则无以存。"阴虚火旺,责之于虚,正如《平治荟萃·血属阴难成易亏论》说:"阴气一亏伤,所变之证,妄行于上则吐衄"。傅教授据此将 ITP 的病因归为外因、内因两个方面,外因风热毒邪侵袭营血,病及血脉,致营血不宁,迫血溢于脉外,则见紫癜;内因脾气虚损,气不摄血;肝肾阴虚,虚火上炎,灼伤脉络,迫血妄行;瘀血阻滞,血不循经,血溢脉外,也可发为紫癜,其中瘀血贯穿于 ITP 疾病始终。ITP 急性型多因外感热毒或热伏营血,以至火盛动血,灼伤脉络,迫血妄行而发病,临床以实证、热证为主,病位多在肺卫,少数在胃或肝;部分实证案例随病情发展,火热之邪伤气耗阴可转为慢性;多数案例开始发病即为慢性,素体特异,肝脾肾虚损为其临床特点,多因外感或过劳诱发。本病易虚实并存,"虚"常见有脾气亏虚、肝肾阴虚、气阴两虚,"实"常见热和瘀。

(二)辨证论治

傅教授在综合历代医家论述的基础上,结合多年的临床经验,临证论治ITP时指出,中医药治本病不是以抑制机体免疫功能为出发点,而是以调整机体的免疫功能为根本出发点,即从整体出发,以气血为本,阴阳为纲,详辨寒热虚实,并根据望、闻、问、切四诊结果进行综合分析,做到较为准确的辨证。傅教授指出临床以血热妄行、脾不统血(气不摄血)、阴虚(肝肾阴虚)火旺型常见。血热妄行型多见于急性型及慢性型急性发作期,气阴两虚型多见于慢性型,肝肾阴虚型多见于慢性难治性ITP,而血瘀存在于病程始终。

1. 血热妄行型 病程短,起病急,伴畏寒、发热、咽痛等外感症状。出血量大而猛,紫癜色鲜红而密集,舌红,苔黄或黄腻,脉数有力。治以清热解毒,凉血止血,方用犀角地黄汤加味。

2. 脾不统血型 病程较长,起病徐缓,出血量少,色浅而渗出不止,紫癜色淡红而稀疏,时隐时现,月经后延,齿衄多见,伴见体倦乏力、神疲懒言、纳少便溏,劳累后诸症加重。舌淡苔白,脉沉细无力。治以健脾益气,养血止血,方用归脾汤加减。

3. 阴虚火旺型(肝肾阴虚型) 病程较长,缓解与发作交替出现,发作时病势较急,出血量大而猛,紫斑呈黯红色,下肢多见;女性经期提前,量多色黯红;常伴有五心烦热,盗汗,口干不欲饮,大便秘结,头晕目眩,耳鸣,腰膝酸软,多梦,急躁易怒等。舌红少苔或光苔,脉细数。治以滋补肝肾,清热凉血,方用知柏地黄丸合二至丸加减。

(三)病案举例

邱某,女,39岁。因反复皮下瘀斑瘀点5月余,复发1周余就诊。5个月前无明显诱因出现全身皮下瘀斑、瘀点及散在出血点,求诊于贵州省某医院,查血小板(PLT)为20×10^9/L(自述),并经骨髓穿刺检查确诊为ITP,予输注机采血小板、丙种球蛋白等治疗后血PLT升至60×10^9/L,其间复查PLT波动在$(40\sim50)\times10^9$/L左右,1周多前无明显诱因症状复发,查PLT为32×10^9/L,予激素、大剂量丙种蛋白等治疗无明显好转,遂求诊于贵州省中医医院傅汝林教授,刻诊:皮下瘀斑、瘀点,色淡红,牙龈出血,鼻衄,面色苍白,口干,五心烦热,盗汗,腰膝酸软,乏力,倦怠思卧,失眠多梦,脱发,耳鸣,便秘,舌红绛,苔薄黄,脉虚数。辨证:气阴两虚,血热妄行,治以益气养阴,清热凉血。方用四君子汤合二至丸加减。拟方太子参30g,白术30g,淮山药30g,云苓30g,墨旱莲30g,白芍30g,大叶紫珠草30g,女贞子15g,丹皮15g,水牛角粉60g,甘草10g。7剂。水煎服,每日1剂。二诊:患者牙龈及鼻衄止,纳差,余症同前,前方加党参12g,7剂,续服。三诊:皮下瘀斑、瘀点逐渐消退,处于经期,二便调,脱发好转,睡眠差,手足心热,舌红,苔薄黄,脉细数,复查血常规示PLT:37×10^9/L,HGB:103 g/L。拟方:黄芪30g,党参30g,太子参30g,白芍30g,酸枣仁

30 g,玄参 30 g,墨旱莲 30 g,白术 15 g,制首乌 15 g,制黄精 15 g,薏苡仁 15 g,女贞子 15 g,丹皮 15 g,当归 12 g,炙甘草 6 g。7 剂,煎服法同前。四诊:患者皮下瘀斑瘀点消退,无出血情况,未诉五心烦热,无口干,大小便正常,脱发减轻,睡眠改善,舌淡胖,苔薄白,脉细,复查血常规示 PLT $70×10^9$/L,HGB 105 g/L,前方当归加至 15 g,7 剂,续服。嘱患者以此药方随症加减服用半年,半年及 1 年时复查血常规,PLT 均稳定在 $80×10^9$/L 以上,无出血倾向及其他特殊不适。

按语:该患者久病不愈,耗气伤阴,而致气虚不能摄血,阴虚生内热,虚热灼伤血络则衄血,衄血又加重气阴耗伤,故久病不愈。傅教授详加审辨,以益气养阴,清热凉血治之,用六味地黄丸合二至丸加减化裁,处方中太子参、白术、淮山药、云苓、白芍益气养阴;墨旱莲、女贞子补益肝肾,滋阴止血;水牛角粉、丹皮、大叶紫珠草清热凉血止血。

(四) 体会

傅教授临证时指出,临床上证型多兼夹出现,不能截然分开,辨证时要注意标本缓急,分清寒热虚实及气血阴阳,根据病变的不同阶段和不同证型,权衡轻重,分别施治。血证(紫癜)无非虚与实,虚者为(脾)气虚不摄血,肝肾阴虚;实者为热迫血妄行。治疗上"治火为标,治气为本",虚者以益气扶正摄血为主,兼清热凉血,正气旺则血自止;实者以清热凉血止血为主,热毒去则血自调。临证时抓住肝脾肾为本,火热为标之纲要,治疗时就能执简驭繁。

(辽宁中医杂志,2008,35(11):1634 - 1635.)

试述补肾调肝化瘀法治疗
慢性再生障碍性贫血

傅汝林

慢性再生障碍性贫血(简称慢性再障)属中医学"虚劳"、"虚证"、"血证"范围。60 年代中医以补气养血为主,有效率不足 50%,70 年代中医研究院西苑医院创立以补肾为主,调补肾阴肾阳,用左归、右归、大菟丝子饮等方药治疗,有效率提高到 75%左右。80 年代以来中医在理论研究、治疗方药上未见有新的进展。笔者从事中医血液病研究 20 多年,通过长期临床实践逐渐认识到补肾调肝化瘀法着手治疗本病效果理想,探讨如下。

(一) 补肾填精是根本

《灵枢·决气》篇所:"中焦受气取汁,变化而赤,是谓血"。饮食经脾胃消化吸收后其精微位置运送到骨髓,在骨髓中发挥其造血作用为产生血液。而肾主骨主髓,髓生精,精生血,精血同源并互为资生。

中医认为:"血之源头在乎肾"。肾藏元阴元阳,元阴即肾阴、肾精,受五脏六腑之精而藏之。肾阴虚可导致肺肾两虚,此为子病及母,临床表现为潮热盗汗、颧赤、咽干、虚烦不得眠、肺阴虚咳嗽、口干舌燥、低热等症。肾阴亏,水不能上济于心,则心火亢盛,烦热,口舌生疮、鼻衄娥,出血等症。元阳即是肾阳,肾精化血是靠肾阳蒸化温煦而成。肾阳虚易导致脾阳虚,此为火不暖土,出现纳差、腹胀、便溏、面色㿠白无华,形寒肢冷诸多症状。脾虚不能统血,肌衄、便血、妇女月经量多等出血症状。肾阴肾阳之虚易导致其他脏腑之虚。因此慢性再障治疗应始终抓住肾虚之本质,具体治疗中注意"孤阴不生,独阳不长"的特点。用温肾填精补髓的方法则上述诸多证候随之而愈。

应指出的是温肾不宜辛燥,附子、肉桂之属当慎用。而巴戟天、肉苁蓉、锁阳、杜仲之类味咸质滋、补而不燥之品最佳。滋阴宜用菟丝子、首乌、熟地黄、枸杞等。特别要加用血肉有情之品,如龟胶、鹿胶、阿胶、紫河车、冬虫夏草之类。叶天士说:"夫精血皆有形,以草木无情之物为补益,必不相应。"又说:"血肉有情之品栽培身内之精血,多用自有益"。因此说明温肾填精补髓示治疗慢性再生障碍性贫血最根本的方法。

（二）养血疏肝是枢机

中医认为肝藏血、肝主疏泄。功能正常则气机通畅,升降正常,人体的脏腑功能才能正常协调,五脏六腑才能发挥自己的功能。唐容川在《血证论》中说:"肝主藏血,至其所以能藏之故,则以肝属木,木气冲和调达,不致遏郁,则血脉得畅"。另外后天水谷之精气化生为血,全赖肝木之气以疏泄之。肤失疏泄则横逆犯脾,水谷不化,纳呆中满,泄泻诸症在所难免。因此疏肝调气养肝和血是治疗慢性再生障碍性贫血的重要枢机。《张氏医通》说:"气不耗,归精于肾而为精,精不泄,归精于肝而化清血"。

欲使肝木调达,疏泄正常,首先补肝养血十分重要,肝体阴而用阳,肝阴不足,肝血虚则肝阳易亢,木失条达。补肝养血宜选山茱萸、白芍、当归、川芎之类药物。在此基础上适当选用疏肝理气而不伤阴、不耗气破气的药物,如川楝子、佛手、香橼、柴胡等。古人虽有"柴胡劫肝阴"之说法,证之临床,未可信。不宜选用枳壳、枳实、广木香、厚朴等峻猛之品。

中医认为精血同源,血液的物质基础是先天之精与后天之精。促使先后天之精化为血又有赖于气,气是造血的动力。肝失条达,气机壅滞使精气转化为血受影响。所以养血疏肝在治疗再生障碍性贫血中是一个重要环节。

（三）化瘀生新是辅佐

慢性再生障碍性贫血迁延日久,正气虚弱,营卫涩滞,难以推动血液正常运行而易致血瘀。《素问》说:"病久日深,荣卫行涩,经络时疏,故不通"。中医有"久病入络"之说。慢性再障由于肾阳不足,精血亏虚,脉道空虚,无力推动气血运行,加之肝失疏泄,气机不畅也是导致瘀血留滞的原因。临床上患者多有出血,如鼻衄、齿衄、皮肤紫斑,甚则便血等。中医认为"离经之血即是瘀血"。因此在治疗本病时要佐以活血化瘀法。已故著名中医血液病专家许玉鸣教授治疗本病时常说:"不破不立,瘀去新生"。临床常佐以少量赤芍、丹皮、川芎、红花、鸡血藤之类药物,使本病的治疗效果得到提高。特别是一些长期常用补法治疗效果不显的患者,辅佐活血化瘀可明显收到治疗效果。

活血化瘀不可过于峻猛,一是用量宜轻,二是峻猛之品当禁忌,如水蛭、虻虫、三棱,莪术切不可用,特别是患者正在出血时,另应慎之,否则易加重出血。

（四）典型案例

刘某,男,13岁。1年半前因重度贫血在贵阳市两个大医院住院。经骨髓检查明确诊断为慢性再生障碍性贫血。住院治疗近1年,用西药丙酸睾丸素、硝酸一叶萩碱、康力降等治疗无效。患者已奄奄一息。经人介绍转入贵州省中医医院内科,入院时查血红蛋白仅40 g/L,白细胞 2.0×10^9/L,血小板 1.5×10^9/L。患儿面色无华,鼻渗出不止,全身皮肤紫癜及出血点,脉虚大无力而数,舌胖嫩质淡苔少。诊为虚劳(脾肾亏虚,精血不足)。

处方:熟地黄15 g,巴戟天12 g,肉苁蓉12 g,枸杞12 g,菟丝子12 g,赤白芍各12 g,柴胡 10 g,鸡血藤 15 g,龟胶 8 g(烊化兑服),紫河车粉(自备)装入胶囊中分次吞服。停用一切西药。

3 天后鼻衄止,全身皮肤紫斑渐退。上方服半个月后,血红蛋白上升至 60 g/L,白细胞升至 $3.0×10^9$/L,血小板 $1.5×10^9$/L。能下床活动。由于经济困难带处方回家调治。至今已近半年左右。血色素、白细胞、血小板全部恢复正常。患儿已重新入学读书。临床判为痊愈。

(贵阳中医学院学报,1999,21(3):3-5.)

傅汝林治疗过敏性紫癜经验

毕 莲

傅汝林是贵阳中医学院教授、硕士生导师、主任医师,第三批全国名老中医药专家学术经验继承指导老师。傅教授治学严谨,学验俱丰,从事中医内科、中西医结合临床血液病的研究近40年。在多年的临床工作中积累了丰富的临床经验,擅长治疗血液病及内科疑难疾病,笔者有幸跟随傅教授临证学习,颇受教益,现将傅教授治疗过敏性紫癜经验加以总结,以飨同道。

过敏性紫癜是儿科常见的出血性疾病,属于自身免疫性疾病,是一种以毛细血管炎为主要病理改变的变态反应性疾病,临床分单纯皮肤型、关节型、腹型、肾型、混合型。主要临床表现为双下肢对称性分布的紫斑或瘀点,可并发消化道黏膜出血、关节肿胀疼痛、肾炎及血管神经性水肿。属中医学"血证"、"肌衄"、"葡萄疫"、"发斑"等范畴。

(一) 病机特点

陈实功《外科正宗》云:"葡萄疫,其患生小儿感受四时不正之气,郁于皮肤不散,结成大小青紫斑点,色若葡萄,发在遍体头面。"巢元方《诸病源候论》云:"斑毒之病,乃热气入胃,而胃主肌肉,其热夹毒,蕴积于胃,毒气熏发肌肉,状如蚊虫所螫,面赤斑起,周匝遍体。"《证治准绳·疡医》曰:"夫紫癜风者,由皮肤生紫点,搔之皮起,而不痒痛者是也。此皆风湿邪气客于腠理,与气血相搏,致营卫否涩,风冷在於肌肉之间,故令色紫也。"而李用粹在《证治汇补》中说:"热极沸腾发为斑","热则伤血,血热不散,里实表虚,出于皮肤而为斑"。傅教授认为本病与外感四时不正之气有关,乃热毒之邪蕴积于胃,熏发肌肤所致,且急性期常由热毒而诱发。

傅教授临证时指出病变后期,病程反复迁延,或长期大量使用糖皮质激素及免疫抑制剂,临床上表现为阴虚火旺或气滞血瘀。《景岳全书·血证》云:"动者多由于火,火盛则逼血妄行"。人之一身,阴常不足,阳常有余,久病热病使阴津耗伤,以致阴虚火旺,虚火灼伤脉络,"阳络伤则血外溢,血外溢则衄血;阴络伤则血内溢,血内溢则后血。"可见衄血、尿血、紫斑等久病不愈,耗伤阴血,气随血耗,或因反复大量服用激素等药物致气阴两亏,气虚则无力行血,易致血瘀;阴虚则易致火旺,滋生痰湿、痰热。傅教授还说小儿腠理疏松,表卫不固。则易感外邪;小儿本乃脏腑娇嫩,形气未充。易虚易实,脾常不足,又喜食冷饮,湿阻中焦,郁而化热,湿热内蕴;又小儿为纯阳之体,生机蓬勃,加上脾肾相对不足,感受外邪,易从阳化热,热为阳邪,与内蕴之湿热相搏,伏于血分,灼伤脉络,则发紫癜。湿性黏滞,邪为病则缠绵难愈,使病情反复,病程迁延。

《金匮要略》云:"风伤皮毛,热伤血脉……热之所过,血为之凝滞。"而离经之血未能消散,则形成瘀血。《血证论》说:"既然是离经之血虽是清血、鲜血,亦是瘀血,瘀血在经络脏腑之间,则周身作痛,其阻塞气之往来,故滞而痛,所谓痛则不通也。"又云:"凡物有根者,逢时必发,失血何根,瘀血即其根也,故凡复发者,其中多伏瘀血。"傅教授指出离经之血常易瘀阻于内,瘀血滞留,致血行障碍,血不归经,可使出血加重或反复出血,因此,瘀血是本病发病的一个重要环节,并贯穿于本病的始终,尤其是反复发作的患者更为突出。

因此本病病机可归纳为"风、热(毒)虚、瘀"。风为百病之长,善行多数变,每多夹热夹湿为患,风湿痹阻于筋络则关节痛,困于脾胃则腹痛,风热毒邪侵淫腠理,深入营血,燔灼营阴,或素体阴虚,血分伏热,复感毒邪,致脉络受损,血溢脉外,发为紫癜。

(二) 治疗要点

1. **初发者治以祛邪为主** 本病发病初多以感受风热邪毒为主,故治以祛邪为主。治以祛风清热解毒,凉血止血。古人有云:"治风先治血,血行风自灭",傅教授临证治疗过敏性紫癜时,在清热凉血止血方药之中加入一定的祛风药,如蝉蜕、防风、薄荷等,收效甚好。其蝉衣一味,气清虚,味甘寒,轻浮而善除风热,具有清透达邪,发散诸热,拔毒外出之功。明代李时珍云:"治皮肤疮疡风热当用蝉蜕,治脏腑经络当用蝉身,各从其类也。"清代杨栗山亦称其为"轻清灵透,为治血病圣药"。常用方有化斑汤(《温病条辨》)、犀角地黄汤(《备急千金要方》)、五味消毒饮(《医宗金鉴》)、小蓟饮子(《济生方》),药用生地黄、知母、赤芍、金银花、紫花地丁、蒲公英、大蓟、小蓟、炒栀子、藕节、大黄、青蒿、紫草、女贞子、墨旱莲等。临床若见蛋白尿,可加芡实、金樱子。并指出在此治疗的过程中应避免接触可疑药物、食物及适当锻炼身体、增强体质,这亦是治疗过敏性紫癜及预防其复发的重要措施。

2. **久病复发者治以扶正祛邪** 病久或复发患者以气阴两虚的虚损症状为主要表现,可见紫癜反复,迁延不愈,紫癜隐约散在,色浅淡,受凉或劳累后加重,神疲倦息,心悸气短,蛋白尿,舌淡红,薄白苔或少苔,脉虚细。傅教授认为本病的发病与正虚密切相关,且病情易反复,正气损失尤为严重,故临证治以扶正为主,兼顾祛邪。指出益气养阴滋肾,扶助正气为本,即中医"见血休止血"之意。遣方用药要权衡扶正与祛邪、益气与滋阴的轻重。若只顾正虚,一味滋补,"闭门留寇"不仅正虚得不到纠正,而且不易祛除邪气,加重病情;同样,祛邪的同时要考虑到正虚的一面,否则因祛邪过度必使正气更虚而病情迁延。用药时勿用峻剂,慎用苦寒败胃,温燥之剂,以免伤阴耗津,损伤正气。临证时多选用太子参、黄芪、墨旱莲、女贞子、芡实、金樱子、大叶紫珠草、白芍等药物。与此同时,治疗时要注意除湿,《柳宝诒医案》中说:"湿热两感之病,必先通利气机,俾气水两畅,则湿从水化,热从气化,庶几湿热无所凝结。"因此,治疗过敏性紫癜当宣畅湿热,兼以清透。药用杏仁、桔梗、桑叶、蝉蜕、佩兰、藿香、苍术、薏苡仁等,并适当佐以行气之品,如大腹皮、枳壳、陈皮等,以增强理气化湿之力,使湿热之邪从上中下三焦分消。

3. **本病多瘀治以活血化瘀** 中医有"久病入络"、"离经之血便是瘀"之说,而过敏性紫癜存在"瘀阻经络"的病理变化。《血证论》中说:"既然是离经之血虽是清血、鲜血,亦是瘀血"。又说:"凡物有根者,逢时必发,失血何根,瘀滞即成根也,故反复发者,其中多伏瘀血。"并提出了"止血为第一要法,消瘀为第二法"。古人云:"不破不立,瘀去新生"。即瘀血不去,新血不生。药理学研究证实活血化瘀药物能扩张血管,改善微循环,降低毛细血管通透性,调节免疫功能,抑制或减轻变态反应性炎性损害等作用,从而加速紫癜的吸收、消退。常选用药物当归、川芎、紫草、三七、丹皮、桃仁、红花、大黄、莪术、丹参、赤芍、仙鹤草、白茅根、小蓟等。其中大黄、丹参、赤芍等具有祛瘀止血通络而不留瘀之功能。傅教授针对瘀血这一病理变化,指出活血化瘀法应贯穿于过敏性紫癜治疗的始终。但由于致病因素与患者素体差异而表现瘀热轻重有别,应注意选用相应药物,如紫癜未消失,瘀血症状明显时,以活血化瘀为主;紫癜消失后以其他症状为主时,则在辨证基础上,随症配以养血活血、滋阴清热、健脾益气等法。用药上多选用甘寒清热,凉血化瘀之品,凉血宁络则血循经脉而血止斑退,但凉遏不可太过,以防血凝脉道,出血难止,形成恶性循环,应以凉血兼活血散瘀者为佳。见血休止血,而应针对病因,祛除影响气血运行的病因,行血活血化瘀,经络疏通,使血归常道而治其本。但止血药多偏于寒凉,而本病大多存在阴血亏虚现象,寒凉药应当慎用,防止耗损正气。

(三)病案举例

孔某,男,16岁,2003年3月17日初诊。反复双下肢紫癜4个多月就诊。患者4个月前无明显原因双下肢出现皮疹,大小不等,色泽鲜红,压之不褪色,在某医院住院查血常规示正常,尿常规示:潜血(++),PRO(++),余无异常,诊断为过敏性紫癜性肾炎,经用激素及对症支持治疗半月余症状消失出院。出院后每因受凉或劳累病情反复。近日因受凉后上症复发,见双下肢皮肤瘀斑,色鲜红或紫黯,手足心热,汗多,口干欲饮,纳差,大便调,舌红苔薄黄,脉细数。查尿常规:RBC(++),潜血(++),PRO(++),肾功能正常。辨证属阴虚血热夹瘀,治以滋阴清热,凉血活血止血。拟方:淮山药30 g,白芍30 g,丹皮30 g,大叶紫珠草30 g,墨旱莲30 g,金樱子30 g,生地黄15 g,白茅根15 g,女贞子15 g,侧柏炭12 g,藕节炭10 g,甘草6 g。5剂,每日1剂。复诊见双下肢紫癜明显消退,手足心热减轻,纳食增加,舌红苔黄,脉数,尿常规:RBC(+),潜血(±),PRO(+),前方去淮山药,加芡实30 g,续服5剂后紫癜消失,无手足心热,汗多及口干。查尿常规:RBC(-),潜血(-),PRO(±),效不更方,续服5剂后尿检无异常,随访半年未复发。

(辽宁中医杂志,2009,36(3):345.)

傅汝林治疗慢性再生障碍性贫血经验介绍

吴晓勇

(一) 补益脾肾,填精补髓,治虚固本

中医诊治再生障碍性贫血(简称再障),依其临床表现、病因病机及发病特点,将慢性再生障碍性贫血(慢性再障)归属于"虚劳"、"血虚"范畴;急性再障当以"急劳"、"热劳"辨治。傅教授认为慢性再障的发病与脾肾关系尤为密切,因肾为先天之本,藏精主骨生髓,髓生精,精生血,精血同源并互为资生,脾为后天之本,水谷之海,气血生化之源,脾之健运有赖于肾阳之温煦,而肾气之充沛又需脾胃之补养,因此脾肾功能的协调对于生精化血起着重要作用。诚如《素问·六节脏象论》说:"肾者主蛰,封藏之本,精之处也"。《素问·上古天真论》说:"肾者主水,受五脏六腑之精而藏之"。《素问·生气通天论》说:"骨髓坚固,气血皆从"。《灵枢·决气篇》:"中焦受气取汁,变化而赤,是谓血"。《景岳全书》谓:"人之始生,本乎精血之源;人之既生,由于水谷之养。非精血无以立形体之基,非水谷无以成形体之壮,精血之司在命门,水谷之司在脾胃,故命门得先天之气,脾胃得后天之气,是以水谷之海,本赖先天为主,而后精血之海,又必赖后天之资州。"脾肾为五脏六腑、气血阴阳化生滋养之源头,先天不足,或后天诸因,均可致脾肾亏虚。肾虚精亏,骨髓不充,精血无以化生,脾虚气弱则化生血液无力,脾肾功能不协调,导致气血精液亏损,形成虚劳。可见脾肾虚损在再障的发病中起着重要的作用,并贯穿其发病过程的始终,正如《张氏医通》所说:"人之虚,非气即血,五脏六腑莫能外焉。而血之源头在乎肾,气之源头在乎脾。"

傅教授强调慢性再障治疗应始终抓住脾肾虚损之本质,治以补益脾肾,填精补髓,临证常有健脾温肾及健脾滋肾之不同,可谓中医因人制宜法则。健脾常选用党参、黄芪、白术、山药等;傅教授指出温肾不宜辛燥,附子、肉桂之属当慎用,而当用淫羊藿、巴戟天、肉苁蓉、锁阳、杜仲等味咸质滋、补而不燥之品;滋肾宜用菟丝子、首乌、熟地黄、枸杞等,并加用血肉有情之品,如龟胶、鹿胶、阿胶、紫河车、冬虫夏草之类。叶天士说:"夫精血皆有形,以草木无情之物为补益,必不相应。"又说:"血肉有情之品栽培身内之精血,多用自有益"。具体治疗中注意"孤阴不生,独阳不长"的特点,温肾时少佐以滋阴之品,滋阴时少佐温阳之药,临床多能收到良效。

（二）调肝养血，疏利枢机

肝肾同居下焦，肝藏血、主疏泄，肾藏精，精血之间能相互转化，故有"肝肾同源、精血同源"之说。血液的物质基础是先天之精与后天之精，促使先后天之精化为血又有赖于气的运动，气是造血的动力。肝失条达，气机壅滞使精气转化为血受影响，肝主疏泄功能正常则气机调畅，脾胃化生血液正常气血即生，人体的脏腑功能才能正常协调，五脏六腑才能发挥其功能。正如《素问·宝命全形论》说："土得木而达"。唐容川在《血证论·脏腑病机论》中也说："肝主藏血焉，至其所以能藏之故，则以肝属木，木气冲和条达，不致遏郁，则血脉得畅……木之性主于疏泄，食气入胃，全赖肝木之气以疏泄之，而水谷乃化。"《张氏医通》亦曰："气不耗，归精于肾而为精，精不泄，归精于肝而化清血"。说明肝之疏泄功能在气血生化过程中起重要的作用。因此疏调肝气，养血和肝是治疗慢性再障的重要枢机。傅教授指出，欲使肝木条达，疏泄正常，首先补肝养血很重要，肝体阴而用阳，肝阴不足，肝血虚则肝阳易亢，木失条达，补肝养血宜选山茱萸、白芍、当归、川芎之类药物，在此基础上适当选用疏肝理气而不伤阴、不耗气破气的药物，如川楝子、佛手、香橼、柴胡等。古人虽有"柴胡劫肝阴"之说法，临证之时未可信，但不宜选用枳壳、枳实、广木香、厚朴等峻猛之品。

（三）活血化瘀以生新

再障患者的临床表现为虚弱不足之象的同时还伴有肌肤甲错、皮下瘀点瘀斑、面色晦黯、舌上瘀点、出血不止、脉沉迟或涩等血瘀证候，因此傅教授认为再障病机不仅为脾肾亏虚，而是一种虚实夹杂（本虚标实）的病理改变，即脾肾虚损为本，髓海瘀阻为标。再障迁延日久，正气虚弱，营卫涩滞，难以推动血液正常运行而易致血瘀。《素问》曰："病久日深，荣卫行涩，经络时疏，故不通"。叶天士在《临证指南医案》中提出"久病入络"。究其产生瘀血的原因，往往与正气亏虚，脏腑失调等因素有关。再障的基本病机是脾肾两脏亏损，脾虚则气血生化无源，阴血不足，脉道空虚甚至枯竭，血流不及而发生瘀血内停；脾气亏虚，统摄无权，致血溢脉外而留为瘀血。正如《血证论》所说："离经之血虽清血，清血亦是瘀血。"肾中阳气亏虚，机体失于温煦则寒从中生，气血推动无力而致瘀；肾阴耗伤则虚热内生，扰血妄行而致瘀，瘀血不去，新血不生，使脏腑组织器官得不到营养物质的正常温煦濡养，出现脏腑虚损的表现；又因脏腑虚损加重血瘀，形成因虚致瘀，由瘀致虚的恶性循环，使再障的病情进一步加重。再障患者体质羸弱，易招各种致病因素包括温热毒邪的侵袭，煎熬阴血津液，使血液浓缩，或热迫血行，血溢脉外，均可形成血瘀，此即因邪致瘀。由此可以认为，瘀血为再障的病理产物，其可以出现在血液病的发病过程中的任何一个阶段，做为致病因素而加重出血、诱发感染，形成恶性循环，变证百出，缠绵难愈。因此傅教授指出治疗本病时应佐以活血化瘀法，他常说"不破不立，瘀去新生"。临证时常佐以少量赤芍、丹皮、川芎、红花、鸡血藤等药物，使本病的治疗效果得到提高，特别是一些长期单用补法治疗效果不显的患者，辅佐活血化瘀常能收到明显疗效。

（四）病案举例

患者,女,31 岁。因反复肢软乏力、面色苍白 3 年余于 2003 年 11 月 21 日初诊。3 年多前,患者无明显诱因出现肢软乏力,倦怠,头晕目眩,随后出现面色苍白,皮下瘀斑,且逐渐加重,遂至某医院就诊。查血常规示：白细胞 2.3×10^9/L,血红蛋白 45 g/L,血小板 30×10^9/L。作骨髓穿刺检查明确诊断为再障。住院予康力龙、丙酸睾丸素等药物及对症支持治疗,病情有所改善后患者因经济困难而出院,出院后不定期在某医院门诊诊治。近 3 个月来,患者病情明显加重,靠输血治疗来维持生命,为求中西医结合治疗而求诊于傅教授。刻诊：头晕,肢软乏力,牙龈、鼻腔渗血不止,全身皮下瘀斑,面色苍白无华,纳差,大小便尚调。查体：心肺(一),腹软,肝脾未触及,神经系统(一)。舌胖淡紫、苔少,脉虚大无力而数。查血常规示：血红蛋白 38 g/L,白细胞 2.1×10^9/L,血小板 15×10^9/L。傅教授辨证为脾肾亏虚,精血不足,瘀血阻滞。治以补益脾肾,填精补髓,活血祛瘀。拟方：淫羊藿、旱莲草、鸡血藤各 30 g,黄芪 20 g,枸杞子、菟丝子、紫河车粉(自备、冲服)、女贞子各 15 g,熟地黄、当归各 12 g,巴戟天 10 g,阿胶 10 g(烊化),龟胶 8 g(烊化),鹿胶 8 g(烊化),炙甘草 6 g。另嘱其家属自采鲜白茅根 60 g 煎水当茶饮。服药 4 剂后齿衄、鼻衄止,皮肤瘀斑渐退,纳食增进。服药 14 剂后查血常规示：血红蛋白 67 g/L,白细胞 3.3×10^9/L,血小板 56×10^9/L。患者精神状态良好,可以下床活动,因经济困难而出院。患者在专家门诊傅教授处调治半年后复查血常规示：血红蛋白 81 g/L,白细胞 3.8×10^9/L,血小板 85×10^9/L。随访 2 年,患者病情稳定,血常规接近正常。

（医学研究杂志,2010,39(1)：429 - 430.）

补肾调肝化瘀方治疗慢性
再生障碍性贫血 56 例分析

罗　莉　指导老师：傅汝林

再生障碍性贫血（AA）是由于化学、物理和生物因素等多种病因或某些不明原因引起的骨髓造血功能衰竭，导致全血细胞减少的一组综合征。临床上属于难治性的血液病，且近年发病率增加，现今仍缺乏疗效持久，毒副反应小的理想治疗方案。近年来，贵州省中医医院血液科继承本院已故著名中医血液病专家许玉鸣教授用补肾调肝化瘀方治疗肾阴虚，肝气郁结型慢性再生障碍性贫血（CAA）的经验，并与传统中医其他证型进行疗效比较。

（一）材料和方法

1. 一般资料　将 56 例 CAA 患者按中医辨证分为肾阴虚组和肾阳虚组。肾阴虚组 35 例，男 19 例，女 16 例；年龄最大者 74 岁，最小者 16 岁，平均 35.8 岁；住院天数最长者 222 天，最短者 7 天；治疗前白细胞计数最高者 4.5×10^9/L，最低者 0.6×10^9/L，血红蛋白最高者 105 g/L，最低者 20 g/L，血小板计数最高者 98×10^9/L，最低者 19×10^9/L。肾阳虚组 21 例，男 11 例，女 10 例；年龄最大者 76 岁，最小者 5 岁，平均 31.9 岁；住院天数最长者 285 天，最短者 5 天；治疗前白细胞计数最高者 3.5×10^9/L，最低者 1.2×10^9/L，血红蛋白最高者 89 g/L，最低者 15 g/L，血小板计数最高者 88×10^9/L，最低者 10×10^9/L。两组案例均有气血亏虚症状，伴月经过多者 16 例，鼻衄或齿衄者 28 例，紫癜者 23 例，尿血者 1 例。两组一般资料经统计学处理，无显著性差异，两组条件具有可比性。

2. 诊断标准　根据 1987 年全国第四届再障学术会议修订的诊断标准[1]。

全部 56 例 CAA 患者均经详细询问病史和进行体查，多次外周血化验以及骨穿检查确诊。所有患者临床上均有不同程度的头昏乏力，心悸气短，耳鸣腰酸，下肢无力，或鼻衄，齿衄，皮肤瘀斑，紫癜，女性患者多有月经过多等症状。多次检查白细胞计数，血红蛋白及血小板计数均有不同程度的减少，网织红细胞绝对值大于 15×10^9/L，但低于正常值，其中白细胞最低者 0.6×10^9/L，血红蛋白最低者 15 g/L，血小板最低者 10×10^9/L。骨髓增生重度减低，粒红细胞比低，未见巨核细胞，血小板少见，肝脾不肿大。特别注意全血细胞减少时，要经过酸化血清溶血试验，以除外阵发性睡眠血红蛋白尿（PNH），经过骨髓检查除外骨髓增生异常综合征、低增生白血病、恶性组织细胞病、急性造血功能停滞、骨髓纤维化等疾病。

中医辨证标准参照 1989 年中国中西医结合研究会血液病专业委员会第三届第二次学

术研讨会提出的再障辨证分型标准,结合本病的特点加以修改:肾阴虚,肝气郁结型:面色萎黄,唇甲色淡,头晕乏力,盗汗心悸,少寐多梦,五心烦热,腰膝酸软,肌衄,齿鼻衄血等,舌淡白,苔薄白,或舌红少苔,脉细数或弦细。肾阳虚,脾胃虚弱型:面色㿠白,畏寒肢冷,气短懒言,腰膝酸软,食少纳呆,大便不实,小便清长,出血证不明显,舌淡白,胖嫩,脉沉细或滑细无力。

3. 用药方法与剂量　补肾调肝化瘀方由巴戟天、菟丝子、旱莲草、仙茅、紫河车、柴胡、白芍、佛手、红花、丹皮等中药组成,从治疗之日起,56 例案例均予补肾调肝化瘀方加减水煎剂,每日 1 剂,每剂两煎,每煎 200 mL,分早晚口服,连续用药。

两组案例在观察期间均逐渐减少西药用量,病情较重者仍沿用中西药治疗,而出血严重者需配合止血药治疗,血红蛋白小于 50 g/L 者,1~2 周输血 200~400 mL。

4. 观察方法及指标　以上两组均自确诊后开始给药,建立观察病历,每周记录症状、体征变化,每 2 周复查 1 次外周血象。

5. 疗效标准　根据 1987 年中华血液学会第四届全国再障学术会议修订的疗效标准评定[1]。

6. 统计方法　用 PEMS 软件包在计算机上做统计学分析。百分率比较采用 χ^2 检验,多组样本均数比较采用方差分析、t 检验。

(二) 结果

1. 临床疗效　56 例慢性再障患者平均经过 65.3 天的治疗。结果:基本治愈 13 例,(23.2%),缓解 3 例(5.4%),明显进步 30 例(53.6%),无效 10 例(17.9%),总有效率 82.2%。临床辨证分型的疗效比较见表 1。

表 1　临床辨证分型疗效比较

组　别	(n)	基本治愈(%)	缓解(%)	明显进步(%)	无效(%)	有效率(%)
肾阴虚组	35	9(25.7%)	2(5.7%)	19(54.3%)	5(14.3%)	87.7%*
肾阳虚组	21	4(19.0%)	1(4.8%)	11(52.4%)	5(23.8%)	76.2%

注:两组比较* $P<0.05$。

上表显示,经补肾调肝化瘀方治疗后,肾阴虚组基本治愈率、缓解率、明显进步率及有效率($P<0.05$)均明显高于肾阳虚组,说明肾阴虚组疗效较好。

2. 外周血常规变化见表 2

表 2　补肾调肝化瘀方对 2 型 CAA 治疗后外周血常规变化($\bar{x}\pm s$)

组　别	例数(n)	WBC($\times10^9$/L)	HGB(g/L)	PLT($\times10^9$/L)
肾阴虚组	治疗前(35)	2.54±0.94	56.91±23.99	51.83±22.52
	治疗后(35)	3.54±0.89***	80.49±23.87***	61.70±33.19**
肾阳虚组	治疗前(21)	2.48±0.63	49.67±19.38	39.81±22.47
	治疗后(21)	3.43±1.22**△	71.60±23.20***△△△	53.95±26.88***△△

注:与本组治疗前比较* $P<0.05$,** $P<0.01$,*** $P<0.001$,治疗后与肾阴虚组比较△ $P<0.05$,△△ $P<0.01$,△△△ $P<0.001$。

从上表可知,经补肾调肝化瘀方治疗后,2 组 WBC、HGB、PLT 均较治疗前有明显提升($P<0.01$),但治疗后肾阴虚组 WBC($P<0.05$)、HGB($P<0.01$)、PLT($P<0.01$)明显高于肾阳虚组。

(三) 讨论

慢性再生障碍性贫血属中医"虚痨"、"血虚"等范畴,在中医学上其病因为先天不足,烦劳过度,脾胃虚弱,肾精亏虚及外感邪毒等伤及气血、脏腑,尤其是影响到肾、脾、肝及骨髓。《张氏医通》云:"人之虚,非气即血,五脏六腑莫能外焉。而血之源头在乎肾,气之源头在乎脾。"笔者认为再障的发病机制在于肾虚,肾主骨生髓,髓生精,精生血,精血同源并互为资生,肾虚还易导致其他脏腑之虚,从而出现慢性再障的常见症状。同时,中医认为:肝藏血,肝主疏泄。《血证论》中说:"肝主藏血,至其所以能藏之故,则以肝属木,木气冲和条达,不致遏郁,则血脉得畅。"另外,《灵枢·决气》篇说:"中焦受气取汁,变化而赤,是谓血"。而血全赖肝木之气以疏泄之,故肝气郁结,肝失疏泄,也是导致慢性再障的病机之一。慢性再障病性迁延日久,正气虚弱,营卫涩滞,难以推动血液正常运行而易致血瘀,也是不可忽略的病理变化。因此在治疗上要以补肾为主,兼以调肝,辅以化瘀。补肾调肝化瘀方治疗本病可使肾精充盛,肝气条达,瘀去新生,阴阳协和,气血化生,邪去正安,较之单纯补肾填精法效果更佳。

补肾调肝化瘀方的组方原则是采用补肾为主,疏肝解郁,活血化瘀的治法。方用五味补肾药巴戟天、菟丝子、旱莲草、仙茅、紫河车,注重"孤阴不生,独阳不长",故既温肾阳又滋肾阴,同时还加用血肉有情之品紫河车以培补精血。用柴胡、白芍、佛手补肝养血,疏肝理气而不伤阴,不耗气破气,用活血化瘀药红花、丹皮,以活血通经,祛瘀止痛,清热凉血,达到瘀去新生功效。综观全方,以补肾填精为根本,养血疏肝为枢机,化瘀生新为辅佐,共奏补肾生血,滋阴温阳与养血疏肝,化瘀生新之功。现代药理研究也表明:补肾药对造血干细胞的作用明显,其作用机制涉及:能提高 CFU-S,CFU-天及 CFU-E 的数量;能提高巨噬细胞的吞噬功能;减轻环磷酸胺(CTX)引起的骨髓微循环损伤。活血化瘀中药已知对造血干细胞及造血微环境均有作用,其机制为:保护红细胞膜,延长其寿命;使红细胞、血红蛋白(HGB)迅速上升,改善造血微环境,有利于基质细胞生长,促进干细胞造血;改善血小板功能和凝血酶活性等功能。

本研究表明,补肾调肝化瘀方虽对 CAA 两证型均有较好治疗作用,但两组疗效有显著性差异($P<0.05$),其中肾阴虚组疗效较好,虽然补肾调肝化瘀方对两组患者 WBC、HGB、PLT 均有提升作用,但肾阴虚组明显高于肾阳虚组。结果表明,中医辨证论治理论体系有其客观物质基础,具有准确性、客观性、科学性,在辨证基础上加有效药物可以提高疗效。提示 CAA 中医药研究应加强辨证论治规律、辨证标准化及药物筛选的研究,寻求针对各证型的有效方剂,各个击破,从而有针对性地提高临床疗效,有利于再障的治疗与恢复。

参 考 文 献

[1] 郑筱萸.中药新药临床研究指导原则[M]. 北京:中国医药科技出版社.2002.

178 - 180.

［2］梁冰,葛志红.血液科专病中医临床诊治[M].北京：人民卫生出版社,2000.150.

［3］邓成珊,周蔼祥.当代中西医结合治疗血液病学[M].北京：中国医药科技出版社,1997.36.

（贵阳中医学院学报,2004,26(2)：25 - 26.）

从气虚血瘀论治难治性免疫性血小板减少性紫癜

吴晓勇　李冬云　陈信义

免疫性血小板减少性紫癜(ITP)是一种以血小板减少和皮肤黏膜出血为特征的自身免疫性疾病。其发病与免疫失调关系密切,即自身抗体对抗自身血小板导致网状内皮系统,尤其是脾内的巨噬细胞,通过 Fc 受体介导的吞噬作用增强,使血小板减少[1],造成全身或局部出血。有资料显示,ITP 的年发病率约为 5~10 人/10 万人[2,3],相关的病死率约为 4%[4]。我国尚无 ITP 发病的流行病学资料。儿童 ITP 和成人 ITP 有很大差异,儿童 ITP 发病急,发病前期常有病毒性感染史或其他疾病史,高峰年龄为 2~4 岁,男女发病率无差异,而成人ITP 多数为慢性,发病隐匿,高峰年龄为 15~40 岁,女性发病约为男性的 2.6~3 倍,且随年龄的增长发病率增高,患者的症状和体征可变性极高,从常见的无症状患者伴有轻微的瘀斑、黏膜出血(如口腔或胃肠道)到任何部位有广泛的出血,最严重的是颅内出血。除非是严重 ITP(PLT<$30×10^9$/L),出血症状一般不常见[1,2,5]。据文献报道,应用糖皮质激素和脾脏切除术作为初步治疗方案,可使 70% 以上案例血小板数量维持在安全范围,但还有约30% 案例此方案治疗无效,需进一步采用其他治疗措施来维持血小板数量在安全水平,防止严重出血,降低病死率。国外一般认为应用糖皮质激素和脾脏切除术治疗无效的案例为难治性免疫性血小板减少性紫癜(PITP)[6,7],约占 ITP 患者的 11%~35%[5]。

由于国内许多患者在激素治疗无效后不首先接受脾切除,而把病程大于 6 个月,正规糖皮质激素治疗无效及达那唑、其他常用免疫抑制剂或脾切除无效,血小板低于 $30×10^9$/L 的案例诊断为 RITP[8]。RITP 的治疗目前仍是难题。虽然可供选择的药物或治疗方法不少,但尚无治疗反应好且疗效持久的方法。由于报道 RITP 治疗的文献中一般均无对照组,案例中常有因不宜脾切除或糖皮质激素治疗的"难治性"案例,以及对治疗反应的判断标准不同均给疗效判断增加了困难。目前临床上多采用大剂量糖皮质激素、雄性激素(达那唑)、免疫抑制剂或化疗药(环孢素 A、骁悉、秋水仙碱、长春新碱、环磷酰胺、咪唑硫嘌呤、联合化疗方案等)、生物制剂(IFN-α、IVIg、抗 CD 20 单抗、抗 Rh(D)免疫球蛋白、血小板生成素等)、血浆置换、免疫吸附等单独或联合措施治疗 RITP,但文献报道疗效不一致,且这些药物中多数治疗周期较长,停药后易复发,不良反应多,药物毒性不良反应导致的危害不利于疾病本身,同时,部分药物价格昂贵,限制其临床应用。

长期临床实践证明,中医或中西医结合治疗 RITP 具有改善患者临床症状明显,稳定性好,毒性不良反应小等特点,中医药治疗 RITP 已经越来越受到关注,因此,寻求提高 RITP

临床疗效的方法及进行中医药治疗 ITP 机制的研究具有其现实意义。临床实践发现，气虚血瘀在 RITP 的发病、病机转化、临床表现上占有重要的地位，以益气活血法治疗本病临床收益良好。

（一）病因病机

ITP 以皮肤、黏膜或内脏出血为主要临床表现，中医学根据其临床表现，将其归属于中医学的"血证"、"发斑"、"葡萄疫"、"肌衄"等病证，认为 ITP 的发生与血脉及内脏病变都有密切关系，外感、内伤均会诱发 ITP。《济生方·吐衄》云："夫血之妄行为，未有不因热之所发，盖血得热则淖溢，血气俱热，血随气上，乃吐衄也"。《景岳全书·血证》云："血本阴精，不宜动也，而动则为病。血主营气，不宜损也，而损则为病。盖动者多由于火，火盛则逼血妄行；损者多由于气，气伤则血无以存"，"血动之由，血之症多由外感风热毒邪、内伤七情、食伤于脾胃、劳倦色欲等病因所致"。

RITP 大多病程长，缠绵难愈，反复发作、出血，"久病必虚"，致脏腑功能减弱，气血生化障碍。本病虚损以脾肾、气血阴阳虚损最为明显。饮食不节，损伤脾胃，或脾胃素虚，气血生化乏源，气血不足，摄血无力，则血不循经，溢出脉外，而出现衄血、便血、尿血等证。《证治准绳·证治通论》说："或吐血便血，乃脾气虚弱，不能……统血归源"。气与血，一阴一阳，气为血帅，血为气母，血病气亦病，气病血亦伤，气虚不能化津，血虚阴液亦不足，形成气阴两虚。《仁斋直指方·血荣气卫论》说："盖气者血之帅也，气行则血行，气止则血止，气温则血滑，气寒则血凝，气有一息之不运，则血有一息之不行"。清代医家吴澄亦说："气之离，未有不由于血之散，而血之脱，未有不由于气之虚。古人云"久病及肾"，血虚肾失所养，肾阴不足，或精血亏耗而致阴虚火旺，迫血妄行；阴虚不能敛阳，虚阳亢盛为"迫血妄行"之变，导致出血病证。正如《平治荟萃·血有难成易亏论》中所说："阳常有余，阴常不足。阴血之难成易亏如此。阴气一亏，所变之证妄行于上，则吐衄"。可见肾虚不仅内生火热，扰血妄行，还可肾亏火衰，火不归元而见虚火浮于上，阴阳不相为守，则血行障碍，错行脉外。肾虚则精血不能互化，进而加重血虚、阴虚。

《医林改错》："血无气载则必瘀凝"，"元气即虚，必不能达于血管，血管无气，必停滞而瘀"。《素问·调经论》云："血气不和，百病乃变化而生"。RITP 瘀血形成的原因，往往由正气亏损，气血运行无力，血行不畅而凝滞成瘀；脾肾亏损，气阳不足，气虚则无力行血，瘀血内停；正虚感邪，邪毒入侵，潜伏经络，阻滞气机运行，气血运行不畅而成瘀；邪毒入里蕴久化热，煎熬血液，使血液成块，血瘀由此发生；阴血不足，脉道艰涩，血流不畅，血瘀渐成；阳虚生内寒，血遇寒则凝，致使血液凝聚；反复出血，离经之血，不能排出体外，而瘀阻于内，形成血瘀，正如《血证论·瘀血》所说："盖血初离经，清血也，鲜血也，然既是离经之血，虽清血鲜血，亦是瘀血。离经既久，则其血变作紫血"。由此可以认为瘀血为 ITP 发病过程中的病理产物，可以出现在发病的不同阶段，也是 ITP 的一种致病因素而加重出血，诱生变证，缠绵难愈。瘀血既成，留于体内，或阻滞脉络，使血不循经，溢于脉外而加重出血；或瘀阻髓海，影响气血化生；或积于脏腑，变生诸证。正如《血证论》言："此血在身，不能加于好血，而反阻新血之化机，故凡血证总以去瘀为要"，"瘀血不去，新血不生"。结果是陈者当去而不去，新者当生而不生,乃至血越瘀而气血越虚,气血越虚而血越瘀,使病情反复,缠绵难愈。

据此 ITP 的病因可归为外因、内因两个方面,外因风热毒邪侵袭营血,病及血脉,致营血不宁,迫血溢于脉外,则见紫癜;内因脾气虚损,气不摄血;肝肾阴虚,虚火上炎;瘀血阻滞,血不循经,血溢脉外,也可发为紫癜,其中瘀血贯穿于 ITP 疾病始终。其病机方面可概括为:因热而迫血妄行,因虚而血无以统,因瘀而血不常循。各病因病机之间相互联系,又有交叉与转化。正气亏虚,易感外邪,变生瘀血;外邪久留体内,或寒凝或热结,耗伤正气,气不行血则成瘀血;瘀血内停,影响脏腑功能及气血运行,加重虚损,损伤气血、阴精,增加外邪入侵的机会。因此,热、虚、瘀既是出血最常见病因,又是出血病证发生与转化的关键。

(二)临证分析

出血之实证与虚证虽然病因病机各异,但在疾病发生与发展过程中,常相互转化和变生。ITP 发病初期以实证为主,病情较急骤危重、病程较短、出血量大、呈片状,血色由鲜红转深红,甚至紫红色,同时伴有发热恶寒等急性发病过程。多因感受风热毒邪,火毒熏蒸,迫血妄行,进而血热互结,血不循经,病机更为复杂,但未损及正气,预后良好。若失治或治疗不当,迁延日久,将伤及正气,病情由实转虚,表现为病程较长、病情反复发作,临床常见神疲乏力、气短懒言、腰膝酸软、头晕目眩、动则自汗、面色萎黄、食欲不振等虚损症状,而出血反复发作,以下半身多见,下肢紫斑与瘀点,女性患者月经增多或经期延长,色暗淡,或夹有血块,时轻时重,迁延难愈,舌脉可见舌胖大,有齿痕,有瘀斑或瘀点,淡红或紫黯,苔薄白;脉细弱或细涩无力。此多为久病伤正,气阴两虚,或行血无力,或统血无权,或虚火上浮,或瘀血阻滞,新血不生,血不循经,使病情缠绵难愈,预后较差。在上述病程中亦有虚实夹杂之证,如由药物等因素所致,虽然病程较短,但虚损之证并非少见,多因药毒直中脏腑而得;由疾病因素所致,虽然病程较长,但血瘀等实证亦属常见。考察 RITP 临床特点,其病程漫长,多为虚实夹杂之证。

临床研究表明,气虚在 ITP 发病中起重要的作用,陈一清[9]探索了中医药治疗 ITP 文献资料 273 篇,共 13 423 例临床资料,进行了分析整理归纳,其中属纯虚类证型出现频率为 100 频次,其中涉及气虚证型共 50 频次,纯实类证型 84 频次,虚实错杂类证型为 54 频次。另外有人统计国内 22 篇文献报道的 1 034 例 ITP 案例资料,血热妄行证候 159 例,占 15%;气血两虚证候 237 例,占 22%;脾肾阳虚证候 199 例,占 19%;肝肾阴虚证候 400 例,占 39%;阴阳两虚证候 39 例,占 4%[10]。有作者对 93 例 RITP 患者进行研究发现,气阴两虚、血瘀内阻证候占 76.34%[11]。由此可见,虚损为本病之本,且以气阴两虚,血瘀内阻多见。

(三)治则探讨

唐容川在《血证论》中提出"治失血者,不祛瘀而求补血,何异治疮者,不化腐而求生肌哉!然又非祛瘀是事,生新是另一事也。盖瘀血祛则新血已生,新血生而瘀血自祛……知此,则知以祛瘀为生新之法,并知以生新为祛瘀之法。"说明在治疗出血性病证时,祛瘀通脉是至关重要的。同时又明确祛瘀与扶正的关系,"但能祛瘀血,而不能生新血。不知克敌者存乎将,祛邪者赖乎正,不补血而祛瘀,瘀又能安尽祛哉?"其提出的"止血、消瘀、宁血、补血"四法乃血证之通法,至今仍对临床治疗血证具有指导意义。根据上述临床特征,中医认为"气虚血瘀"既是 RITP 发生与发展过程中的主要病机,又是临床主要证候表现之一。针对RITP 的病机与证候特征,以益气摄血为止血之纲,以活血化瘀为宁血之要,拟定"益气活血"为治疗 RITP 之法。唐氏强调,"治血者必以脾为主,乃为有要,至于治气,并宜以脾为主"。又指出"血止之后,其离经而未吐出者,是为瘀血,既与好血不相合,反与好血不相能,或壅而成热,或变而为痨,或结瘕,或刺痛,日久变证,未可预料,必亟为消除,以免后来诸患"。据此拟用芪龙调血方(黄芪、穿山龙、丹参、风轮菜、生甘草)加减治疗,该方具有益气活血,祛瘀生新,生血止血之功效。

黄芪性味甘、温,归脾、肺经,善治诸气虚,为诸补气药之首,为气不摄血引起的各种出血症治疗之良药,在方中为君药。穿山龙性味甘、苦、温,归心、肺经,活血通络,化瘀行血,与君药相合,具有益气活血功效,可祛髓中瘀血,并能疏通经络,消除瘀斑,在方中为臣药;丹参活血祛瘀,凉血养血,与黄芪相伍既有补气养血、生血之效,又有益气行血化瘀之功;风轮菜有止血之功,丹参、风轮菜二药相合,可加强黄芪、穿山龙益气生血,活血止血之功;甘草补脾益气,调和药性;诸药合用,具有"补气生血而不滞血,活血行瘀而不动血"之功效。临床应用中,用本方为基础方辨证加减治疗 ITP,可收到更好效果。加减:气血亏虚者,加大黄芪用量,加党参、大枣、山药、白术、当归等;伴出血较重者,加紫草、藕节炭、侧柏炭、白茅根、江南卷柏等;阴虚明显者,加黄精、沙参、石斛、玉竹等;肾阴虚加山茱萸、龟版、枸杞等;肾阳虚者加巴戟天、肉桂、肉苁蓉等;瘀血明显者,加当归、赤芍、桃仁、益母草、红花等。然 RITP 临床表现上,由于病程长短有异,体质强弱有别,发病年龄不同,临床或以虚损为主,或以邪毒瘀血为重。因此,临证时要从整体出发,根据 RITP 病因病机辨证分型,权衡轻重,分别施治,治疗时就能执简驭繁。

参 考 文 献

[1] Cines DB, Blanchette VS. Immune thrombocytopenic purpura [J]. The New England Journal of Medicine,2002,346(13):995-1008.

[2] Frederiksen H,Schmidt K. The incidence of idiopathic thrombocytopenic purpura in adults increases with age [J]. Blood 1999,94:909-913.

[3] George JN, El-Harake MA, Aster RH. Thrombocytopenia due to enhanced platelet destruction by immunologic mechanisms [J]. WilliamsHematology,1995:1315-1355.

[4] Portielje,JEA,Westendorp,RGJ,Kluin—Nelemans,HC,Brand,A. Morbidity and mortality in adults with idiopathic thrombocytopenic purpura [J]. Blood 2001,97:2549-2554.

[5] British Committee for Standards in Haematology General Haematology Task Force. Guidelines for the investigation and management of idiopathic thrombocytopenic purpura in adults, children and in pregnancy [J]. British

Journal of Haematology,2003,10：574－596.

[6] Kappers-Klunne MC,van't Veer MB. Cyclosporin A for the treatment of patients with chronic idiopathic thrombocytopenic purpura refractory to corticosteroids or splenectomy [J]. British Journal of Haematology,2001,114：121－125.

[7] George JN, El－Harake MA, Aster RH. Thrombocytopenia due to enhanced platelet destruction by immunologic mechanisms [J]. WilliamsHematology,2006,4：1664－1672.

[8] 赵永强,王庆余,翟明,等.重组人血小板生成素治疗慢性难治性特发性血小板减少性紫癜的多中心临床试验[J].中华内科杂志,2004,(8)：608—610.

[9] 陈一清.血小板减少性紫癜辨证施治规律若干问题探要[J].中医药学刊,2005,(8)：1457.

[10] 胡凯文,储真真,陈信义,等.健脾活血方治疗难治性慢性型血小板减少性紫癜的临床观察[J].中国医药学报,2002,(5)：286—288.

[11] 许亚梅,姜苗,陈信义.益髓颗粒剂在现代难治血液病中的应用[J].中国医药学报,2004,(4)：245—246.

（医学研究杂志,2010,39(1)：17－19.）

从顽痰辨治肾病综合征体会

詹继红　毕　莲　王　松

肾病综合征是由各种病因,多种临床疾病所引起的大量蛋白尿、高度浮肿、高脂血症及低蛋白血症为主要表现的1组综合征,临床极为常见。该病西医主要采用激素(泼尼松)治疗,而激素治疗复发率高,副反应大,病势缠绵,且很大一部分病人对激素治疗存在依赖性或不耐受,甚至激素治疗根本无效。故该病常被视为慢性肾病中最为棘手的病变之一。

(一) 病机分析

肾病综合征属中医"水肿"、"痰饮"范畴。痰饮方面古医籍早有记载,如《兰台轨范》曰:"世间痰饮之病最多"。古人王节齐曰:"津液者,血之余,行乎脉外,流通一身,如天之清露。若血浊气浊则凝聚而为痰。痰乃津液之变,如天之露也。故云痰遍身上下,无处不到。"《景岳全书》曰:"五脏之病,虽俱能生痰,然无不由乎脾肾。盖脾主湿,湿动则为痰,肾主水,水泛亦为痰,故痰之化无不在脾,而痰之本无不在肾,所以凡是痰证,非此则彼,必与二脏有涉。"其水之形成乃由于水津输布失调,故与肺、脾、肾关系至为密切,常表现为肺、脾、肾三脏之虚。该病之初起以阳虚、气虚多见,病情反复,病程较长者则以气阴两虚或阴阳两虚为多,由于脾主运化,脾虚运化无权,水湿内停,凝聚为痰;肾司开合,肾阳不足,开合不利,水湿上泛,可聚而为痰;肾阴亏耗,虚火内炽,灼津为痰,痰结体内,可随气机升降,无处不到而变生他病。故痰贯穿于肾病综合征的整个病程中。

(二) 处方思路

该病以本虚标实为主,而病程缠绵,经久不愈,主要责之于痰,而病至晚期往往表现为热痰、顽痰。《红炉点雪》曰:"以劳伤精气、血液,遂致阳盛阴亏,火炎痰聚。"故治疗上应抓住"痰"这一病理产物,当以祛痰为先,而此顽痰之证却非"二陈"等轻描淡写之剂所能胜任,我们取"礞石滚痰丸"之意,投之以礞石、猪牙皂角等祛痰之猛药,药在攻痰、逐痰。每收良效。

常用基本方:青礞石、猪牙皂角、莱菔子、大贝母、海蛤粉。取青礞石有攻痰利水之效;猪牙皂角具有祛痰开窍,散结消肿之功;由于痰饮既成,阻于脉络,致气血运行不畅,又往往夹瘀,致痰瘀互结,即所谓"痰瘀同源"故方中往往需辅以行瘀之品,如泽兰、丹参、益母草等,佐以生熟首乌,润肠通便、补肾、安神,使诸邪有出路,即所谓"浊腻之垢而不少留"。

（三）典型案例

我们使用上方加减,治疗难治性肾病综合征 30 余例均取得满意疗效,而其中以激素依赖型和激素无效型而表现为痰热偏盛者效果尤佳。

王某,男,18 岁,2002 年 4 月 26 日初诊。患者反复全身浮肿 15 年余,复发加重 2 月余,求治于贵阳中医学院肾病科,15 多年前因全身浮肿大量蛋白尿于外院诊断为"原发性肾病综合征"予激素治疗而愈,以后病情反复发作,每年复发 1～3 次,均经激素治疗而愈,2 个多月前,因感冒受凉、劳累,上症复发,尿常规蛋白(＋＋＋＋),24 h 尿蛋白定量 5.32 g,激素治疗无效,作肾活检示、中度系膜增生性肾小球疾病。刻诊:怕热多汗、烦躁、全身浮肿、形体肥胖(满月脸、水牛背)、皮肤指纹、皮肤绷紧为苦瓜皮状、凹凸不平呈条索状、口干欲饮、眠差、大便干结、舌红、苔厚腻而黄,脉细数。尿常规示:蛋白(＋＋＋),24 h 尿蛋白定量 6.43 g,TG 3.1 IU/L,TC 8.72 IU/L,总蛋白 38.9 g/L,白蛋白 10.22 g/h,B 超示:胸水、腹水。患者久病脾肾两虚,脾虚水湿停聚,凝结为痰,肾虚水湿上泛聚而为痰,痰浊凝滞,郁而化火,热盛阴伤于内,加之长期使用激素又致虚火内炽,灼津为痰,终致痰浊交阻,而成顽痰、老痰,故当以治痰为先,逐痰行瘀。拟方:青礞石 20 g(先煎),胆星、天竺黄、萆薢、大贝母各 10 g,莱菔子、海蛤粉各 20 g(先煎),益母草、泽兰各 30 g,猪牙皂角 5 g。二诊:药后浮肿、心烦明显减轻,尿量增多,仍多汗、眠差、考虑痰火久郁,非短时可效,故宗原法继进。原方加入生首乌、熟首乌各 20 g,使邪从大便而去。三诊:上方加减进治 2 月余,肿消、烦热诸症渐去、眠可、大便溏每日 2～3 次,舌红、苔薄,脉细,诸症平稳,复查尿蛋白(±～＋),24 h 尿蛋白定量 1.05～1.64 g,方中去胆星、天竺黄,加入女贞子 15 g,旱莲草、黄芪各 30 g,进服半年,病告愈。随访 2 年多病未再复发。

（四）体会

肾病综合征由于病因不同,病理类型各异,临床表现为一种多因素"杂源性"综合征,其难治性表现在缠绵不愈,复发率高,治疗困难,特别是长期反复使用激素治疗者,往往由于形体肥胖,"肥人多痰湿"恣食肥甘,痰热内生,正如薛立奇曰:"凡痰火证有因脾气不足者,有因脾气郁滞者……有因肾阴虚不能摄,水泛而为痰者……有因热而生痰者,有因痰而生热者。"《医学入门》曰:"热痰,因厚味积热。"临床多见肥胖、烦热、多汗、眠差、舌红、苔腻,脉数等,一派实痰、热痰之象。《景岳全书》曰:"痰有虚实,不可不辨……凡可攻者便是实痰,不可攻者,便是虚痰……但察其行气,病气俱属有余,即实痰也。实痰者,何谓其元气犹实也。此则宜行消伐,但去其痰无不可也。"《医宗金鉴·删补名医方论》曰:"治痰者,以清火为主,实者利之,虚者化之……"《景岳全书》曰:"实痰、火痰,滚痰丸最效,但不宜多用"。故治疗上当以清热祛痰为主,痰热渐去,则以扶正祛邪并存。脾虚者,加黄芪 30～60 g,生薏苡仁、熟薏苡仁各 30 g,炒白术 20～30 g;肾阳虚者加二仙汤;肾阴虚者加二至丸。在痰火消退之后,往往以培补脾肾收功。该方选用青礞石甘、咸、平攻痰利水,猪牙皂角辛、咸、温以祛痰散结消肿,二者辛能通利气道,咸能软化胶结之痰。《本草从新》曰青礞石:"能平肝下气,为治顽痰癖结之神药……"《本草经疏》曰："皂荚利九药,疏导肠胃壅滞,洗垢腻,豁痰涎,散风邪,暴病气实者用之殊效"。有报道,猪牙皂角还有抗凝,活血化瘀降脂等功效。临床细审脉症,功补得当,邪去正扶,每收良效。

（陕西中医,2006,27(1):127-128.）

大剂大蓟为主辨证治疗
真性红细胞增多症一例

刘育明　指导：傅汝林

真性红细胞增多症(PV)简称真红,是一种克隆性、以红系细胞异常增殖为主的慢性骨髓增生性少见疾病。主要病理生理基础是血红细胞总容量增多,血液黏滞度增高,导致全身各脏器血流缓慢和组织缺氧。临床常见症状和体征为面红如醉酒状,头痛、眩晕、耳鸣,皮下出血等血液循环障碍表现,甚者可出现精神改变或脑出血、脑血栓等脑血管意外,肝脾肿大,还可有全身瘙痒,血压升高等症状。后期常伴发骨髓纤维化,并可转化为其他慢性骨髓增生性疾病或急性白血病。笔者导师傅汝林教授运用大剂大蓟为主辨治真性红细胞增多症一例,取得了满意疗效。现将其整理报道如下,以供临证参考。

(一) 临床资料

案例:焦某,女,48岁,农民。就诊前经某医院确诊为真性红细胞增多症。并运用羟基脲等治疗2月余,疗效不满意,多次化验血红蛋白仍在200 g/L以上。遂于2003年8月15日就诊。刻诊:头晕、头痛,脸色呈棕红色,口唇紫黑,自觉乏力、困倦、汗多,食纳可,睡眠尚可,二便调,舌红苔黄,脉细数。傅教授辨证为阴虚内热,瘀血内阻。治以滋阴清热,活血消瘀。

处方:生地黄15 g,白芍15 g,女贞子12 g,旱莲草15 g,丹皮15 g,丹参15 g,桃仁10 g,红花6 g,郁金12 g,土鳖虫12 g,竹叶6 g,黄连6 g,蒲公英15 g,太子参30 g,麦冬30 g,水蛭10 g。每2天1剂,服用14天。

9月5日二诊,病情好转,但血红蛋白仍为190 g/L。遂于上方加大蓟120 g,续服7剂,每2天1剂,继用14天。9月29日三诊,头痛头晕明显好转,神疲乏力改善,自汗止。复查血常规:Hb 144 g/L,WBC 3.7×10^9/L,N 69%,L 26%,E 1%,M 4%,BPC 140×10^9/L。服中药期间自停所有西药。效不更方,前方续服14天。此后患者病情稳定,未再前来诊治。

(二) 讨论

笔者查阅近年文献未见运用大蓟治疗真性红细胞增多症的报道。大蓟首见于《名医别录》,全草含生物碱、长链炔烯醇、挥发油、乙酸蒲公英甾醇酯、α和β-香树酯醇、β-谷甾醇、绿原酸及黄酮类化合物。动物实验有降压作用,对人型结核杆菌有抑制作用。其基本药理功效为清热凉血,利尿消肿,祛瘀。《唐本草》载:"大蓟生山谷,根疗痈肿……能破血"。《得配本草》载:"大蓟,甘,凉。破血,退热,消痈。"清代张璐指出:"大蓟、小蓟皆能破血,大蓟根主女子赤白沃下,止吐血鼻衄,凉而能行,行而带补,兼疗痈肿。"苏颂论及小蓟时指出:大蓟根苗与此相似,但肥大耳,而功力有殊,破血之外,亦疗痈肿。臧堂等也指出:大蓟,清热利尿清肝利胆,有降低血脂及明显持久的降压作用。真性红细胞增多症是由血红细胞总容量增多,血液黏滞度增高,导致全身各脏器血流缓慢和组织缺氧而引起一系列临床症状和体征,属于中医"血瘀证"范畴。治疗一般以活血祛瘀为主辨证治疗。贵州民间有运用大剂大蓟治疗全身慢性青紫等类似真红疾病的经验。笔者恩师傅教授大胆运用大剂大蓟辨治真红,取得了意想不到的疗效,实为发前人所未发。笔者深思其疗效,大蓟具有凉血消瘀以及降血脂等作用,大剂大蓟与丹参、桃仁、红花、土鳖虫、水蛭等活血破瘀药配合运用,能增强活血破血的功效,改善血液的高凝高黏滞状态,降低血中红细胞数量,从而消除因红细胞增多,血液高黏滞状态所致的一系列症状和体征。真红是一种红系干祖细胞异常克隆性增生,其增生不受 EPO 的调节,患者血清 EPO 水平正常或降低。大蓟性凉,无毒,具有凉血止血,活血消肿,利尿等作用;其所含长链炔烯醇具有抗肿瘤作用,是否大蓟的作用位点在于抑制红系干祖细胞的异常增生,抑制异常基因的克隆及表达,有待进一步研究。

(贵阳中医学院学报,2004,26(4):46-47.)

滚针后创面导入积雪苷治疗痤疮瘢痕 86 例

吴晓勇　陈一松

面部痤疮后瘢痕治疗方法很多,但确有疗效的较少。2008 年 1 月～2009 年 12 月,本院对 86 例面部痤疮瘢痕患者行滚针后创面导入积雪苷方法治疗,效果较好,现报道如下。

(一) 临床资料

1. 一般资料　本组男 25 例,女 61 例;年龄 17～26 岁。患者瘢痕及瘢痕周边无红肿及水疱和脓疱,瘢痕形成均在 6 个月以上。

2. 治疗方法　术前向患者说明手术方法及注意事项,在治疗部位涂抹皮肤预用剂和皮肤适应剂,达到清洁消毒皮肤,轻微镇痛、麻醉作用。选择 0.5～1.0 mm 滚针,按由内向外,由下向上的原则操作。将面部分成两半,"分区操作",从下巴开始,到耳根,再到面颊,由鼻翼周围往外操作,一边先完成操作后,另一边对称进行。操作时滚针最下缘与操作区域垂直,轻轻推动把柄,让滚针刺入皮肤,对面部痤疮后瘢痕进行水平、垂直、左右 45°角多方位针刺,在瘢痕创面上形成高密度的细小针眼,然后用温生理盐水湿敷创面 5～10 min,在磨削创面上外涂积雪苷霜并轻轻按摩 2～5 min,每天 4 次,持续至下次磨削术。术后创面尽量避免太阳暴晒,手术当日创面不接触水。每 10 天手术 1 次,6 次为 1 个疗程,观察瘢痕的变化情况。

(二) 结果

本组患者治疗 1 个疗程后瘢痕均有明显改善,35 例患者外观瘢痕基本不明显。所有患者瘢痕创面未出现色素减退,15 例患者产生少许色素沉着,在术后 2～4 个月消退。

(三) 讨论

滚针系四川省已故著名针灸学家余仲权教授根据针灸"皮部理论",即"皮者脉之部也,邪客于皮则腠理开,开则邪入客于络脉,络脉满则注于经脉,经脉满则注于腑脏,故皮者有分部,不与而生大病",同时结合"半刺"、"毛刺"等刺灸方法对针灸工具进行了大胆创新,将传统的刺激性较大、操作刺激量不易控制的皮肤针具改进成为操作简便,省时省力,疼痛刺激少的滚针用于临床治疗疾病。该针具刺激体表一定部位,通过经络系统的皮部—孙络—络脉—经脉通路,起到调整脏腑虚实、调和气血、通经活络、平衡阴阳之作用[1]。

滚针是一种多针浅刺式针具,主要由针筒与针柄两部分组成,根据滚针的规格用途不同,针筒的宽窄不同,针筒上等距镶嵌着固定的短针,针柄固定,为操作时手持之用。滚针最初应用于临床治疗肢体麻木、偏瘫、脑瘫、腰腿痛、带状疱疹、色斑、胃脘痛、失眠等,由于滚针操作简便、安全、痛苦少,扩大了患者使用的年龄及体质范围,无论老幼,皆可用之。

滚针应用于皮肤美容刚刚开始,滚针治疗面部痤疮瘢痕主要通过滚针上细小针头形成密集细小创面,通过物理作用达到摩擦平整瘢痕的作用,同时由于微晶的冲压按摩,促进皮肤生长层的血液循环,促进皮肤胶原蛋白重组,促进弹性蛋白增加,使胶原纤维排列趋于有序。一般滚针针头刺入深度为真皮网状层或创面上出现点状出血,刺入皮肤深度的控制主要通过针头的长度和医生手柄的力度。滚针治疗本质是以凹陷性瘢痕边缘的正常皮肤以及瘢痕区域形成新的创面为代价,利用瘢痕组织其中及周围正常表皮的再生爬行覆盖创面,使创面有氧愈合,达到换肤的目的。滚针后创面氧供增加,阻止了成纤维细胞的凋亡和降低细胞外基质的分泌,使瘢痕胶原更趋于向正常皮肤胶原结构方向改建;同时新的创面可以增加成纤维细胞生长因子的分泌,刺激血管形成,改善瘢痕组织中的血液供应,减缓退变。碱性成纤维细胞生长因子可以明显下调增生性瘢痕的 1 型胶原蛋白 mRNA 表达,使胶原酶活化,活性提高,细胞外基质的产生减少。这些生物学功能均有助于防止过量的细胞外基质沉积。

积雪苷是从中草药伞形科植物积雪草中提取出来的有效成分,据《神农本草经》记载,积雪草具有清热利湿,解毒消肿之功效。现代药理学研究证明,积雪苷有明显的抗炎作用[2]。积雪苷通过对细胞周期蛋白 CyclinB$_1$、CyclinC 及增殖细胞核抗原(PcNA)表达的影响,使大量细胞处于细胞周期的 S+G 期,这可能就是积雪苷促进创面愈合、促进瘢痕修复的机制[3]。积雪苷还能促进成纤维细胞 DNA 合成和胶原蛋白合成[4,5],促进血管内皮细胞生长,细胞核间接分裂形成毛细血管和毛细血管网,为血管壁外间叶细胞分化出胶原纤维、弹力纤维及血管外膜细胞再生创造条件,促进创面修复[6]。积雪苷为酪氨酸酶混合型抑制剂,能抑制细胞酪氨酸酶活性和黑素合成[7,8],能促进瘢痕处成纤维细胞凋亡,减少免疫细胞数目,封闭血管,同时能激活上皮细胞,加快表皮修复[9]。

总之,滚针后创面导入积雪苷不失为治疗皮肤浅表性瘢痕简便有效的手术方法之一,缺点是往往需重复多次治疗才能达到最佳效果。

参 考 文 献

[1] 黄莉莎,王丹琳,王成伟,等.滚针治疗非器质性慢性失眠症患者 90 例临床研究[J].中医杂志,2008,48(4):332.

[2] 明志君,孙萌.积雪草总苷抗炎作用的实验研究[J].中国中医药科技,2002,9(1):62.

[3] 张涛,利天增,祁少海,等.积雪草苷对烧伤创面愈合中细胞周期蛋白、增殖细胞核

抗原表达的影响[J].中华实验外科杂志,2005,22(1)：43-45.

[4] 王瑞国,王锦菊,余祥彬,等.积雪苷对成纤维细胞 DNA 合成与胶原蛋白合成的影响[J].福建中医学报,2001,11(2)：41.

[5] 吕洛,魏少敏,林惠芬,等.积雪草提取物对成纤维细胞胶原蛋白合成的影响[J].日用化学工业,2002,32(6)：23-25.

[6] 秦路平,庄卫国.积雪草研究进展[J].国外医药·植物药分册,1997,12(4)：154-157.

[7] 刘栋,朱文元.积雪草苷对酪氨酸酶活性的抑制作用及对 CloudmanS91 黑素瘤细胞黑素合成的影响[J].中国中西医结合皮肤性病学杂志,2004,3(1)：7-10.

[8] 桑红,倪容之,沈献平,等.积雪苷对黑素瘤细胞生长的研究[J].中华皮肤科杂志,2004,37(2)：50.

[9] 张春梅.积雪苷治疗面部痤疮后瘢痕 48 例[J].医药导报,2007,26(7)：782-783.

(现代中西结合杂志,2011,20(19)：1110-1111.)

活血化瘀法治疗绝经后
妇女慢性尿路感染

郭银雪　詹继红　毕　莲　王　松

绝经后妇女随着年龄的增长,尿路感染的发生率不断上升。流行病学研究证实,65～75岁的绝经妇女细菌尿路感染的发生率是15%～20%,而80岁以上的妇女发生率为20%～50%[1]。慢性尿路感染是一种常发于老年女性的难治性疾病,如治疗不当,则反复发作,迁延不愈,并易侵犯上尿路导致肾盂肾炎,长期反复的肾盂肾炎又会影响肾功能,甚至导致尿毒症。其治疗较急性期困难得多,尽管抗生素的有效应用能提高尿路感染的治疗效果,但其发病率及复发率均无明显下降[2],且长期反复使用抗生素可导致霉菌感染和耐药菌株的产生以及菌群失调,给临床治疗带来很多的困难。笔者运用活血化瘀法治疗绝经后妇女慢性尿路感染,取得了较好的疗效,现报道如下。

(一)临床资料

1. 一般资料　47例均为我院住院患者,老年女性,年龄(68±7.3)岁,中医辨证属淋证(劳淋)者,并均未出现肾功能异常。全部患者均在院外经抗生素反复治疗,病程长短不一,平均7.1天。

2. 诊断标准

(1)案例纳入标准:慢性尿路感染西医诊断标准参照1985年全国第二届肾病学术会议的(尿路感染的诊断标准[3])① 半年内尿路感染反复发作3次(含3次)以上,或及多次发作,出现尿频、尿急、尿痛或尿道烧灼感等症状中一种或多种,或仅有排尿不畅,也可伴有小腹胀痛,腰酸乏力等症;② 尿沉渣白细胞>10个/HP;③ 尿培养菌落数≥105/mL;④ 绝经1年以上妇女。

(2)案例排除标准:不符合上述纳入标准;或合并有心、脑、肝和造血系统等严重原发性疾病,过敏体质或对多种药物过敏者,无法合作者(如精神病患者);经B超检查确诊为尿路结石、肿瘤及其他尿路器质性疾病者。

(3)案例剔除标准:不符合纳入标准者;对本次研究所用药物过敏者;未按规定用药;患者的依从性差;无法判断疗效或资料不全等影响疗效或安全性判断者。

（二）治疗方法

1. 西药治疗　有菌尿者根据药敏结果选用敏感抗生素,静脉滴注,1 次/12 h,用药 2 周为 1 个疗程。

2. 中医药治疗　5%葡萄糖注射液 500 mL 加丹参注射液 30 mL(糖尿病患者加普通胰岛素 5 U)静脉滴注每日 1 次。

（三）疗效观察

1. 疗效评定标准治愈　疗程结束后症状、体征消失,尿常规正常,尿菌转阴,停药后第 2 和第 6 周复查尿培养阴性为近期治愈,追踪 6 个月无再发为完全治愈。显效症状、体征消失或基本消失,尿常规正常或接近正常,尿菌转阴,随访 3 个月内无复发。有效:症状、体征减轻,尿常规显著改善,尿菌阴性,但于 3 个月内复发。无效:症状及尿常规改善不明显,尿菌仍阳性,停药第 2 周和第 6 周复查尿培养仍阳性,且为同一菌种。

2. 结果　本组治愈 35 例,显效 6 例,有效 4 例,无效 2 例,总有效率 95%,复发 3 例(6%)均无不良反应。

（四）讨论

泌尿系感染是中老年女性常见疾病,老年女性尿道组织的生理性改变是其多发的主要原因:卵巢功能衰退,雌激素水平下降,尿路萎缩,易受损伤,尿道闭合力下降,易发生尿失禁;同时盆腔组织张力减退盆腔器官脱垂,排尿自控机制障碍,易发生尿潴留;长期不合理应用抗生素而造成菌群失调,增加了致病菌的感染机会。

慢性尿路感染在中医属"淋证"、"劳淋"范畴。张景岳在《景岳全书·淋浊》中言:"凡热者宜清,涩者宜利,下陷者宜升提,虚者宜补,阳气不固者宜温补命门",提出了淋证辨证论治的原则。绝经后妇女肾气渐衰,冲任二脉虚惫,正气不足,御邪能力下降,中医认为老年尿路感染反复发作,缠绵难愈,久病必瘀入络,故血瘀证又是造成本病病情迁延的重要原因之一,因此应用活血化瘀的治疗原则来治疗绝经后妇女慢性尿路感染:活血化瘀药不仅可增加肾血流量,提高肾小球滤过率,增加尿量,促进尿路细菌的排泄,缓解膀胱刺激症状,同时对于消除血尿、减轻腰痛、改善肾脏实质损害等均具有积极作用。

《国家药典》(2005 年版)归纳丹参的功效为"祛瘀止痛,活血通经,清心除烦。用于月经不调、经闭痛经、癥瘕积聚、胸腹刺痛、热痹疼痛、疮疡肿痛、心烦不眠、脾肿大、绞痛。"丹参因其肯定的活血化瘀作用而被用于肝病与心血管疾病的治疗并取得了显著疗效。目前在肾脏疾病方面的应用已逐步为人们所认识,丹参提取的化学成分包括脂溶性丹参酮类和水溶性丹参酚酸类,其中丹参酮抑制中性粒细胞在炎症反应中产生氧自由基。可能是其抗炎症损伤的重要机制之一[4]。近年随着科学研究的深入,人们发现炎症与血栓形成之间存在网络关系[5,6],血小板活化后释放多种促凝和促炎的蛋白质,实验研究表明:丹酚酸对多种因素引起的血小板聚集均有显著的抑制作用,从而有助于维持血运和预防血栓形成,改善瘀血状态。

总之,绝经后妇女慢性尿路感染病人多数经2周治疗可获痊愈,且复发少,多数病人取得满意治疗效果。

参 考 文 献

[1] Matsumoto T. Urinary tract infections in the elderly[J]. Curr Urol Rep,2001, 2(4):330－333.

[2] 叶任高.尿路感染的诊断和治疗[M].广州:广东科技出版社,1983.1.

[3] 第二届全国肾脏病学术会议.尿路感染的诊断治疗标准[J].中华肾脏病杂志, 1985,1(4):13－14.

[4] 孙健,腊岩.丹参及其组分的药理作用以及在肾脏病的最新应用进展[J].中国中西医结合肾病杂志,2010,11(1):89.

[5] Strukova S. Blood coagulation－dependent inflammation. Coagu-lation-dependent inflammation and inflammation－dependent thrombosis[J]. Front Biosc,2006, 1(11):59－80.

[6] David S. Haemostasis, blood platelets and coagulation[J]. Anaesthe-sia & Intensive Care Medicine,2007,8(5):214－216.

(内蒙古中医药,2012,(17):8－9.)

慢性再生障碍性贫血从
肝脾肾论治的理论探讨

吴晓勇

再生障碍性贫血（AA，简称再障）是一组由于化学、物理、生物因素及不明原因所致的骨髓干细胞及（或）造血微环境损伤，以红髓向心性萎缩，被脂肪髓代替，外周血全血细胞减少，临床表现为贫血、出血、感染等症状的一组综合征，是造血系统比较常见的疾病。临床有急、慢性之分，中医学虽无再障病名的记载，但根据其临床表现，急性再障当属于中医"急劳"、"髓枯"、"发热"之列；慢性再障可归属中医"虚劳"、"血虚"、"血证"等范畴。近年来，文献报道采用补肾健脾，调肝化瘀治疗本病取得良效[1~3]，笔者就其病机特点，结合临床、文献对再障从肝脾肾论治的理论探讨如下。

（一）病机制论

中医认为肾为先天之本，藏精主骨生髓，髓生精，精生血，精血同源并互为资生；脾为后天之本，水谷之海，气血生化之源，脾之健运有赖于肾阳之温煦，而肾气之充沛又需脾胃之补养，因此脾肾功能的协调对于生精化血起着重要作用。诚如《灵枢·经脉篇》所说："人始生，先成精，精成而脑髓生"。《素问·六节脏象论》说："肾者主蛰，封藏之本，精之处也"。《素问·上古天真论》说："肾者主水，受五脏六腑之精而藏之"。《素问·生气通天论》说："骨髓坚固，气血皆从"。《灵枢·决气》篇曰："中焦受气取汁，变化而赤，是谓血"。《景岳全书》谓："命门为元气之根，为水火之宅，五脏之阴气非此不能滋，五脏之阳气非此不能发"，"人之始生，本乎精血之源；人之既生，由于水谷之养，非精血无立形体之基，非水谷无以成形体之壮，精血之司在命门，水谷之司在脾胃，故命门得先天之气，脾胃得后天之气，是以水谷之海，本赖先天为主，而后精血之海，又必赖后天之资州。"脾肾为五脏六腑、气血阴阳化生滋养之源头，先天不足，或后天诸因，均可致脾肾亏虚。肾虚精亏，骨髓不充，精血无以化生，脾虚气弱则化生血液无力，脾肾功能不协调，导致气血精液亏损，形成虚劳。可见脾肾虚损在再障的发病中起着重要的作用，并贯穿其发病过程的始终，正如《张氏医通》所说："人之虚，非气即血，五脏六腑莫能外焉。而血之源头在乎肾，气之源头在乎脾。"

肝肾同居下焦，在五行、天干配属上，肝属乙木，肾属癸水，功能上肝主藏血，肾主藏精，精血相互资生。五行关系是肾水生肝木。《素问·五运行大论》云："北方生寒，寒生水，水生咸，咸生肾，肾生骨髓，髓生肝。"张介宾《类经·藏象类》说："肝肾为子母，其气相通也"。《石室秘录》曰:"肝为木脏,木生于水,其源从癸"。说明肾与肝有母子相生的关系,即肾为肝之母,肝为肾之子,母子相生,水涵木荣,母实则子壮。《灵枢·本神》云:"肝藏血……肾藏精"。肝藏之血,来源于先后天之精,如《素问·平人气象论》:"藏真散于肝"。《素问·经脉别论》:"食气入胃,散精于肝"。《张氏医通》亦载:"气不耗,归精于肾而为精;精不泄,归精于肝而化清血。"肾所藏之精,也有先后天之分,先天之精于肝相同,后天之精受脾胃化生气血精微的滋养,而脾胃之功能正常有赖于肝之疏泄作用,而肝为气血调节之枢机,具有疏泄无形之气,贮藏有形之血之功[4]。肾精肝血,荣损与共,休戚相关,故有"肝肾同源"或"精血同源"、"乙癸同源"之说。《读医随笔》云:"肝者,绩阴阳,统气血……握升降之枢也","凡脏腑十二经之气化,皆必藉肝胆之气以鼓舞之,始能调畅而不病",肾主封藏与肝主疏泄功能正常则气机调畅,脾胃化生血液亦正常,气血即生,人体的脏腑功能才能正常协调,五脏六腑才能发挥其功能。诚如《素问·六节脏象论》载:"肝者,罢极之本,其充在筋,以生血气。"《血证论·脏腑病机论》亦载:"肝主藏血焉,至其所以能藏之故,则以肝属木,木气冲和条达,不致遏郁,则血脉得畅……木之性主于疏泄,食气入胃,全赖肝木之气以疏泄之,而水谷乃化。"肝所藏之血,可化精养肾,肾主水、纳气也离不开肝之疏泄,而肾之阴可养肝,肾之阳可助肝的生理功能。说明肝藏血、主疏泄,肾藏精主水之功能在气血生化过程也起重要的作用。精为血之源,血为精之泉,精血相互化生,肾精亏耗,血乏精化,肝血不足,而肝血不足,则无血以化精,又导致肾精亏损,形成虚劳。

再障的基本病机是肝脾肾功能失调,导致精血亏损。脾虚则统摄无权,肝不藏血而出血成瘀,或气虚血脉鼓动无力,血行不畅,脉络痹阻而发生瘀血内停;肾虚则精血不足,不仅影响骨髓造血,而且还因血虚阴耗则虚热内生,扰血妄行,阳虚气损则统血无权,血溢脉外,离经之血蓄积体内,便成瘀血。正如《血证论》所载:"离经之血虽清血,清血亦是瘀血"。瘀血不去,新血不生,使脏腑组织器官得不到营养物质的正常温煦濡养,出现脏腑虚损的表现;又因脏腑虚损加重血瘀,形成因虚致瘀,由瘀致虚的恶性循环,使再障的病情进一步加重。瘀血是再障发病过程中的病理产物,可出现在再障发病过程中的任何阶段,同时又可作为一种致病因素而加重出血,诱发感染,形成恶性循环,变证百出,缠绵难愈。

(二)治则探讨

1. 补益脾肾,填精补髓　　再障大多病程较长,常常反复发作,大多表现为全身虚衰征象,多见形神衰惫,面容憔悴,头晕目眩,肢软乏力,不思饮食,脉虚或细弱无力等气血亏虚,脏腑功能虚损的症状,尤与脾肾亏损有关。脾虚气血生化无源,可致气血不足而出现头晕乏力、面色不华等贫血证候;脾虚统血无权,血溢脉外而出血。肾虚则精气不足,无以生髓化血,致骨髓造血功能紊乱或低下;肾中阴阳互根,一方面肾精亏虚,致肾阳不振,进而不能鼓动骨髓造血;另一方面,肾精亏虚,虚热内生,耗损阴津,日久精枯髓竭,无以化生气血。脾肾虚损在再障的发病中起着重要的作用,并贯穿其发病过程的始终,治当补益脾肾,填精补髓,脾旺则气血有所化,肾精充足则骨有所充,髓有所养,精血自生。补益脾肾又有健脾温肾和健脾滋肾之不同,常用健脾药物有党参、黄芪、白术、山药、茯苓等,温肾宜选淫羊藿、补骨脂、巴戟天、肉苁蓉、锁阳、杜仲等补而不燥之品,附子、肉桂辛燥之属当慎用;滋肾常用熟地黄、菟丝子、制首乌、枸杞子、女贞子等，并加用血肉有情之品，如龟胶、鹿胶、阿胶、紫河车、冬虫夏草之类，叶天士曰："夫精血皆有形，以草木无情之物为补益，必不相应"。又曰："血肉有情之品栽培身内之精血，多用自有益"。具体治疗中应注意"孤阴不生，独阳不长"的特点，温肾时少佐以滋阴之品，滋阴时少佐温阳之药，临床多能收到良效。现代研究表明补肾中药可以刺激造血干/组细胞生长，调节免疫及改善造血微环境作用[5]，益气健脾药也有刺激造血功能的作用[6]。

2. 养血疏肝，调畅气机　　肝藏血，主疏泄，调畅气血，若肝的疏泄功能失调，可致气机壅滞，影响先后天之精气转化为血，精血不能互化，形成虚劳。《素问·宝命全形论》说："土得木而达。"《血证论·脏腑病机论》说："木之性主于疏泄，食气入胃，全赖肝木之气以疏泄之，而水谷乃化。"治当以养血疏肝，调畅气机，此为治疗慢性再障的重要枢机。欲使肝木条达，疏泄正常，首先补肝养血很重要，肝体阴而用阳，肝阴不足，肝血虚则肝阳易亢，木失条达，补肝养血宜选山茱萸、白芍、当归、川芎之类药物，在此基础上适当选用疏肝理气而不伤阴、不耗气破气的药物，如川楝、佛手、香橼、柴胡等。古人虽有"柴胡劫肝阴"之说法，临证之时，未可信，但不宜选用枳壳、枳实、广木香、厚朴等破气香燥之品。

3. 活血化瘀，辅以生新　　再障患者的临床表现为虚弱不足之象，同时还常伴有肌肤甲错、皮下瘀点瘀斑、面色晦黯、舌上瘀点、出血不止、脉沉迟或涩等血瘀证候，因此再障病机不仅为脾肾亏虚，而是一种虚实夹杂的病理改变，即脾肾虚损为本，瘀血内停为标。再障迁延日久，正气虚弱，营卫涩滞，难以推动血液正常运行而易致血瘀。《内经》曰："病久日深，荣卫行涩，经络时疏，故不通"。叶天士在《临证指南医案》中提出"久病入络"。对此治疗应在补虚的基础上佐以活血化瘀中药，临证时常佐以少量赤芍、丹皮、川芎、红花、鸡血藤等活血养血、止血不留瘀之品，一般不宜使用三棱、莪术、水蛭等破血之品。研究表明[7]，活血化瘀药具有改善骨髓微环境，加速骨髓微循环的新陈代谢活动，改善血液流变学，调整机体免疫功能等作用，从而有利于造血干细胞的生长。

综上所述，再障病机可概括为脾肾亏虚，肝郁血瘀，脾肾虚损在再障的发病中起着重要的作用，并贯穿其发病过程的始终。慢性再障大多病程较长，病情反反复复，大多表现正虚证候，但又因人而异，临证时详加审辨，抓住脾肾虚损之本，肝郁血瘀之标，临证治疗本病就能执简驭繁。

参 考 文 献

[1] 周永明，黄振翘，薛志忠，等.健脾补肾活血法治疗再生障碍性贫血的临床研究[J].上海中医药杂志，1995，(7)：12-14.

[2] 乐兆升，陈信义，侯爱萍，等.健脾益肾活血法治疗再生障碍性贫血的临床报道[J].中国医药学报，1992，7(4)：33-34.

[3] 吴晓勇，傅汝林.补肾调肝化瘀治疗再生障碍性贫血65例[J].辽宁中医杂志，2006，33(7)：819-820.

[4] 陈家旭.论肝为气血调节之枢[J].中医杂志，1998，39(1)：9-12.

[5] 张晓艳，孙伟正.补肾中药治疗再生障碍性贫血机制研究[J].中医药信息，2006，

23(6)：9-11.

［6］周金黄,王建华.中药药理与临床研究进展(第4册)［M］.北京：军事医学科学出版社,1996：266-272.

［7］江玉冠,史亦谦.活血化瘀在再生障碍性贫血中的应用研究［J］.浙江中医学院学报,1999,(6)：57-59.

(贵阳中医学院学报,2009,31(6)：1-2.)

清热解毒法的作用机制及其在造血细胞恶性增生性疾病中的应用

刘育明

随着现代医学科学技术的迅速发展,对血液病的研究已深入到免疫学、遗传学和分子生物学等微观领域。血液系统许多疾病的发病机制涉及造血细胞分子结构的异常改变,确切的病因及发病机制尚不明了。治疗上,西医的放化疗虽然有效,但绝大多数只能取得一段时期的缓解,难以根治。这些疗法在治疗疾病的同时亦给患者带来严重的毒副反应,甚至严重损害患者的免疫功能。中医学数千年的发展史,蕴藏了丰富的辨证论治经验。中医药目前虽然亦不能治愈恶性增生性疾病,但在减轻放化疗的毒副反应、改善患者生存质量、延长生存期等方面有其独特的作用。在临床上,许多造血细胞异常克隆增生性疾病病程中的某些阶段可表现出热毒的证型,属于中医"温病"的范畴,可应用清热解毒法治疗。因而清热解毒法治疗异常克隆增生性疾病日益受到重视,其作用机制亦进行了多方研究。

(一) 对热毒的认识

1. **热毒的概念** 中医学认为病性重笃,病势急骤,损伤广泛者多有毒,病性缠绵顽固常蕴毒。所谓毒邪,是一种广泛存在且致病力较一般邪气尤为猛烈之邪,可从外直接侵袭人体,或兼夹时邪侵袭,或与体内湿、痰、瘀等病理性产物相兼为患。六气皆从火化,火热炽盛者多化毒,故热毒易相兼为患。毒有内外之分,外毒主要随六淫外邪侵入。《素问·五常政大论》王冰注曰:"夫毒者,皆五行标盛暴烈之气所为也。"《成方便读》云:"毒者,火邪之盛也"。内毒,指内生之毒,主要是脏腑功能紊乱,阴阳气血失调,使机体内的生理及病理产物不能及时排出,造成偏盛或郁结不解而化生火毒。内毒多在疾病过程中产生,又是新的致病因素。如金元四大家之一刘河间曰:"凡世俗所谓阳毒诸证,皆阳热亢盛之证"。清代喻嘉言曰:"内因者,醇酒厚味之热毒郁怒横结之火毒"[1]。李氏[2]等研究认为:中医清热解毒所解之毒不仅包括外源性之毒——细菌、病毒和内毒素,也包括内源性之毒——自由基、炎性细胞因子。

外源性致病因素作用于机体,造成组织细胞的损伤,激活中性粒细胞和巨噬细胞等炎细胞,释放出一系列炎细胞因子如肿瘤坏死因子(TNF-α)、白介素 IL-1β、干扰素(IFN-α、IFN-β)、白介素 IL-6、血管活性胺以及花生四烯酸的代谢产物等进一步损伤组织细胞,表现出红、肿、热、痛以及全身症状等的热毒现象。大量组织细胞破坏后的分解产物也是热毒现象形成的主要原因。

2. 热毒的证候表现　外感疫毒之邪侵袭人体而不能及时排出或与体内病理因素郁结化火生毒,表现出一派火热炽盛之象。因机体禀赋的不同及病邪兼夹之别以及邪毒浅深各异,又表现出不同的证候类型:① 外感温热。多见于病程的初期,以风热证候较为突出,属于卫分证。症见:恶寒发热,头痛咽痛,咳嗽,口舌生疮,便干尿黄,苔黄脉数。② 热毒炽盛。多见于疾病的发展,由表入里,热邪入气分。症见:壮热汗出,汗出热不解,口渴引饮,咳喘气急,大便干燥,舌红、苔黄,脉洪大而数。③ 热伤营血。见于病情进一步发展,由气分入营血,亦可由热毒之邪直犯营血所致,耗血动血,迫血忘行。症见:身热夜甚,口渴不甚,皮肤斑疹隐隐,并见衄血,尿血,便血,舌红绛无苔,脉细数。④ 热毒夹湿。由疫毒之邪由中焦脾胃下传肝肾。症见:发热缠绵,体倦无力,脘痞腹胀,恶心呕吐,黄疸,舌红,苔黄厚腻,脉濡数。⑤ 阴虚火旺。见于疾病的后期,真阴耗损,阴虚生内热。症见:潮热盗汗,手足心热,心烦颧红,常伴鼻衄,齿衄,皮肤瘀斑,紫红而暗,舌红无苔,脉细数。

(二)清热解毒药的作用机制

综《内经》中"热者寒之,温者清之"之意,温热病证治以寒凉。清热解毒药药性大多苦寒,苦能降泄,寒凉清热,其作用机制有如下方面。

1. 祛邪的功能　李氏[2]等研究表明清热解毒中药具有:① 抗菌作用,体外实验对多种革兰氏阳/阴性杆菌有一定的抑制作用,体内实验对大肠杆菌感染有明显的防御作用。② 抗病毒作用,体内外实验对流感病毒、呼吸道合胞病毒及 HIV 病毒等都有抑制作用。③ 降低炎细胞因子的功能,能降低 TNF - α、IL - 1β、IL - 6、IL - 8、NO、血小板活化因子(PAF)水平并对 TNF - α 转换酶(TACE)mRNA 的高效表达有抑制作用。④ 抗自由基作用,能提高 SOD、过氧化物谷胱甘肽酶(GSH - Px)水平,降低过氧化脂质(LOP)、黄嘌呤氧化酶(XOD)水平。

此外,尚具有抗内毒素的作用。张氏[3]研究认为有:单味中药及其复方通过对内毒素结构的直接破坏使其生物学活性及免疫源性减弱或消失,或通过增强机体免疫吞噬能力来提高对内毒素的清除能力,还可通过加速内毒素的排泄来减轻和防止肠源性内毒素血证,同时通过不同程度地拮抗内毒素及其诱发的炎性介质对机体的损伤等多方面的作用。

2. 扶正的功能　李氏[2]等研究表明清热解毒药具有:① 增强机体免疫功能,能增强特异性和非特异性免疫功能。② 能保护细胞器功能。③ 能保护细胞钙稳态。周氏[4]等研究亦表明清热解毒药具有明显增强巨噬细胞的吞噬功能,提高特异性和非特异性免疫能力。高氏[5]等研究表明清热解毒药能增加淋巴细胞的转化率,增强淋巴细胞对外源性刺激的反应能力;能有效地作用于免疫系统,通过多种途径完成复杂的免疫调节过程。

3. 解热作用　许多清热解毒中药具有良好解热作用。其作用机制一般是通过杀灭病原微生物、消除病原微生物所产生的毒素以及中性粒细胞等产生的白介素等致热性炎细胞因子而起作用。

4. 抗肿瘤作用　① 直接的抗肿瘤作用。某些清热解毒中药具有的抗癌活性,如白花蛇舌草可使癌细胞的核分裂象,特别是有丝分裂象受到显著的抑制,使癌组织变性坏死。体外实验对不同类型的白血病的肿瘤细胞、吉田肉瘤、艾氏腹水癌、肝癌细胞有一定的抑制作用[6]。② 诱导肿瘤细胞的凋亡。陈氏[7]研究表明清热解毒中药具有诱导肿瘤细胞的凋亡,影响细胞周期向 G_2M 期的转变过程,将肿瘤细胞主要阻滞在 G_1 期,从而减少进入 G_2M 期的细胞数目,抑制有丝分裂增殖并致其凋亡。于氏[8]等研究表明:益气养阴清热解毒中药的作用机制主要是作用于细胞的 DNA 合成后期以及有丝分裂期,抑制白血病细胞的生长代谢,并可使受影响的白血病细胞快速凋亡。③ 阻断致癌物防突变。夏枯草、山豆根、白鲜皮等具有对诱发小鼠胃鳞状上皮癌前病变及癌变有明显抑制作用。红藤、菝葜、野葡萄根、漏芦等能阻断细胞在致癌物质作用下发生突变[9]。④ 逆转肿瘤细胞的耐药性。李氏等[10]研究发现苦参的主要成分苦参碱能够降低糖黏蛋白 P170 和肺耐药蛋白 LRP 表达,抑制化疗药物经跨膜蛋白及囊泡和泡吐途径排出细胞,增强化疗药物细胞毒性作用,抑制 TOPOII 活性,降低其对耐药细胞 DNA 的修复能力从而干预肿瘤获得性多药耐药的产生。

5. 对造血系统的作用　高氏[11]等研究表明清热解毒药具有对骨髓粒系造血细胞(CFU－G)和红系造血细胞(BFU－E、CFU－E)具有显著的促进增殖作用,同时可促进小鼠肺组织产生集落刺激因子(CSFs)能力。马氏[12]等研究亦表明清热解毒药具有诱导机体产生内源性 G－CSF 的作用。

总之,清热解毒类中药能杀灭病原微生物、拮抗内毒素、消除多种炎细胞因子以及调整机体的免疫力从而消除热毒症状;通过其抗肿瘤作用从而抑制恶性增生。

(三)清热解毒药在造血系统肿瘤性疾病中的应用

1. 在治疗白血病中的运用　张氏[13]等运用益气清热解毒中药红参、黄芪、青黛、蒲公英、黄连、连翘治疗气虚热毒炽盛型早幼粒细胞白血病 30 例,27 例完全缓解,缓解率达 90％。罗氏[14]根据急性白血病的发病特点,分为瘟毒内蕴、痰湿瘀阻、正气虚衰三型。对瘟毒内蕴型,治用生石膏、知母、水牛角、生地黄、丹皮、赤芍、黄连、黄芩、栀子、生大黄、仙鹤草、茜草、生甘草等。霍氏[15]治疗急性白血病 146 例,分为:① 温热湿热型;② 阴虚内热型;③ 气血两虚。对温热湿热型,用金银花、连翘、蒲公英、桑叶、生地黄、生石膏、大青叶、车前草、薏苡仁、黄药子、冬葵子、莪术、白花蛇舌草;对阴虚内热型,用生石膏、生地黄、知母、牡丹皮、金银花、板蓝根、地骨皮、银柴胡、山豆根、赤白芍、玄参、白花蛇舌草。联合化疗采用羟基脲方案,治疗结果:完全缓解 75 例,部分缓解 28 例,未缓解 43 例。卢氏[16]治疗气阴两虚、热毒炽盛型慢性粒细胞白血病粒,药用党参、黄芪、白芍、苦参、生地黄、炙甘草、大黄、紫花地丁、蒲公英、知母、鸡内金、神曲。孙氏[17]治疗阴虚内热,热毒蕴伏血分慢粒,药用鲜生地黄 100 g,鲜小蓟,鲜公英各 400 g。滕氏[18]研究了清热解毒(金银花、草河车、七叶一枝花、冰球子、黄药子、生甘草)、清热凉血(蒲公英、天葵子、水牛角、生地黄、丹皮、赤芍)、清热化痰(夏枯草、海藻、象贝母、青皮)、清热活血(草河车、半枝莲、桃仁、红花、丹参)、清热凉血益气补肾(金银花、草河车、冰球子、水牛角、生地黄、六神丸、人参、肉苁蓉、仙灵脾、菟丝子、天冬)方药对移植性淋巴细胞白血病的影响,发现 5 个给药组动物荷瘤重平均值均低于对照组,其中清热凉血益气补肾组平均瘤重最轻,其次为清热凉血组,抑瘤率均大于30%,与对照组有显著差异。

2. 在骨髓增生异常综合征(MDS)治疗中的应用　周氏[19]治疗热毒炽盛型MDS,药用广角、生地黄、牡丹皮、玄参、麦冬、生石膏、知母、金银花、连翘、蒲公英、黄连、黄芩、青黛、半枝莲、白花蛇舌草。杨氏[20]等在辨证论治的基础上均加用有抗癌清热解毒中药,如白花蛇舌草、半枝莲、虎杖、龙葵等。中西结合治疗19例,将本病辨证分为四型:热毒内盛用犀角地黄汤,湿热内盛茵陈四苓汤,气阴两亏用生脉散合六味丸,肝肾阴虚大补阴煎,配合康力龙、维甲酸、小剂量Ara-C。缓解2例,明显进步2例,进步8例,无效5例。成氏[21]等中西医结合治疗10例,将本病辨证分为三型:气血两虚以补气血为生,佐温肾滋阴,用归脾丸合八珍汤;热毒痰瘀以清热解毒,凉血化痰,用犀角地黄汤合化斑汤合消瘰丸;肝肾阴虚以益气养阴清热,用人参养荣汤合青蒿鳖甲汤,稳定5例。郭氏[22]等以中药益髓康为主治疗20例(RA17例,AREB2例、RAEBt1例),中药益髓康益气养阴活血,清热解毒,主要成分为黄芪、黄精、黄药子、当归、紫草、白术、茯苓、益母草、蚤休、苦参等,部分案例加用西药。结果基本缓解4例,明显进步5例,进步6例,无效5例。其中17例RA基本缓解4例,明显进步5例,进步6例,无效2例。

3. 在多发性骨髓瘤(MM)治疗中的应用　张氏[23]等治疗热毒炽盛型MM,药用鲜生地黄、炒丹皮、赤芍、金银花、连翘、甘中黄、大青叶、知母、全瓜蒌、白茅根、凉膈散等。张氏[24]治疗热毒蕴结,瘀血阻络型MM 1例,药用金银花、连翘、牡丹皮、生地黄、白花蛇舌草、半枝莲、土鳖虫、虎杖、甘草等为主随症加减,取得治愈,经追踪观察4年,未见复发。刘氏[25]运用清热解毒,活血化瘀法治疗MM,药用仙鹤草、白花蛇舌草、半枝莲、半边莲、喜树根、败酱草、蛇莓、白毛藤、大青叶、京三棱、蓬莪术、赤芍、红花、薏苡仁、蛇六谷等加减。严氏[26]治疗18例MM,分为三型,气血两虚,治以气血双补;肝肾阴虚,治以滋补肝肾;瘀热内阻,治则清热化瘀,活血通络,并在此基础上加用白花蛇舌草、半枝莲、山慈菇等,统计总有效率为72%,中数生存期31个月。

(四) 结语与展望

随着工业发展所带来的环境污染,肿瘤性疾病的发病出现逐渐增高的趋势,血液系统恶性增生如白血病等的发病率亦相应增高。以清热解毒中药为主辨证施治配合西药化放疗治疗肿瘤性疾病,取得了优于单纯用西药的疗效。近年来,运用清热解毒为主治疗恶性血液病已积累了许多有效经验,有待进一步总结;对有效方剂及单味药的筛选尚需深入研究,其作用机制亦需深入探讨,从而为中西医结合治疗恶性血液病开辟出一条有效的新途经。

参 考 文 献

[1] 怀君.清热解毒法治疗类风湿关节炎的机制探讨[J].广西中医药,2003,26(1):47.

[2] 李鸣真,叶望云,陆付耳.中医"清热解毒法"实质的研究[J].浙江中西医结合杂志,

2000,10(8)：449.

[3] 张霞.清热解毒中药抗内毒素研究[J].天津中医,1999,16(1)：43.

[4] 周可军,庄严.清热解毒液对免疫功能的影响[J].河南中医,1997,17(5)：280.

[5] 高素君,王冠军,刘大同.清热解毒中药对小鼠免疫功能的调节作用[J].中国老年学杂志,1999,19(4)：241.

[6] 翁维良.成书亭临床中药学[M].郑州：河南科学技术出版社,1994.483.

[7] 陈培丰.清热解毒法诱导肿瘤细胞凋亡的研究[J].浙江中医学院学报,2003,27(1)：12.

[8] 于志峰,戴锡孟,戴锡珍.益气养阴清热解毒法治疗微小残留白血病的凋亡机制研究[J].天津中医,2001,18(4)：29.

[9] 李忠.临床中医肿瘤学[M].沈阳：辽宁科学技术出版社,2002.30.

[10] 李贵海,孙附军,王学荣,等.苦参碱逆转小鼠 S-180 肿瘤细胞获得性多药耐药基因相关表达产物过度表达的研究[J].中药材,2006,29(1)：40-42.

[11] 高素君,王冠军,李薇,等.解毒生血法对造血系统促进作用的实验研究[J].白求恩医科大学学报,1996,22(1)：154.

[12] 马凤蓉,潘菊芬,丁洁,等.清热解毒药物清解灵对内源性集落刺激因子的诱生作用[J].中国免疫学杂志,1996,12(3)：167.

[13] 张永志,刘海林.益气清热毒法治疗急性早幼粒细胞白血病30例疗效分析[J].中医药研究,2000,10(3)：5.

[14] 罗秀素.中西医结合治疗急性非淋巴性白血病75例[J].中医杂志,1991,(5)：34.

[15] 李富生.常见病中医临床进展[M].北京：中国中医药出版社,1991.358-359,366.

[16] 陈可冀.中医药学临床验案范例[M].北京：新世界出版社,1994.248-251.

[17] 孙一民.临证医案医方[M].郑州：河南科学技术出版社,1981.18-21.

[18] 滕颖.清热药对移植性淋巴细胞白血病的影响[J].上海中医药杂志,1992,3：47.

[19] 周霭祥.MDS 的中医辨证分型治疗[S].第三届全国中西医结合血液病学术会议汇编,1991,52.

[20] 杨养贤.中西医结合治疗 MDS 19 例临床分析[J].西安医科大学学报,1995,16(1)：94.

[21] 成诗君,王明海,陈忠仁,等.中西医结合治疗白血病前期(骨髓增生异常综合征)10 例报告[J].贵阳中医学院学报,1990,(2)：20.

[22] 郭培京.中药益髓康为主治疗骨髓增生异常综合征临床观察[J].中国中西医结合杂志,1995,15(2)：74.

[23] 张镜人,郑春秀,石玉先,等.中西医结合治疗多发性骨髓瘤的初步探讨[J].中医杂志,1981,(5)：26-29.

[24] 张立平.中西医结合治疗多发性骨髓瘤 1 例[J].云南中医药杂志,1996,17(4)：40-41.

[25] 刘镛振,李文采.化疗配合中药治疗多发性骨髓瘤 10 例疗效观察[J].中西医结合

杂志,1987,7(12)：742-743.

[26] 严鲁萍.中西医结合治疗多发性骨髓瘤18例[J].贵阳中医学院学报,1995,17(3)：39-40.

（江西中医药,2007,38(300)：78-80.）

试论过敏性紫癜的中医病因病机与治疗

吴晓勇

过敏性紫癜(AP)又称自限性急性出血症、许兰-亨综合征,是常见的毛细血管变态反应性出血性疾病,其主要病理基础为广泛的毛细血管炎,以皮肤紫癜、消化道黏膜出血、关节肿胀疼痛和肾炎等症状为主要临床表现,少数患者还伴有血管神经性水肿。根据过敏性紫癜的临床表现,中医学将其归属于"血证"、"肌衄"、"葡萄疫"、"发斑"等范畴。

(一) 病因病机特点

现代医学认为,过敏性紫癜属于自身免疫性疾病,由于机体对某些过敏物质发生变态反应而引起毛细血管通透性和脆性增高,导致皮下组织、黏膜内脏器官出血及水肿。中医学认为,本病乃病邪侵入机体,损伤脉络,离经之血外溢肌肤黏膜而成。其病因以感受外邪、饮食失节、气血瘀滞、久病气虚为主。

感受外邪,尤其是感受风热毒邪为最常见的病因。陈实功《外科正宗》云:"葡萄疫,其患生小儿,感受四时不正之气,郁于皮肤不散,结成大小青紫斑点,色若葡萄,发在遍体头面。"巢元方《诸病源候论》云:"斑毒之病,乃热气入胃,而胃主肌肉,其热夹毒,蕴积于胃,毒气熏发肌肉,状如蚊虫所螫,面赤斑起,周匝遍体。"《证治准绳·疡医》曰:"夫紫癜风者,由皮肤生紫点,搔之皮起,而不痒痛者是也。此皆风湿邪气客于腠理,与气血相搏,致营卫否涩,风冷在于肌肉之间,故令色紫也。"而李用粹在《证治汇补》中说:"热极沸腾发为斑","热则伤血,血热不散,里实表虚,出于皮肤而为斑。"可见,本病与外感四时不正之气有关,乃热毒之邪蕴积于胃,熏发肌肤所致。风为百病之长,善行多数变,每多夹热夹湿为患,风热毒邪侵淫腠理,深入营血,燔灼营阴,或素体阴虚,血分伏热,复感毒,致脉络受损,血溢脉外,发为紫癜。

阴虚血热为其常见病机。《景岳全书·血证》云:"动者多由于火,火盛则逼血妄行"。人之一身,阴常不足,阳常有余,久病热病使阴津耗伤,以致阴虚火旺,虚火灼伤脉络,"阳络伤则血外溢,血外溢则衄血;阴络伤则血内溢,血内溢则后血",可见衄血、尿血、紫斑等。

紫癜之为病,反复发作,缠绵难愈,当责之气阴两虚及湿热。久病不愈,耗伤阴血,气随血耗,或因反复大量服用激素等药物致气阴两亏,气虚则无力行血,易致血瘀;阴虚则易致火旺,滋生痰湿、痰热。小儿本乃脏腑娇嫩,形气未充,脾常不足,又喜食冷饮,湿阻中焦,郁而化热,湿热内蕴;又小儿腠理疏松,表卫不固,则易感外邪;又小儿为纯阳之体,生机蓬勃,加上脾肾相对不足,感受外邪,易从阳化热,热为阳邪,与内蕴之湿热相搏,伏于血分,灼伤脉络,则发紫癜。湿性黏滞,湿邪为病则缠绵难愈,使病情反复,病程迁延。

血瘀为主要的病理环节及致病因素。《金匮要略》云:"风伤皮毛,热伤血脉……热之所过,血为之凝滞"。而离经之血未能消散,则形成瘀血。《血证论》说:"既然是离经之血虽是清血、鲜血,亦是瘀血,瘀血在经络脏腑之间,则周身作痛,其阻塞气之往来,故滞而痛,所谓痛则不通也。"本病常伴有腹痛、关节痛,表明本病有瘀血病理因素的存在,尤其是反复发作的患者更为突出。

(二) 治疗探讨

根据该病的病因病机及其临床特点,其辨证治疗应注意以下几点。

1. 初起属实者多,治以祛邪为第一要务　本病以小儿多见,小儿肌肤薄,藩篱疏,最易受风热邪毒侵袭,故以祛邪为主。治以祛风清热解毒,凉血止血。古人有云:"治风先治血,血行风自灭"。但就其过敏性紫癜的治疗来说,在清热凉血止血方药之中加入一定的祛风药,如蝉衣、防风、薄荷等,收效甚好。其蝉衣一味,气清虚,味甘寒,轻浮而善除风热,具有清透达邪、发散诸热、拔毒外出之功。明代李时珍云:"治皮肤疮疡风热当用蝉蜕,治脏腑经络当用蝉身,各从其类也。"清代杨栗山亦称其为"轻清灵透,为治血病圣药"。常用方有化斑汤(《温病条辨》)、犀角地黄汤(《备急千金要方》)、五味消毒饮(《医宗金鉴》)、小蓟饮子(《济生方》),药用生地黄、知母、赤芍、金银花、紫花地丁、蒲公英、大小蓟、炒栀子、藕节、大黄、青蒿、紫草等。在此治疗的同时应避免可疑药物、食物及适当锻炼身体、增强体质,这是治疗过敏性紫癜及预防其复发的重要措施。

2. 扶正兼顾祛邪　病久或复发患者以气阴两虚的虚损症状为主要表现,治疗以扶正为主,兼顾祛邪。益气养阴滋肾,扶助正气为本,这正是中医"见血休止血"之意。遣方用药要权衡扶正与祛邪、益气与滋阴的轻重。若只顾正虚,一味滋补,不仅正虚得不到纠正,而且患者因补益过度更易感受外邪,加重病情;同样,祛邪的同时要考虑到正虚的一面,否则因祛邪过度必使正气更虚而病情迁延。方用二至丸加减,药用太子参、黄芪、旱莲草、芡实、女贞子、大叶紫珠草、白芍等。与此同时,治疗时要重除湿,《柳宝诒医案》中说:"湿热两感之病,必先通利气机,俾气水两畅,则湿从水化,热从气化,庶几湿热无所凝结。"因此,治疗过敏性紫癜当宣畅湿热,兼以清透。药用杏仁、桔梗、桑叶、蝉蜕、佩兰、藿香、苍术、薏苡仁等,并适当佐以行气之品,如大腹皮、枳壳、陈皮等,以增强理气化湿之力,使湿热之邪从上中下三焦分消。

3. 活血化瘀贯穿始终　中医有"久病入络"、"离经之血便是瘀"之说,而过敏性紫癜存在"瘀阻经络"的病理变化。《血证论》中说:"既然是离经之血虽是清血、鲜血,亦是瘀血"。又说:"凡物有根者,逢时必发,失血何根,瘀滞即成根也,故反复发者,其中多伏瘀血"。并提出了"止血为第一要法,消瘀为第二法"。古人云:"不破不立,瘀去新生"即瘀血不去,新血不生。故针对瘀血这一病理变化,活血化瘀法应贯穿于过敏性紫癜治疗的始终。药理学研究证实活血化瘀方药有抑制体液免疫、增强毛细血管张力、降低毛细血管的通透性和改善毛细血管的脆性等作用,从而加速紫癜的吸收、消退。常用药物有当归、川芎、丹皮、桃仁、红花、大黄、莪术、丹参等。其中大黄有"止血而不留瘀,祛瘀生新"之功,《神农本草经》曰:"下瘀血,血闭寒热……推新致新,通利水谷,调中化食,安和五脏。"大黄生用能泻热毒,荡积滞,从而减少体内毒素的吸收,消除胃肠道的致敏物质;研究表明,大黄有抑菌、抗病毒、调节免疫的作用,能防治细菌和病毒的感染,降低本病的复发率。大黄还能降低毛细血管的通透性和减低毛细血管的脆性,促使损伤脏器和组织的修复,从而达到治疗的目的。

(三)病案举例

郑某,男,9岁,2003年9月5日初诊。

病史:双下肢紫癜、腹痛1月余就诊。患儿1个月前淋雨后感咽痛发热,继而双下肢出现皮疹,大小不等,色泽鲜红,压之不褪色,伴腹痛,住某医院经抗过敏、抗感染等治疗10天后症状消失出院。近日病情有所反复,就诊时见双下肢皮肤瘀斑,色鲜红或紫黯,腹痛,手足心热,汗多,口干欲饮,纳差,尿多,以夜间为甚,大便调,舌红苔薄黄,脉细数。血常规:WBC 9.70×10^9/L,N 70.3‰,L 25.5‰,PLT 186×10^9/L,RBC 5.17×10^{12}/L。尿常规:RBC(+),PRO(++),细颗粒管型0~1个/HP,WBC 1~2个/HP。肾功能、双肾B超均无异常。

辨证:属阴虚血热夹瘀。治拟养阴清热,凉血止血,佐以活血化瘀。

处方:二至丸加减。生地黄、白芍、丹皮、仙鹤草、白茅根、大叶紫珠草、旱莲草各15 g,女贞子、紫草、大蓟、小蓟、茜草炭、侧柏炭各10 g,红花6 g,生甘草6 g。5剂,每日1剂,口服。

二诊:紫癜明显消退,腹痛消失,手足心热减轻,舌红苔黄,脉数,尿常规:RBC(-),PRO(+),WBC 1~2个/HP。前方去红花,加黄柏6 g,续服5剂后紫癜消失,纳食增多,无手足心热,汗多及口干。尿分析:RBC(-),PRO(+)。前方去茜草炭、侧柏炭,加芡实9 g,续服5剂后尿检无异常,随访半年未复发。

(四川中医,2005,23(2):25.)

土大黄治疗头皮脂溢性
皮炎 40 例体会

笔者应用土大黄治疗头皮脂溢性皮炎 40 例,并与 2‰酮康唑洗剂治疗 31 例相比较。现将临床结果报告如下。

(一) 一般资料

本组 71 例脂溢性脱发患者,随机分为两组,土大黄组 40 例,其中男性 39 例,女性 1 例;年龄在 21～56 岁;病程 3 年以下 7 例,3～10 年 14 例,10 年以上 19 例;2‰酮康唑组 31 例,其中男性 29 例,女性 2 例;年龄 24～55 岁,病程 3 年以下 6 例,3～10 年 12 例,10 年以上 13 例。71 例患者中前额对称脱发较头顶正中为多,皮损处头皮往往油腻光亮,或有大量头皮屑,呈灰白色碎小糠秕状,或头皮干燥,缺乏光泽,自觉瘙痒。

(二) 治疗方法

治疗组:选用土大黄根,春夏季采摘者汁水较多,故以其鲜根 250 g 左右,用凉水洗净,捣汁以布包外擦;秋冬季采摘者较为干枯,故以其鲜根 500 g 左右凉水洗净后,用醋或酒少许浸泡 1 周左右过滤渣加硫黄少许外擦。外擦每日数次不等,每次 5 分钟左右,涂擦时自觉皮肤有发热感。一般 1 个月左右症状即明显减轻,仍需连续涂擦半年以上,直至脂溢性皮炎痊愈为止。

对照组:治疗前需用一般洗发香波洗净头发,然后取 2‰酮康唑洗剂 5 mL,在头皮上擦搓起泡沫,并保留 5 分钟,然后用清水洗净,每周 2 次。两组均每 2 周观察记录疗效及不良反应,治疗期间均不用其他内服及外用药。

(三) 疗效标准及结果

1. 疗效标准　痊愈:治疗后长出新发,头皮瘙痒及油腻消失;显效:头皮瘙痒及油腻消失;有效:头皮瘙痒消失,油腻减少;无效:治疗 2 个月后无好转者。

2. 治疗结果

(1) 疗效统计(表 1)

070

表1 两组临床疗效比较

组 别	n	痊愈%	显效%	有效%	无效%	总有效%
治疗组	40	4(10)	20(50.0)	15(37.5)	1(2.5)	39(97.5)
对照组	31	2(6.4)	17(54.8)	10(32.3)	2(6.5)	29(93.6)

经统计学处理，K^2 检验，$P<0.05$，表明土大黄治疗组与目前临床常用的 2‰酮康唑洗剂疗效相比，差异无显著性。

（2）主要症状与疗效关系（表2）

表2 土大黄治疗组与主要症状与疗效关系

症 状	n	消失%	减轻%	无变化%	加重%	有效率%
头皮屑	38	35(92.1)	2(5.3)	1(2.6)	0	97.4
瘙 痒	37	34(91.9)	2(5.4)	1(2.7)	0	97.3
潮 红	9	7(77.8)	1(11.1)	1(11.1)	0	88.9
油性溢脂	36	33(91.6)	2(5.6)	1(2.8)	0	97.2
结 痂	6	3(50.0)	2(33.3)	1(1.7)	0	83.3

治疗后治疗组绝大部分病人原有头皮屑、瘙痒、油性脂溢、结痂等主要症状减轻或消失，各主要症状治疗后有效率皆达 92.18%以上，未见治疗后上述症状加重者。

（3）不良反应：治疗组与对照组均未发现有任何不良反应。

（四）讨论

头皮脂溢性皮炎是临床上较为常见的皮肤病。据北京医院对 1 672 例城市老年居民普查发现其发病率占 1.92%，其确切病因不清，多数学者认为是雄性激素分泌相对增多，再由卵圆形糖秕孢子菌、痤疮棒状杆菌等微生物寄生，大量生长繁殖，致使皮脂分解出游离性脂肪酸，刺激头皮引起瘙痒及皮炎。中医称本病为"油风"、"白屑风"，脂溢性皮炎辨证属于脾胃湿热，外受风邪，或五脏有热，蒸发于皮肤，又外受风邪，致使风热相搏而成。治宜疏风祛湿，清热解毒。土大黄又名"血当归"、"癣药"，为蓼科植物，土大黄的根含蒽醌类。其性味辛、苦、凉、无毒。能清热、行瘀、杀虫、解毒，治湿疹、疥癣。该药外用治皮肤病古代医家亦多有记载，如《纲目拾遗》载："破瘀生新，治跌打，消痈肿，愈疥癣，和醋捣擦"。《湖南药物志》谓该药能"疏风祛湿、杀虫止痒、清热解毒"，"外用捣敷或磨汁涂"。现代医学对土大黄根进行研究发现，它能使毛细血管收缩，并使其通透性降低。经作蟾蜍全身血管灌流试验，亦同样表明它可使血管收缩。该药是否通过抑制皮脂分泌，降低皮脂中游离脂肪酸含量，从而达到减轻对皮肤的刺激反应而治疗脂溢性皮炎还有待进一步研究。土大黄为单味中草药，一年中四个季节均可采摘，药效以春夏之季采摘者为佳，无须特殊炮制，使用简易、药源广、城乡均可采到。故土大黄不失为一种治疗头皮脂溢性皮炎的良药。

（贵阳中医学院报，2000.6，22(2)：22-23.）

中医药治疗慢性荨麻疹经验介绍

詹继红

  荨麻疹是临床常见的一种过敏性疾病。现代医学认为本病的发生可能因患者体内肥大细胞脱颗粒引起组胺的释放,致血管通透性增加,毛细血管扩张,组织水肿,从而产生皮肤风团,瘙痒。西医治疗上常用抗组胺药物,可不同程度地改善症状。然而慢性发作者病情迁延、顽固不愈,难以根治,严重影响患者的工作及生活。第三批全国名老中医傅汝林教授多年致力于中医血证及内科杂病的临床、教学及科研工作,笔者在从师傅教授学习过程中感触颇深,现就将学习所得总结如下。

(一) 病机认识

  荨麻疹属于中医学"瘾疹"、"风疹块"、"赤白游风"等范畴。病机主要责之于"风"。傅教授在综合历代医家经验的基础上,结合自己多年的经验认为风之所生,主要由于禀赋素虚,卫外不固,或因风寒、风热之邪客于肌表,或因阴血不足,虚风内生。即因虚而病,且多为血虚,或气(阳)虚,或气血两虚。即使初病不虚者,病久也必耗伤气血而致虚。气虚卫外不固,风邪乘虚从外而入;阴(血)虚燥热,风从内生。风为阳邪,其性善行而数变,风邪入中或阴虚风动,郁于肌腠之间,风邪结于肌肤,与气血相搏,留而不去,发生风团、瘙痒,乃发为本病。体虚正不胜邪,则使风邪久羁不去,故风团时隐时现,顽固不愈。病久必致郁热内结,使病情更加错综复杂。

(二) 针对病机,遣方用药

  傅教授根据慢性荨麻疹的特点,结合其特有的病机,采用益气养阴润燥,疏风清热透疹之法。以当归饮子为主方,随证加减,每取神效。傅教授考虑到该病久病缠绵,反复发作,日久必致郁热内结,故方中少佐红花或赤芍以清瘀热,托毒外泄;瘙痒甚者加白鲜皮、地肤子以祛风止痒;风热甚加苦参、黄芩以加强清热解毒之功。服药后一般5~6剂可止痒,10余剂后可愈,个别顽疾可服至20余剂而告痊愈。

(三) 典型案例

  案例1:男,38岁。皮肤瘙痒,搔抓后起红色皮疹,融合成团,成块,此起彼伏,得热尤甚,得冷稍舒,午后或夜间加剧,口干欲饮,每遇秋冬之交即反复发作,已4年。伴五心烦热,眠差,多汗,小便黄,舌红少津,脉弦细数。经服西药止痒后,头昏嗜睡影响工作和学习,且数小时后症状复发,经使用激素也只能临时缓解症状,且副反应较大,患者难以接受。傅教授拟当归饮子加减益气养阴,疏风清热。处方:生地黄20 g,丹皮20 g,白芍15 g,白蒺藜12 g,防风10 g,地肤子20 g,红花6 g,白鲜皮12 g,制首乌15 g,当归10 g,生甘草6 g,连服5剂疹退痒止,连续三诊,共服药10余剂后2天未发,一般情况良好。

案例2:男,47岁。患者因荨麻疹反复发作3天,发作时全身痒,大片皮疹成团块状,伴颜面浮肿及腹痛。西医每次均予息斯敏、克敏或静推葡萄糖酸钙可立即奏效,但一停用即复发,近半年来用上述药物已不起效,深为痛苦。傅教授见其舌质红,苔黄稍腻,脉濡数。辨证为阴血亏虚,湿毒内蕴,治疗以滋阴清热,除湿解毒为主。用当归饮子加减治疗。处方:生地黄30 g,丹皮30 g,白芍20 g,川芎12 g,当归12 g,荆芥12 g,防风12 g,白蒺藜12 g,制首乌12 g,土茯苓30 g,黄连3 g,地肤子12 g,生甘草6 g。服3剂后风疹块渐退,连续四诊,共服20余剂痊愈,至今2年余未发。

(四) 讨论

本病多因禀赋不足,或因脏腑病变,气血不和,阴阳失调;或因表卫不固,汗出当风,感受风寒、风热之邪,郁于肌肤而发病。其发病主要在于"虚"和"风"二因。风从外感或从内生,故治疗重在补虚与祛风。傅教授师强调治疗除重视风邪入中外,还要同时注意气血因素。即所谓"治风先治血,血行风自灭"。故采用古人当归饮子加减益气养血以治本,祛风止痒以治标。方中四物汤以养血滋阴润燥;黄芪以益气固表,托毒外泄;荆芥、防风、白蒺藜以疏风清热、解表、透疹。据现代药理研究,当归、川芎、赤芍能抑制异常免疫反应。从而达到抗过敏作用。

(中日友好医院学报,2004,18(5):315.)

傅汝林教授治疗虚人感冒经验

第三批全国名老中医傅汝林教授从事中西医结合内科医疗、教学及科研工作 30 余载，治学严谨，学验俱丰，尤擅长于治疗血液系统疾病及内科疑难杂症。笔者有幸作为全国名老中医继承人跟随老师临证学习，受益匪浅。现将傅汝林教授治疗虚人感冒的经验举要于下。

感冒是临床常见病、多发病，而本病的发生多由于风邪挟时令之邪乘人体抵御外邪能力降低时，侵袭肺卫所致。虚人感冒乃指平素较弱，伤风之证屡感屡发，稍触即发者。正如清代李用粹《证治汇补》所云："……有平素元气虚弱，表疏腠松，略有不谨，即显风证者。此表里两因之虚证也。"

（一）抓住病因，辨清寒热

傅教授强调感冒为新病，风为六淫之首，但在不同的季节往往挟四时不正之气而致病，如春之温，夏之暑与湿，秋之燥，冬之寒。四时之中又有非时之气伤人，如春寒、夏冷、秋热、冬温均为感冒之外因。

在辨证过程中除详尽问清寒热、有汗无汗、口干与否以及饮食、二便等症状外，尤其重视患者舌质舌苔的变化。常说："古人有外感重舌，内伤重脉"之训，外感病为新病，六淫邪气可以很快反映在舌质、舌苔上，尤其是舌苔的厚薄、颜色、津液，反映病邪的轻重、寒热及津液的存亡等情况。

（二）针对病机，巧用"开、阖、枢"

傅教授认为针对虚人感冒，治疗以解表达邪为主，分清寒热，辨明兼夹，注意虚实等原则。玉屏风散中重用黄芪为君，辅以白术为佐，少用防风为使，组方深合中医"开、阖、枢"的组方原则。黄芪益气固表补肺气为阖；白术健脾益气加强黄芪之作用为转枢；防风达未尽之邪为开。在长期的应用中，傅教授对本方的应用已达到得心应手的程度。如脾虚者适当加重白术的量，气虚明显者加重黄芪的量。另外，对于血压升高，运用此方要尤其注意血压变化。虽然有报道大剂量黄芪对血压有双向调节作用，但小剂量长期服用实践证明会使血压逐渐上升，临床中应予以注意。

其中尤其要注意服药方法。傅教授指出，本方的应用得益于蒲辅周老中医的经验，以散剂小煮,古方为散,一定得用散,如改用煎剂几剂药是很难以见效的,必须是晚上述三味研粉(或细末)每日用 5～10 g 用开水泡服或"小煮散剂",从量变到质变,坚持 3 个月以上才能使反复易感冒的人得以彻底治愈。

(三) 病案举例

案例 1:女,3 岁,患者体质较差,反复感冒,发热,每次发热都需要抗生素治疗,家属深为苦恼,求治于傅教授,傅教授以玉屏风散加减为治,处方:黄芪 1 000 g,白术 500 g,防风 120 g,每日早上用开水泡服 6 g 连服 3 个月。自服用本方 1 个月后,患儿再未发生感冒,身体状况良好。

案例 2:患者,老年,80 岁,反复易感冒,每月感冒 1～2 次。刻诊:患者精神委靡、头晕、乏力、纳少、大便溏薄,每日 2～3 次,脉细数无力,舌胖淡,少苔,即用玉屏风散加减。黄芪 1 000 g,白术 800 g,防风 60 g 共研细末,每日 10 g 开水泡服,用 6 个月后,患者 2 年多不再感冒,便溏、腹泻已明显好转。

(四) 体会

玉屏风散见于元代朱丹溪《丹溪心法》及危亦林的《世医得效方》,由黄芪、白术、防风组成,但药量有异,是中医扶正固本的经典方剂,有益气固表止汗之功,主治气虚表弱,易感风寒。中医认为卫气具有"温分肉,充肌肤,肥腠理,司开阖"的功能。如反复感冒,连接不断,表明机体卫气不足,表卫不固,无力以抗御外邪气致。玉屏风散中君药黄芪能补三焦而实卫,白术健脾胃,温分肉,培土宁风,白术配黄芪使气旺表实,则汗不能外泄,邪亦不易内侵,黄芪得防风固表而不留邪。现代药理研究表明,玉屏风散抗细菌黏附作用,方中黄芪具有明显的免疫调节功能,与白术、防风配伍,共奏增强机体免疫功能之功效,符合中医"扶正固本"的辨证。

参 考 文 献

[1] 孔繁智,徐锡鸿,沈金美.加味玉屏风散对慢性支气管炎模型鼠呼吸道细菌黏附性的影响.中华结核和呼吸杂志,1990,13(6):331.

[2] 沈永浩,张敏,孔繁智.加味玉屏风散对慢性支气管炎模型鼠气管黏膜表面细菌黏附的对抗作用.中国中西医结合杂志,1992,12(11):67.

[3] 杜光,王丽.黄芪的免疫药理作用研究进展.时珍国医国药,2001,12(10):953.

(中华现代中西医杂志,2005,3(22):2054-2055.)

傅汝林治疗疑难病验案选萃

张永刚　张雅丽

傅汝林教授是全国名老中医,临证四十余载,善治内科杂病,尤擅治疗血液病、肠胃病。笔者跟师随诊,收获颇多,兹就跟师中遇到的几例慢性顽固性疑难病治验,整理如下,以飨同道。

(一)过敏性紫癜肾炎

孔某,男,17岁,学生,患者2年前由于感冒发热,迁延不愈,引起皮肤紫癜反复发作,伴有乏力、纳差,经查尿常规有大量红细胞及蛋白,经诊断为过敏性紫癜,紫癜型肾炎。曾长期服抗过敏及激素类药物治疗无明显疗效,初诊时查尿蛋白(+++),RBC(++),形体肥胖,满月脸,皮肤痤疮,双下肢大量出血点,神色疲惫,腹胀纳差,便溏,舌质红、苔薄黄,脉虚弦细数。辨证:脾肾两虚,血热炽盛。治疗:补益脾肾,清热凉血止血。处方:生地黄15 g,白芍30 g,旱莲草30 g,女贞子15 g,丹皮30 g,侧柏叶12 g,白术15 g,淮山药、薏苡仁、大叶紫珠草各30 g,白茅根15 g,藕节炭10 g,粉甘草6 g。6剂,水煎服,并嘱逐渐减激素,每周递减5 mg泼尼松。

二诊:诸症同前略有减轻,伴有恶心欲吐,舌红,苔薄黄稍腻、少津,脉细数,拟用前方加佩兰12 g,竹茹6 g,去山药,继服6剂。

三诊:查尿:PRO(+),余(-)。双下肢紫癜逐渐转淡,腹胀恶心明显好转,舌红,苔薄黄,脉细滑。前方继服。

四诊:患者服药期间因饮食不节又加上外感,病情又有反复,今复查尿常规,PRO(-),RBC(0~2)个/HP,皮肤无新出血点,舌红,苔薄黄,脉细数。处方:生地黄、丹皮、白芍、旱莲草、大叶紫珠草各30 g,女贞子、白茅根、大蓟、小蓟各15 g,侧柏炭12 g,生甘草6 g,继服。

患者经过近3个月的治疗,紫癜消退,尿常规检查正常,临床其他症状基本消失,终获痊愈。

按语:患者素体阴虚血热,偶遇外感风热,病久失治,以致阴亏火炽,损伤络脉,血不归经,傅教授抓住阴虚这一主症,以滋阴凉血为主,在病变的不同阶段,辅以和胃祛湿,凉血止血等法,逐步收功,本例患者虚实夹杂,既有下焦阴亏火旺的一面,又有中焦湿邪内阻的一面,既要滋阴不能敛邪(湿),又要祛湿而不伤阴,治疗颇为棘手,傅教授用犀角地黄汤(犀角易水牛角)与二至丸化裁,并重用大叶紫珠草治疗,取得明显疗效。

（二）特发性血小板减少性紫癜

邱某,女,39 岁,职员。主诉 5 个月前发现月经过多,继则鼻衄,量大而猛,色黯红,某医院诊断为特发性血小板减少性紫癜。经用激素及大剂量球蛋白治疗后,血小板仍在 $35\times10^9/L$ 左右。尚有牙龈出血,乏力,口干,脱发,便秘,舌红绛、苔薄黄,脉虚数等症。辨证:气阴两虚,血热妄行。治法:益气养阴,清热凉血。方用:太子参、白术、淮山药、云苓、旱莲草、白芍、大叶紫珠草各 30 g,女贞子 15 g,丹皮 15 g,水牛角粉 60 g(分冲),甘草 10 g。7 剂水煎服。

二诊:患者牙龈及鼻衄基本消失,纳差,诸症同前,前方继服,加党参 12 g。

三诊:PLT $37\times10^9/L$,无汗,Hb 103 g/L,处于经期,便畅,脱发好转,睡眠差。处方:黄芪、党参、太子参、白芍、酸枣仁、玄参、旱莲草各 30 g,白术、制首乌、制黄精、薏苡仁、女贞子、丹皮各 15 g,炙甘草 6 g。

四诊:患者经过 1 个多月的治疗后,PLT 升至 $70\times10^9/L$,WBC $5.8\times10^9/L$,RBC $3.68\times10^{12}/L$,Hb 105 g/L,纳可,睡眠好转,大小便正常,舌淡胖,脉细略数,前方当归加至 15 g,继服。

按语:本例患者初起发病急,又加之病程较久,来求诊时已属危重,傅教授详加审辨,以益气养阴法治之,重用益气养阴补血之品,以四君子汤、犀角地黄汤、二至丸加减化裁,又历经近半年的调养,最终患者 PLT 稳定在 $80\times10^9/L$,随访 5 个月病情一直稳定。

（三）慢性结肠炎

黄某,男,34 岁,务工者。主诉左下腹隐隐作痛,遇寒则痛,反复发作已近 3 年,与进食及天冷有关,局部检查左下腹轻压痛,大便为稀便或水样便,时有脓血黏液,每日 4 次,某医院诊断为慢性结肠炎,曾用多种中西药物治疗,均不显效,慕名前来求诊,刻诊:面色黄,肢倦,纳差,舌黯红,苔黄根稍腻,脉濡弱。辨证:中下焦湿热,气机郁遏。治疗:清利湿热,理气止痛。处方:苍术 12 g,藿香 6 g,黄连 6 g,白芍 15 g,川楝子 12 g,延胡索 12,厚朴 12 g,赤石脂 30 g(布包),煨诃子 12 g,生甘草 6 g,金银花 12 g,蒲公英 12 g。3 剂水煎服。外用灌肠:金银花 20 g,蒲公英 20 g,紫花地丁 20 g,煨诃子 12 g,枯矾 10 g,黄连 10 g,皂角刺 20 g,败酱草 20 g,白头翁 20 g,秦皮 20 g,甘草 10 g。4 剂。

二诊:服中药后诸症有所缓解,舌脉同前。处方:苍术 12 g,藿香 12 g,黄连 10 g,白芍 15 g,川楝子 12 g,延胡索 12 g,厚朴 12 g,赤石脂 30 g(布包),煨诃子 15 g,金银花 12 g,蒲公英 12 g,生甘草 6 g。3 剂水煎服。外用灌肠方继用。

三诊:药后腹痛明显减轻,大便略稀,纳可、舌红、苔黄腻,脉弦细。二诊方加茵陈蒿 12 g,青蒿 6 g,滑石 12 g,继服,6 剂。

四诊:腹痛很少发作,余证亦有所减轻,舌红苔稍黄腻,脉弦细略滑。方用:苍术、川楝子、延胡索、厚朴、茵陈、滑石、蒲公英、藿香各 12 g,黄连、生甘草各 6 g,赤石脂 30 g,煨诃子、白芍各 15 g。6 剂水煎服。

1个月后随访患者,告知症状消失,病已痊愈。

按语:慢性结肠炎临床治疗仍较顽固,多数患者常反复发作,难于痊愈,傅教授应用中医辨证施治,据患者病久正虚为本,中下焦肝胃大肠蕴郁湿热,气机失畅为标,以平胃散合金铃子散加清热利湿和固涩类药治疗本病,取得了显著疗效,方中苍术、藿香祛湿健脾,厚朴、川楝子、延胡索行气止痛,黄连、蒲公英、金银花清利湿热,煨诃子、赤石脂收敛固脱,白芍养阴和血,诸药寒温并用,攻补兼施,充分体现了中医"因人制宜"的治疗法则和傅教授临证的匠心独具。

(江西中医药,2005,36(267):11-12.)

陈慈煦从痰辨治杂病 4 则

傅汝林

陈慈煦教授(1913～1983)，从业 50 载，经验丰富，疗效卓著。笔者曾师从陈师，亲聆口传心授，受益匪浅。兹就当年从痰辨治杂病的案例，整理介绍如下。

(一) 心悸

杨某，女，66 岁，1980 年 3 月 12 日初诊。患者形体肥胖，自感心悸、胸闷、乏力、纳差、头晕。曾在几家医院确诊为冠心病、心律失常。经住院治疗，予消心痛、硝酸甘油、能量合剂等治疗效果不明显。转请中医治疗，前医以益气养心，活血化瘀等法治疗亦不见效。延请陈老会诊。陈老视其舌胖淡稍紫黯，苔白腻，脉濡结代。辨为痰浊壅盛，心脉闭阻。拟温胆汤与三子养亲汤合方加味进治。处方：法半夏 12 g，陈皮 12 g，茯苓 30 g，胆南星 10 g，苏子 12 g，白芥子 10 g，莱菔子 10 g，丹参 15 g，珍珠母 24 g。

服中药期间，停服其他抗心绞痛药物及抗心律失常药物。连续服上方 15 剂后，心悸、胸闷明显好转，乏力、纳差、头晕消失。前后以上方加减治疗 1 个月，心律失常被纠正，心电图恢复正常，症状消失。续以生脉散加丹参善后，以巩固疗效。

按语：冠心病属中医"心悸"、"胸痹"范畴。临床每以瓜蒌薤白半夏汤、生脉散或活血化瘀等法治疗。陈师认为临床上痰浊壅盛型多见，以温胆汤合三子养亲汤合方效果较好。发病时不宜用生脉散、炙甘草之类，宗急则治标之意，用本方能化痰浊，疏理气机。方中珍珠母镇心定惊，陈师认为是治疗心悸、恢复心律失常之要药。待症状消失后，方可用调养之剂。

(二) 瘿瘤

李某，女，30 岁，1979 年 12 月 2 日初诊。患者于半年前发现左侧颈近喉旁生一肿块，约 5 cm×6 cm 大小，质硬。经同位素碘扫描为左下叶甲状腺结节(凉结节)，患者因恐惧手术而就诊于陈老。刻诊：患者精神抑郁，并自诉心烦、口苦干、月经期乳房胀痛、小腹坠胀不适、腰酸、肢体乏力。舌质红、苔薄黄，脉弦滑。辨证属肝郁气滞，痰热阻滞。治疗以疏肝理气，化痰软坚，清热解毒。拟用程钟龄《医学心悟》的消瘰丸加味进治。处方：玄参 30 g，牡蛎 30 g，当归 15 g，贝母 15 g，柴胡 15 g，白芍 15 g，青皮 12 g，香附 12 g，桃仁 10 g，红花 6 g，炮山甲 12 g，昆布 12 g，黄药子 12 g，法半夏 12 g。

前后五诊,守方共 25 剂,包块逐渐缩小为 1 cm×2 cm 左右。再连服上方 1 个月,包块完全消失,经同位素扫描完全正常。

按语:甲状腺结节属中医"瘿瘤"、"瘰疬"范畴。陈师多年来每以程钟龄《医学心悟》消瘰丸为基础方随诊加味治疗。数十年来以此方治疗甲状腺结节、乳房良性包块、良性血管瘤数 10 例均取得较好的效果。消瘰丸中以玄参、牡蛎、贝母清热滋阴,化痰解毒散结。结节、包块之因肝郁气滞引起,故方中要用柴胡、青皮、香附之疏肝解郁。久郁必瘀,方中化瘀通络之桃仁、红花、炮山甲、当归又必不可少。黄药子清热解毒力强,陈师认为为治结节、包块之要药,因有小毒。量不可过重。只要能守法守方,包块能逐渐缩小或消失,临床症状也随之而愈。

(三) 痹病

陈某,女,56 岁,1982 年 1 月 10 日初诊。因左侧膝关节冷痛 1 年余,自感膝部有一股冷气时时上冲于腹部,甚时夜间难以入睡。查视其膝关节不红不肿,活动自如。服中药及针灸、理疗、推拿,罔效。西医经各种理化检查未见异常发现,诊断为神经官能症。陈师见其面色萎黄,眼睑微浮肿,左膝关节不红不肿,活动自如,扪之良久感冰冷浸手,舌质淡,苔白腻,脉沉。辨证为阴寒痰瘀凝滞经脉关节所致,拟用阳和汤加味治疗。处方:麻黄 10 g,熟地黄 30 g,白芥子 10 g,桂枝 10 g,附片 10 g,细辛 10 g,当归 10 g,威灵仙 10 g,鹿角霜 20 g,鸡血藤 15 g,牛膝 15 g。

前后四诊,守方 20 剂,膝关节冷痛及冷气上冲感完全消失,1 年后追访已痊愈。

按语:《外科全生集》的阳和汤原用以治阴疽。陈师认为本方宣导血脉,逐寒祛痰之功效卓著,用之治疗内科疑难杂病颇为得心应手。他非常赞赏方中麻黄与熟地黄的配伍,麻黄能宣透皮毛腠理之寒邪,得熟地黄则深入血脉之中除积痰凝血;熟地黄得麻黄则补而不腻。方中细辛搜血分之风寒邪气;白芥子除皮里膜外之痰浊;鹿角霜通养督脉,活血消肿,均为方中要药。再伍以温通经脉之桂枝、附子,养血活血之当归、鸡血藤、威灵仙等,治疗阴寒痰凝瘀血阻滞之关节痛取效甚速。陈师还用此方治疗血栓闭塞性脉管炎或雷诺病等患者数人,均取得满意效果。

(四) 癫病

郁某,男,20 岁,1980 年 1 月 4 日初诊。癫痫近两年来发作频繁,每日 1～2 次,发作无规律,伴头痛。眠差、多梦、胸闷。纳少。陈师诊见其舌质淡有瘀点、舌暗苔微黄腻,脉细滑,拟涤痰息风,顺气开郁为治。处方:石决明 30 g,钩藤 15 g,天竺黄 12 g,天麻 10 g,法半夏 10 g,胆南星 6 g,陈皮 10 g,竹茹 10 g,石菖蒲 6 g,枳实 6 g,磁石 20 g,远志 10 g,丹参 15 g,茯苓 30 g。

前后二诊,服上方 10 剂后癫痫仅发作 1 次,约 2～3 秒钟即止。三诊加桃仁 10 g,红花 6 g。四诊再加太子参 30 g。病情已稳定,癫痫不发。陈师以上方为丸剂 1 料,服 3 个月。追访 2 年余,癫痫均无复发。

按语：陈师对癫痫治疗数 10 例，认为"痰为痫证的病理核心"，从痰、风、火、虚四方面辨证治疗。发时治标，化痰清火，息风潜镇为主；病情缓解后化痰补虚，活血养血治其本；病情控制后以丸剂缓投。陈师喜用程用龄《医学心悟》的定痫丸和《全生指迷方》的指迷茯苓丸合方灵活加减，每取良效。

（中医杂志，1998，39（9）：530－531.）

虫类活血通络药物临床运用经验

傅汝林

    虫类药属于中医动物药部分,广义的虫类药物包括了能够入药用的昆虫及动物药类。虫类药入药已有上千年的历史,早在古典医籍《山海经》、《五十二病方》、《神农本草经》就有记载。虫类药物组成方剂见于汉代张仲景的《金匮要略》,晋代葛洪的《肘后备急方》,唐代孙思邈《备急千金要方》中。明代李时珍的《本草纲目》详细记载了 107 种虫类药物的来源、产地、性状及功效。清代叶天士《临证指南医案》运用虫类药物治疗积聚、痹病、头痛、胃痛、痼证、痉厥等多种疾病。并首创络病理论,如"初病气结在经,久病血伤入络","其通络方法,每取虫蚁迅速飞走诸灵,俾飞者升,走者降,血无凝者,气可宣通……","大凡经主气,络主血,久病血瘀……络通则不痛矣"。近代著名医家张锡纯《医学衷中参西录》,章次公的《章次公医案》中均有运用虫类药物治疗的验案,国医大师朱良春更有虫类药物治疗恶性肿瘤的经验。笔者在学习上述医家经验的基础上,也将个人多年来运用虫类药物的经验及体会介绍如下,供参考。

    虫类药物运用广泛,根据目前资料整理虫类药物有如下功效:活血化瘀通络、疏风泄热、解毒消肿、息风镇静、杀虫止痒、祛痰平喘、温肾壮阳、软坚散结、行气止痛等功效。本文仅就虫类药物的活血化瘀通络功效及运用与各位同道作一讨论。

    《神农本草经》载:"水蛭,味咸平,主逐恶血,瘀血,月闭,破血积聚,无子,利水道"。笔者在辨证基础上加用水蛭治疗以下疾病取得较好效果。水蛭中含有水蛭素不受热或乙醇破坏能阻止凝血酶对纤维蛋白原的作用,阻止血液凝固。常用量粉剂每次 1~3 g。

(一) 真性红细胞增多症

    真性红细胞增多症为血液系统的一种骨髓异常增殖性疾病。目前国内外已将其列为造血系统恶性肿瘤性疾病,发病机制不明,起病隐袭,临床表现为头晕、头痛、疲乏无力,多汗、肢端麻木、疼痛等;皮肤黏膜呈红紫色,以颊、唇、舌、耳郭、颈部及四肢末端紫黯为明显,大多数病人伴有肝脾肿大,实验室检查血常规血红蛋白$\geqslant$180 g/L,红细胞计数$\geqslant$6×10^{12}/L,同时也可伴有白细胞或血小板的增多。血黏度为正常人的 5~8 倍。西医目前主要用羟基脲及注射干扰素治疗,效果不明显且毒副反应较大。多数病人在运用西药治疗效果不理想后求治于中医。中医主要见症有头晕目眩,乏力多汗,皮肤、口唇指端红紫晦暗,脉多沉细,舌质紫黯或有瘀点瘀斑。笔者结合多年治疗本病的经验,根据患者临床表现将本病归纳为气虚血瘀型、阴虚血瘀型、气阴两虚血瘀型和肝肾阴虚血瘀四型。分别予益气活血化瘀法、养阴化瘀法、益气养阴化瘀法和滋补肝肾化瘀法治疗。取得满意效果。

案例1：戴某,男,72岁,工程师。患者于10余年发生两次心肌梗死,后在上海明确诊断为真性红细胞增多症,开始时用西医羟基脲每日3 g,肌注干扰素300 IU隔日一次,但血红蛋白均为180～200 g/L之间波动,血小板(700～900)×10⁹/L。刻诊：患者头晕,胸闷气短,肢软乏力,失眠多梦,口干不欲饮,纳少,面微紫,唇甲发绀,脉细数,舌胖大,舌上有瘀斑,苔少舌面有裂纹,中医辨证为气阴两虚,瘀血阻滞。治以益气养阴,活血化瘀。

处方：黄芪30 g,南沙参、北沙参各30 g,制黄精20 g,炒白术15 g,赤芍、白芍各15 g,山茱萸15 g,麦冬15 g,丹参30 g,郁金12 g,桃仁12 g,红花6 g,水蛭粉3 g(吞服)。

上方加减服用3个月左右,上述症状明显好转,逐渐将羟基脲减至每日0.5 g,停注射干扰素,治疗6个月左右血红蛋白一直稳定在145～150 g/L,血小板(300～450)×10⁹/L,再未发生心肌梗死。10年来一直间断服用上方,病情稳定。

案例2：何某,女,49岁,干部。患者于2010年9月以来因长期头晕,耳鸣,消瘦,腰膝酸软,月经量少甚至数月一次,面色紫黯,唇甲紫黯发黑,脉细数,舌紫黯有瘀点,无苔,舌面干燥少津,在市人民医院血红蛋白195 g/L,血小板870×10⁹/L,经骨髓检查后明确诊断为真性红细胞增多症,并用羟基脲、干扰素治疗1月余无明显效果。于2011年1月20日就诊。刻诊：头晕,头胀痛,耳鸣,消瘦,自汗、盗汗,纳少,便秘,腰膝酸软,乏力,月经数月一行,且量少,面色晦暗无华,唇甲青紫,脉细数,舌黯红有瘀斑,无苔,舌面干燥。中医辨证为肝肾阴虚,瘀血阻滞。治以滋补肝肾,活血化瘀。

处方：生地黄、熟地黄各20 g,山茱萸15 g,枸杞子15 g,旱莲草30 g,女贞子15 g,杜仲15 g,当归15 g,川芎15 g,桃仁12 g,红花6 g,鸡血藤30 g,水蛭粉2 g(冲服)。

患者经用上方后症状明显好转,上方服用30余剂后血红蛋白降至150～160 g/L,血小板(300～350)×10⁹/L,经治疗半年左右,月经已恢复正常,精神饮食转佳,目前仍在动态观察之中。

按语：全蝎、蜈蚣二药常同用。全蝎,咸,辛,性平,有毒,入足厥阴肝经,能祛风、止痉、通络、解毒。治惊风抽搐,癫痫,中风,半身不遂,口眼歪邪,偏头风,风湿痹痛,破伤风,淋巴结核,风疹疮肿。入煎服,3～6 g。全蝎散剂每次1～2 g,蝎尾每次0.5～1 g。

《本草纲目》载："蝎,足厥阴经药也,故治厥阴诸病,诸风掉眩,抽掣,疟疾寒热,耳聋无闻,皆属厥阴风木",故李杲云："凡疝气带下,皆属于风,蝎乃治风要药,俱宜加用之。"

(二) 雷诺病(又称雷诺综合征)

是肢端小动脉痉挛引起手或足一系列皮肤颜色改变的综合征,常见于结缔组织疾病,如硬皮病、红斑狼疮、血管炎及类风湿性关节炎所致。

案例：李某,女,29岁。因患系统性红斑狼疮5年余,近3年来双手指及足趾皮肤常因受寒遇冷时双手指及足趾苍白,继到发绀、潮红。并伴有麻木及疼痛感。经西医用激素泼尼松每日20 mg后有好转。由于长期服用激素患者血压、血糖均高于正常,伴有骨质疏松。于2012年10月15日就诊。刻诊：患者体胖,颜面部浮肿,面色苍白少华,神疲乏力,头晕,心悸,气短。停经 1 年余。纳少,便溏,四肢冷,多汗,尤以双手指端明显。脉沉细,舌质淡,苔薄白。中医辨证:脾肾阳虚,血瘀阻络。

处方:黄芪 30 g,桂枝 12 g,当归 12 g,川芎 12 g,赤芍 15 g,白术 15 g,丹参 15 g,鸡血藤 20 g,仙茅 15 g,细辛 6 g,生地黄 15 g,蜈蚣 5 条(研粉吞服),全蝎 10 g(研粉吞服)。

上方服 10 剂后双手指冷感减轻,10 月 15 日方加附片 15 g(先煎),前后 40 余剂手指发白,发紫,冰冷感明显减轻,月经恢复正常。仍在间断治疗之中。

(三)类风湿关节炎

案例:孙某,女,40 岁。患类风湿关节炎 3 年,双手指关节,双膝关节肿胀疼痛,轻度变形,行走困难。曾经用激素、免疫抑制剂、雷公藤多苷、布洛芬等治疗有一定效果,但上述药物稍减量疼痛又加重。后改用甲氨蝶吟、柳氨磺胺吡啶治疗,但虽有一定效果,但出现肝功能异常,转氨酶升高,白细胞减少等副反应。

2011 年 6 月 10 日初诊:患者双手指及膝关节肿胀、疼痛,双手指关节晨僵,指关节畸形,轻度贫血,头昏,关节肿痛难忍,畏寒,肢冷,纳少,脉沉细,舌紫黯苔白微腻。

中医辨证:风寒湿痹,经脉阻滞。治疗:疏风散寒,除湿活血通络。

处方:当归 12 g,川芎 15 g,赤芍 15 g,秦艽 12 g,防风 12 g,蜂房 6 g,桂枝 12 g,威灵仙 15 g,豨莶草 15 g,鸡血藤 20 g,络石藤 12 g,透骨草 12 g,全蝎 10 g(研粉吞服),蜈蚣 3 条(研粉吞服),九香虫 5 g。

上方服用 20 余剂后,疼痛减轻,逐渐停用西药,以中药为主,前后治疗 3 个月,疼痛消失,下肢能行走。临床症状明显改善。

按语:九香虫"咸,温,无毒,入肝、肾经。功用:理气止痛,温中散寒,治胸膈气滞,脘腹痞闷,脾肾亏损,阳痿……"入煎剂,3~6 g,或入丸、散。

(四)胃脘痛

案例:苏某,女,45 岁。因脘腹胀痛 1 年,曾作胃镜检查为慢性胃炎,伴幽门螺杆菌感染。用西药奥美拉唑、阿莫西林、果胶铋等治疗效果不明显。于 2013 年 1 月 20 日就诊,刻诊:患者脘腹胀痛,隐隐作痛,连及两胁胀满不适,纳少,嗳气,喜温,喜热饮,脉沉细弦,舌淡苔白。中医辨证:脾阳虚,肝郁气滞。治则:温阳健脾,疏肝理气。

处方:黄芪 15 g,党参 15 g,炒白术 15 g,茯苓 20 g,川楝子 12 g,白芍 15 g,柴胡 12 g,制香附 12 g,延胡索 12 g,砂仁 6 g(后下),甘草 6 g,炮山甲 10 g(先煎)。

上方服 7 剂后腹胀,腹痛稍减,仍有隐隐作痛。上方再服 7 剂,症状未继续减轻。三诊时考虑叶天士所云:"初病在经,久病入络"之论点,方中加入丹参 12 g,九香虫 9 g 续服 7 剂后隐隐作痛消失,纳食有增。

按语:炮山甲砂炒至金黄,泡入醋中,洗净晒干。煎服 6~15 g,入丸、散,每次 1~3 g。张锡纯《医学衷中参西录》载:"味淡性平,气腥而窜,其走窜之性,无微不至,故能宣通脏腑,贯彻经络,透达关节,凡血凝聚为病,皆能开之,以治疗痈,放胆用之,立见功效。并能治癥瘕积聚,周身麻痹……"。

(五)恶性淋巴瘤

案例:姜某,男,60岁。患恶性淋巴瘤1年余,西药用化疗后病情好转,颈部,腋窝及胸腔淋巴结肿大明显缩小,但停药后病情复发,颈部,腋窝淋巴结肿大复发。于2012年6月就诊,刻诊:患者颈部(左侧)淋巴结肿大如鸽蛋大小,双侧腋窝淋巴结肿大,伴有潮热,多汗,烦躁,口干不欲饮,肢软乏力,体温37.5℃。脉细,舌质红,少苔。

中医辨证:肺肾阴虚,痰瘀互阻。治疗:滋补肝肾,化痰祛瘀。

处方:南沙参、北沙参各30g,旱莲草20g,女贞子15g,山茱萸15g,麦冬15g,赤芍、白芍各15g,丹皮15g,地骨皮15g,玄参15g,牡蛎30g(先煎),浙贝母12g,鳖甲20g(先煎),莪术12g,猫爪草20g,炮甲珠6g(研粉吞服),夏枯草15g。

服用上方10剂后潮热多汗,口干减轻,体温恢复正常。颈部包块稍有缩小。

上方加减坚持治疗30余剂后颈部包块明显缩小,腋窝淋巴结未扪及。前后治疗颈、腋窝淋巴结未扪及。前后治疗60余剂。颈、腋窝包块已消失。目前继续治疗之中。

按语:玄参、牡蛎、浙贝母为清代程钟龄《医学心悟》三物消瘰丸。以此方为基础加猫爪草、夏枯草、炮甲珠等治疗良性甲状腺结节,结核病淋巴结肿大均有良好效果。

(2014年国家级继续教育学习班讲稿)

全 国 名 老 中 医 傅 汝 林 传 承 工 作 室 经 验 集

临床医学研究

补肾调肝化瘀治疗再生
障碍性贫血 65 例

吴晓勇　傅汝林

再生障碍性贫血(AA,简称再障)是一组由于化学、物理、生物因素及不明原因所致的骨髓干细胞及(或)造血微环境损伤,以红髓向心性萎缩,被脂肪髓代替,外周血全血细胞减少为特征的疾病。其发病机制与造血干细胞损伤、异常免疫反应及造血微环境缺陷有关。中医学虽无再障这一病名,但根据其临床表现:贫血、感染、出血三大症状,归属于"虚劳"、"血证"等范畴。再障在临床上属难治性贫血,贵州省中医医院血液科继承已故著名中医血液病专家许玉鸣教授用补肾调肝化瘀法治疗再障临床疗效满意,现报道如下。

(一)临床资料

本组 65 例,为 1987～2004 年贵州省中医医院住院及门诊案例,其中住院 51 例,门诊 14 例。均符合 1987 年全国第四届再障学术会议修订的诊断标准[1]。病程最短 3 个月,最长 12 年;男 37 例,女 28 例;年龄 5～76 岁,平均 32.6 岁,15 岁以下 5 例,15～30 岁,23 例,31～40 岁 17 例,41～50 岁 9 例,50 岁以上 11 例;有明显诱因 27 例,原因不明 38 例;慢性再障 61 例,急性再障 4 例。

临床表现:65 例临床上均有不同程度的头昏乏力、心悸气短、耳鸣腰酸、下肢无力,或鼻衄、齿衄、皮肤瘀斑、紫癜,女性患者月经过多等症状。血常规:HGB 最低 18 g/L,最高 95 g/L,平均 36 g/L;WBC $(0.6～5.5)×10^9/L$,平均 $1.4×10^9/L$;PLT$(10～88)×10^9/L$;网织红细胞<1%或为零。

骨髓象:骨髓增生活跃者 3 例,增生减低者 51 例,重度减低者 11 例;65 例都伴有巨核细胞减少或缺如,非造血细胞及脂肪细胞增多为其共同特点。

(二)治疗方法

中医分型与治法:按病人临床主症辨证分为肾阴虚 27 例,肾阳虚 30 例。治以补肾调肝化瘀,药用:巴戟天、菟丝子、墨旱莲、仙茅、淫羊藿、柴胡、白芍、红花、鸡血藤等。出血明显加用犀角(犀角用水牛角代)、仙鹤草、蒲黄炭、血余炭等。每日 1 剂。病情较重者用中西药结合治疗,西药用康力龙或丙酸睾丸酮,重型再障出血重者予输血,服泼尼松等,个别重证用环孢菌素 A 等。统计学处理：所得数据用 Microsoft Excel 统计软件进行统计分析，采用 F 检验及 t 检验。结果用均数±标准差$(\bar{x}\pm s)$表示。

（三）疗效判定标准与结果

临床疗效：本组 65 例，治疗时间最短为 28 天，最长 315 天，平均 192 天，疗效标准按 1987 年全国第四届再障学术会议修订的疗效标准判断[1]结果见表 1。经补肾调肝化瘀中药治疗后，肾阴虚 27 例，有效 19 例，肾阳虚 38 例，有效 32 例，以肾阳虚疗效较好，经 χ^2 检验，肾阳虚疗效与肾阴虚疗效比较有显著差异$(P<0.05)$。

外周血血常规变化见表 2，经补肾调肝化瘀中药治疗后，肾阴虚、肾阳虚型再障患者 WBC、HGB、PLT 与治疗前比有明显差异$(P<0.05$ 或 $P<0.01)$。

表1 65 例患者辨证分型与疗效

	N	基本治愈	缓解	明显进步	无效	有效率（%）	急性再障
肾阴虚型	27	4	7	8	8	70.37	3
肾阳虚型	38	9	10	12	6	84.21*	1

注：与肾阴虚型组比较 * $P<0.05$。

表2 补肾调肝化瘀中药治疗前后外周血血象变化$(\bar{x}\pm s)$

		n	WBC$(\times10^9/L)$	HGB(g/L)	PLT$(\times10^9/L)$
肾阴虚型	治疗前	27	2.14±0.74	52.59±18.91	49.78±14.12
	治疗后	27	3.36±0.78*	85.51±16.17**	71.17±23.11**
肾阳虚型	治疗前	38	2.08±0.51	51.78±19.83	51.69±12.97
	治疗后	38	3.74±0.81*△	94.87±19.21**△△	80.19±26.91**△△

注：与本组治疗前比较：* $P<0.05$，** $P<0.01$；与肾阴虚型组治疗后比较，△$P<0.05$，△△$P<0.01$。

（四）讨论

中医将再障归于"虚劳"、"血虚"、"血证"、"虚损"等范畴。它与肝、脾、肾三脏关系密切，尤其与肾的关系最为密切。"肾藏精，主骨、生髓，精血同源"，互为资生，肾精亏损则骨髓不充，精血无以化生，《张氏医通》云："人之虚，非气即血，五脏六腑莫能外焉。而血之源头在乎肾，气之源头在乎脾。"肝藏血，主疏泄，肝为气血调节的枢纽[2]，且肝肾同源，精血相互滋生转化，肝木不疏则气机壅滞，肾精转化为血受影响。《血证论》中说："肝主藏血……木气冲和条达，不致遏郁，则血脉得畅。"血的生成运化有赖肝木之气的疏泄，再障迁延日久，正气虚弱，营卫涩滞，易致血瘀，《内经》曰："病久日深，荣卫行涩，经络时疏，故不通"。中医有"病久必有瘀""久病入络"之说。可见，再障以肾虚肝郁血瘀为其病理基础，故治以补肾温阳为主，兼以调肝，辅以化瘀。

再障的治则治法，近年来集中于健脾温肾，填精补髓为主，结合活血化瘀，或清热解毒法,但对本病中医病机及治疗方法的深入研究较少[3]。我们通过临床研究发现再障患者除肾阴亏虚,气血不足之外,又因肝失疏泄,瘀热内结,以致精髓枯竭,气血不得化生。《医宗必读·乙癸同源论》曰:"壮水之源,木赖以荣",补肾调肝化瘀治疗本病可使肾肝调达,阴阳协和,气血化生,邪祛正安,并取得总有效率为 84.21%,治愈缓解率 46.45% 的疗效,但其基本治愈率为 20%,说明其治愈难度仍很大,其体现在 WBC 及 PLT 的恢复上较 HGB 缓慢。

从中医分型及疗效分析,肾阳虚有效率显著高于肾阴虚($P < 0.05$),符合中医"阳虚易治,阴虚难调"认识。有文献报道,病因与发病机制不完全相同的各型再障,尽管其免疫功能紊乱有一定差别,但都有广泛异常[4],而不少补肾药能促进造血干细胞的恢复,刺激骨髓增生,改善骨髓造血功能,并可提高机体免疫功能和应激能力;活血化瘀中药能改善骨髓造血环境,有利于造血干细胞增殖分化成熟和释放[5];温补肾阳、滋补肾阴以及补血中药均对造血干细胞和造血祖细胞有刺激作用,且有提高机体的免疫功能,而温补肾中药对血象、骨髓象、粒-巨噬系祖细胞(CFU-GM)的改善明显强于滋补肾阴中药;而补肾活血方药可刺激免疫介导型再障小鼠 CFU-C、BFU-E 以及 CFU-GM 的增殖[6]。

参 考 文 献

[1] 张之南.血液病诊断与疗效标准[S].天津:天津科技出版社,1990.29.

[2] 陈家旭.论肝为气血调节之枢[J].中医杂志,1998,39(1):9.

[3] 柯微君,王丽,周杰超.健脾补肾法治疗再生障碍性贫血的临床与实验研究[J].中国中西医结合杂志,1996,12:721.

[4] 高丹.再生障碍性贫血的免疫功能观察[J].重庆医学,1992,21(1):5.

[5] 谢仁敷,瘳军鲜,袁淑雯,等.活血化瘀药对骨髓造血的影响[J].中西医结合杂志,1988,8(10):616.

[6] 于志峰,戴锡孟.补肾活血法对免疫介导型再障小鼠的影响[J].辽宁中医杂志,2001,28(8):509.

(辽宁中医杂志,2006,7(33):819.)

灯盏细辛注射液治疗
肾病综合征的临床观察

詹继红　毕　莲　彭亚梅　王兴建　王　松

自 2003 年 2 月～2004 年 6 月,笔者临床观察 28 例肾病综合征患者,发现灯盏细辛注射液治疗肾病综合征水肿、高凝状态方面明显优于丹参注射液,且还有降低蛋白尿,提高血浆白蛋白的作用,现报道如下。

(一) 临床资料

案例选择:28 例均为贵州省中医医院住院病人。随机将其分为 2 组,治疗组(灯盏细辛注射液)16 例,其中男 11 例,女 5 例;年龄 16～56 岁,平均 52 岁;病程 4 个月～3 年,平均 1.5 年;伴高血压 8 例。对照组(丹参注射液)12 例,其中男 8 例,女 4 例;年龄 17～55 岁,平均 51 岁;病程 3 个月～3 年,平均 1.5 年。伴高血压 7 例,28 例血尿素氮、肌酐均在正常范围。

排除标准:临床疑诊为新月体肾炎、狼疮性肾炎、糖尿病肾病。伴大量蛋白尿(≥8 g/24 h);伴肾功能衰竭(肾功能异常)。

(二) 治疗方法

治疗组:予泼尼松(5 mg/片,浙江仙琚制药股份有限公司生产)每天 1 mg/kg,0.9% 生理盐水 250 mL,加入灯盏细辛注射液(10 mL/支,云南生物谷灯盏花药业有限公司生产)30 mL 静滴,每天 1 次。

对照组:予泼尼松每天 1 mg/kg,0.9% 生理盐水 250 mL 加入丹参注射液(10 mL/支,四川省宜宾五粮液集团宜宾制药有限责任公司生产)30 mL 静滴,每日 1 次。

两组患者如感染重加用头孢类抗生素,直至感染控制,水肿显著者联合使用利尿剂,双氢克尿噻 25 mg,每日 3 次,口服。高血压加用卡托普利 25 mg,每天 3 次,口服至血压维持在 150/90 mmHg 以下。

共用 2 个疗程(1 个疗程 15 天,每 1 个疗程后停药 3 天,再进行第 2 个疗程)。

观察指标:水肿、血压及检验指标(血液流变学、血常规、尿常规、肾功能、血糖、24 h 尿蛋白、血浆白蛋白)。

统计学处理：计数资料采用 χ^2 检验，计量资料采用 t 检验。

（三）疗效判定标准与结果

1. 疗效判定标准 显效（完全缓解）：水肿消失，24 h 尿蛋白 <1 g，血浆白蛋白 $\geqslant 25$ g/L，血黏度明显降低；有效（基本缓解）：水肿基本消失，24 h 尿蛋白 $1\sim 2$ g，血浆白蛋白 $20\sim 25$ g/L，血黏度有所降低；无效：水肿不退或加重，24 h 尿蛋白无变化或增多，血浆白蛋白 <20 g/L，血黏度不变或更高。

2. 两组疗效比较 2 个疗程结束后，治疗组显效 8 例，有效 6 例，无效 2 例，总有效率 87.5%；对照组显效 5 例，有效 3 例，无效 4 例；总有效率 66.7%（$P<0.05$）。

3. 两组治疗前后检测指标的比较 两组经治疗后，血浆黏度，全血低、高切黏度均有显著下降，治疗组下降幅度明显大于对照组（$P<0.05$）。治疗组用药后 24 h 尿蛋白明显下降，血浆白蛋白明显升高，与对照组相比有显著差异（$P<0.05$），见表 1。

表 1 两组肾病综合征患者治疗前后血浆黏度、尿蛋白排泄率及血浆白蛋白比较

		n	全血低切(mPa·s)	全血高切(mPa·s)	血浆黏度	尿蛋白(g/24 h)	血浆白蛋白(g/L)
治疗组	治疗前	16	5.65±2.08	3.94±1.07	1.93±0.19	5.28±1.62	20.81±0.51
	治疗后	16	4.62±1.36	2.74±1.39	1.53±0.23	1.97±0.88	26.30±0.37
对照组	治疗前	12	5.24±2.37	3.98±1.27	1.88±0.17	5.60±1.71	19.82±0.55
	治疗后	12	4.82±2.68	3.70±1.37	1.81±0.30	3.88±0.24	24.32±0.46

（四）讨论

肾病综合征是临床常见及多发病，由于大量尿蛋白丢失，导致低蛋白血症，而且肝脏代偿性合成蛋白质增加，引起机体凝血、抗凝及纤溶系统失衡，血小板功能亢进，血黏度增高，肝脏合成脂蛋白增加致血液处于高凝状态。中医方面，该病以水肿为其主要临床表现，故属中医学"水肿"范畴。《景岳全书·水肿》指出："凡水肿等证，乃肺脾肾三脏相干之病，盖水为至阴，故其本在肾；水化于气，故其标在肺；水唯畏土，故其制在脾。今肺虚则气不化精而化水，脾虚则土不制水而反克，肾虚则水无所主而妄行"。由于肺、脾、肾三脏之虚，水湿运行不畅，加之气虚推动无力则血瘀，血瘀可致气滞水停，故唐容川云："血不行则病水"，可见该病除水湿停聚外还与血瘀有着密切的关系。

灯盏细辛（灯盏花）为短葶飞蓬的干燥全草，其有效成分为灯盏花总黄酮，包括 α-羟基黄芩素和灯盏花素及其衍生物，具有活血化瘀，散寒除湿，舒筋通络，解毒功能。现代药理研究表明：灯盏花具有抗凝、改善微循环，扩张血管、改善能量代谢，清除氧自由基、减轻脂质过氧化减少渗出，减轻炎症反应等[1]作用，故能降低血黏度。据以上观察灯盏细辛注射液可能通过扩张血管改善肾微循环[1]，减少炎症渗出，清除氧自由基，从而有助于肾小球基底膜的修复，减少尿蛋白的排泄，减轻水钠潴留，提高血浆蛋白水平，减少肾病综合征并发症的发生。其作用机制可能与灯盏细辛减轻肾小球内高滤过、高灌注，改善肾血流，抑制蛋白激酶

(PKC),及其钙通道阻滞作用有关。据报道该药还有保护肾功能作用[1],通过以上观察,该药对肾病综合征患者,临床疗效显著,值得推广使用。

参 考 文 献

[1] 王家骥,范圣凯.云南灯盏花注射液的药理研究[J].北京中医,1999,(5):64.

(辽宁中医学院学报,2005,7(1):51.)

加味泻浊化瘀方对肾性贫血患者血红蛋白及相关指标的影响

詹继红　雷帅兵

肾性贫血作为慢性肾衰竭(ESRD)的1个并发症,发病率高。据统计,肾性贫血在衰竭患者中的发生率为97%[1]。中医对肾性贫血的治疗有一定的优势,可全方位、多靶点的调节人体全身状况,达到改善患者症状、提高临床疗效的目的。笔者近年来采用加味泻浊化瘀方治疗肾性贫血患者30例,可明显改善患者血红蛋白及其相关指标,疗效显著。

(一) 临床资料

1. 一般资料　收集 2010 年 9 月～2012 年 9 月在贵阳中医学院第一附属医院(贵州省中医医院)肾内科住院的患者,其中符合纳入标准的 60 例患者随机分为治疗组和对照组,每组 30 例。治疗组中男 17 例,女 13 例;年龄最大 80 岁,最小 31 岁,平均(62.07±12.58)岁;其中基础疾病为慢性肾小球肾炎 13 例,高血压肾病 6 例,糖尿病肾病 5 例,多囊肾 2 例,慢性肾盂肾炎 1 例,药物性肾损害 2 例,痛风肾 1 例。对照组中男 18 例,女 12 例;年龄最大 83 岁,最小 18 岁,平均(59.47±15.2)岁;其中基础疾病为慢性肾小球肾炎 13 例,高血压肾病 8 例,糖尿病肾病 4 例,梗阻性肾病 2 例,慢性肾盂肾炎 1 例,药物性肾损害 1 例,痛风 1 例。两组一般资料比较差异均无统计意义($P>0.05$),具有可比性。

2. 纳入标准　符合 CKD 2～5 期[2],中医证候符合脾肾气虚兼夹湿浊证、血瘀证[3];男血红蛋白(Hb)<95 g/L,>55 g/L,女 Hb<90 g/L,>50 g/L;年龄 18～85 岁;感染、酸中毒、电解质紊乱、高血压等得到有效控制。

3. 排除标准　妊娠或哺乳期妇女,或对本治疗措施不能耐受者;伴有心血管、肝脏和造血系统等严重原发或继发性疾病者,过敏体质或对多种药物过敏;无法合作者,如精神病患者;因某些因素造成慢性肾衰竭急剧加重者。

4. 案例撤除标准　患者依从性差,治疗过程中临时退出者;治疗过程中发生严重的不良反应,不宜继续接受治疗者。

(二) 方法

1. 治疗方法　对照组予促红细胞生成素 3 000 U 皮下注射,每周 2 次;硫酸亚铁叶酸片

200 mg 口服,每日 3 次,疗程 3 个月。治疗组在对照组治疗基础上,加服中药加味泻浊化瘀方,药物组成:薏苡仁 30 g,白豆蔻 10 g,苦杏仁 10 g,土茯苓 20 g,生大黄 4 g,熟大黄 4 g,水蛭 10 g,地龙 10 g,六月雪 20 g,石菖蒲 20 g,炒麦芽 12 g,炒谷芽 12 g,当归 10 g。每日 1 剂,水煎分 3 次,饭后温服,疗程 3 个月。

2. 检测指标　检测两组治疗前后 Hb、血肌酐(Scr)、血清 Fe 含量、总铁蛋白结合力(TIBC)、转铁蛋白饱和度(TFs)的变化。

3. 统计方法　所有数据采用 SPSS17.0 统计软件分析处理,计量资料以 $\bar{x}\pm s$ 表示,采用 t 检验,计数资料采用 χ^2 检验,$P<0.05$ 为差异有统计意义。

(三) 结果

1. 疗效标准[4]　参照《中药新药临床研究指导原则(试行)》的症状分级量化表计分,无临床症状记为 0 分,临床症状轻者记为 1 分,临床症状中等记为 2 分,临床症状重者记为 3 分。痊愈:中医临床体征、症状消失或基本消失,证候积分减少≥95%。显效:中医临床体征、症状明显改善,证候积分减少≥70%。有效:中医临床体征、症状均有好转,证候积分减少≥30%。无效:中医临床体征、症状无明显改善或加重,证候积分减少不足 30%。

2. 两组临床疗效比较　治疗组总有效率为 83.3%,对照组为 60.0%,两组比较差异有统计意义($P<0.05$),提示治疗组临床疗效显著优于对照组(表 1)。

表 1　两组临床疗效比较　例(%)

组　别	n	痊愈	显效	有效	无效	总有效
治疗组	30	0	13(43.3)	12(40.0)	5(16.7)	25(83.3)*
对照组	30	0	9(30.0)	9(30.0)	12(40.0)	18(60.0)

注:与对照组比较* $P<0.05$。

3. 两组治疗前后 Hb、Scr、Fe、TIBC、TFs 比较　两组治疗前 Hb、Scr、Fe、TIBC、TFs 比较,差异无统计意义($P>0.05$);治疗后,两组 Hb、Fe、TIBC、TFs 显著升高,Scr 显著降低,与同组治疗前比较,差异均有统计意义($P<0.05$);两组治疗后比较,治疗组改善 Hb、Scr、Fe、TFs 的作用显著优于对照组,差异有统计意义($P<0.05$)。结果详见表 2。

表 2　两组治疗前后 Hb、Scr、Fe、TIBC、TFs 比较($\bar{x}\pm s$)

组别	n	时间	Hb/(g/L)	Scr/(μmol/L)	Fe/(μmol/L)	TIBC/(μmol/L)	TFs/%
治疗组	30	治疗前	81.80±8.33	406.36±39.51	16.35±0.92	49.73±1.46	33.70±2.01
		治疗后	98.97±13.15*	373.91±36.26*	25.49±0.54*	60/39±1.54*	43.03±1.53*
对照组	30	治疗前	80.61±9.48	457.74±39.9	17.37±0.91	51.38±1.58	34.43±1.89
		治疗后	108.77±18.90*△	293.42±36.26*△	27.97±0.67*△	59.50±1.14*△	47.33±1.19*△

注:与同组治疗前比较* $P<0.05$,与对照组治疗后比较△ $P<0.05$。

（四）讨论

　　肾性贫血作为并发症可以出现在慢性肾脏病的各个时期。严重的贫血不但使患者的生活质量下降，使心、脑、肾等重要器官进行性损害，甚至危及患者生命。目前西医治疗主要应用红细胞生成刺激素及补充铁剂，虽然有一定疗效，但由于导致贫血的原因众多，往往疗效不理想。我们曾在前期做了一些相关研究[4]，研究证实泻浊化瘀方对早、中期慢性肾衰竭患者的肾功能有一定程度的恢复作用，故我们在此基础上自拟加味泻浊化瘀方，结果表明此方可明显改善贫血，提高疗效，改善肾功能。肾性贫血属于中医学"肾劳""血劳"范畴，其病因、病机不外乎正虚邪实[5]，乃因各种因素导致脾肾两虚，水湿代谢障碍，湿郁化痰，阻滞气血，痰浊、瘀血久郁变生热毒，终致脾肾两虚、湿毒瘀结而成本病。加味泻浊化瘀方中苦杏仁、白豆蔻、薏苡仁为君药，以祛湿泄浊，健脾和胃；土茯苓、六月雪、石菖蒲、生大黄、熟大黄清热解毒，除湿和胃，活血化瘀；炒麦芽、炒谷芽、当归健脾益气，养血补血，共为臣药；地龙、水蛭搜剔经络瘀毒，解痉通络，为佐使之药。全方攻补兼施，补而不滞，攻伐有度。同时配合促红细胞生成素、铁剂等西药治疗，证候改善明显，在升高 Hb、血清 Fe 及 TFs，降低 Scr 等方面优于对照组，疗效满意。其作用机制还有待进一步探讨研究。

参 考 文 献

［1］王海燕.肾脏病学［M］.第 3 版.北京：人民卫生出版社,2008.1908－1915.

［2］美国国家肾脏病基金会.慢性肾脏病及透析的临床实践指南［M］.王梅,王海燕,译.北京：人民卫生出版社,2003.31.

［3］郑筱萸.中药新药临床研究指导原则（试行）［M］.北京：中国医药科技出版社,2002.163－167.

［4］姚博,詹继红.泻浊化瘀方治疗早中期慢性肾衰竭的临床研究［J］.贵阳中医学院学报,2012,34(3)：32－34.

［5］张海云.肾性贫血从泄浊保元论治浅析［J］.陕西中医,2010(8)：1104.

（甘肃中医学院报,2013,30(3)：51－52.）

苓消汤治疗肾病综合征的临床研究

詹继红　王　松　毕　莲　王兴建　彭亚梅　王映林

肾病综合征(NS)是临床常见及多发病,其主要表现为大量蛋白尿、低蛋白血症、水肿及高脂血症,且水肿难于纠治或反复发作,经一般常规方法不能治愈。重度水肿者除给患者带来极大的痛苦外,常发生严重电解质平衡紊乱,终致肾功能衰竭。其水肿较重反复不愈的原因主要在于血浆胶体渗透压降低及神经内分泌调节反射的被激活。苓消汤是贵阳中医学院第一附属医院(贵州省中医医院)肾病科刘尚义教授经验方,该方具有健脾益肾,养阴利水之功,临床应用于肾病综合征患者特别是顽固性水肿者疗效较为显著。现将 2003 年 1 月~2005 年 6 月我院门诊及住院收治的 107 例肾病综合征案例进行收集整理,报道如下。

(一) 临床资料

1. 一般资料　本组案例 107 例,为 2003 年 1 月~2005 年 6 月贵阳中医学院第一附属医院肾病科门诊及住院案例。将 107 例案例随机分为治疗组和对照组。治疗组 54 人,对照组 53 人,其中治疗组男性 31 例,女性 23 例,年龄 9~64 岁,平均年龄 36.5 岁,病程 5 个月~4 年,平均 1.5 年;对照组 53 例,男性 29 例,女性 24 例,年龄 11~64 岁,平均年龄 37 岁,病程 5 个月~5 年,平均 1.5 年。两组案例无统计学差异,具有可比性。

2. 入选标准　参照叶任高教授《内科学》[1]制定入选诊断标准,即① 尿蛋白>3.5 g/24 h;② 血浆白蛋白<30 g/L;③ 水肿;④ 血脂升高;⑤ 不伴有其他活动性疾病;⑥ 临床及实验室检查不存在肾功能衰竭。大多数案例均未做肾穿刺病理活检。

(二) 治疗方法

1. 对照组　泼尼松每日 1 mg/kg,每日晨起顿服,服药 8 周尿蛋白转阴后开始减量,每周减 5 mg。

2. 治疗组　西药用法用量同对照组,同时服用苓消汤(茯苓、泽泻、阿胶、金樱子),4 周为 1 个疗程,连用 4 个疗程。

(三) 观察指标

1. 症状观察　水肿:轻度——眼睑及膝关节以下,中度——腰以下,重度——伴有浆膜腔积液。

2. 实验室检查　肾功能、24 h 尿蛋白定量及血浆白蛋白测定。

（四）统计方法

所得数据用 Microsoft Excel 处理,组间比较用 t 检验,组间疗效比较用 REDTT 分析,所得数据用方差±标准差($\bar{x}\pm sd$)表示。$P<0.05$ 为有统计学差异。

（五）结果

1. 疗效评定标准　参照中国中西医结合学会肾病专业委员会第七届全国中西医结合肾病学术分会议制定的疗效判定标准[2]。

（1）完全缓解:多次测定尿蛋白阴性,24 h 尿蛋白定量<0.2 g,血浆白蛋白的正常或接近正常(35 g/L)肾功能正常,水肿完全消失。

（2）显著缓解:多次测定 24 h 尿蛋白定量<1.0 g,血浆白蛋白显著改善,肾功能正常或接近正常,水肿消失或偶有轻度水肿。

（3）部分缓解:多次测定尿蛋白有所减轻,24 h 尿蛋白定量<3.0 g,血浆白蛋白有所改善,肾功能好转,仅有轻度水肿。

（4）无效:24 h 尿蛋白含量及血浆白蛋白与治疗前比较无大改变,肾病综合征表现未消除,肾功能无好转,水肿情况无改善。

2. 两组疗效比较　治疗组 54 例,有效 48 例(88.8%),对照组 53 例,有效 36 例(67.92%),经 REDTT 分析两组疗效比较有明显差异($P<0.05$)。

表 1　两组疗效比较

组别率(%)	N	完全	显著缓解	部分缓解	无效缓解	总有效
治疗组	54	3	35	10	6	88.89*
对照组	53	1	20	15	17	67.92

注:两组疗效比较* $P<0.05$。

3. 两组治疗前后肾功能、24 h 尿蛋白定量及血浆白蛋白比较(表 2)

表 2　两组治疗前后肾功能、24 h 尿蛋白定量及血浆白蛋白比较($\bar{x}\pm sd$)

组　　别	BUN(mmol/L)	Scr(μmol/L)	24 h 尿蛋白定量	血
治疗组治疗前	4.31±0.80	92.30±2.06	5.31±1.55	20.90±0.53
治疗组治疗后	5.17±0.30*	94.15±1.82	1.85±1.65*	33.75±1.26
对照组治疗前	4.05±0.71	93.01±1.75	5.40±1.42	20.78±0.54
对照组治疗后	4.83±0.48*	94.30±1.36	2.92±1.18*△	28.07±1.41*△

注:与治疗前比* $P<0.05$;与治疗组比△ $P<0.05$。

（六）讨论

肾病综合征是临床常见及多发病,目前该病西医治疗仍以激素治疗为主或用激素加免疫抑制剂的方法,由于其副反应大,仅部分患者有效,且免疫抑制剂价格昂贵,大多数患者无法接受,部分患者甚至不能耐受治疗,给治疗该病带来了极大的困难。我们采用中西医结合治疗的方法临床观察 54 例,并以单纯西医治疗组 53 例作对照,结果表明可明显提高疗效,缩短病程,减少激素的毒副反应。

中医根据该病临床表现将其归属于"水肿"范畴,《景岳全书·水肿》指出:"凡水肿等证,乃肺脾肾三脏相干之病,盖水为至阴,故其本在肾;水化为气,故其标在肺;水唯畏土,故其制在脾。今肺虚则气不化精而化水,脾虚则土不制水而反克,肾虚则水无所主而妄行。"由于肺、脾、肾三脏之虚使水液泛滥于肌肤而致肿势较甚,难于纠治。

造成水肿反复发作难于纠治之成因常由于久病湿热伤阴,或因精微物质(长期大量蛋白尿)的丢失而致气阴两虚;或因长期大量应用激素或过用温燥之品而致阴虚等,故取此方补益脾肾,养阴利水。方中茯苓、泽泻、金樱子以补肾健脾利水,减少尿蛋白,阿胶滋阴养血,提高血浆蛋白浓度,《本草纲目》记载:"阿胶……和血滋润,除风润燥,化痰清肺利小便。"《汤液本草》记载:"仲景猪苓汤用阿胶滑以利水道"。全方滋阴而不碍湿,利水而不伤阴。现代药理研究[3]表明阿胶含有明胶原、骨胶原、氮,基本上为蛋白质,水解后产生软氨酸、精氨酸、组氨酸、胱氨酸及钙、硫等,其具有加速血中红细胞(RBC)及血红蛋白(HGB)生成的作用。因此我们推断该方养阴以利水是否由于阿胶含有大量氨基酸、蛋白质,具有提高血浆蛋白及血浆胶体渗透压等作用。

该方配合西药治疗肾病综合征取得总有效率为 88.89%,在降低尿蛋白排出及提高血浆白蛋白方面均优于单纯西药治疗,疗效满意。苓消汤配合西药治疗肾病综合征,优势互补,缩短了病程,提高了疗效,又能最大限度地减少肾病综合征的复发和其毒副反应,具有很好的实用价值,但其作用机制还有待进一步探讨。

参 考 文 献

［1］叶任高.内科学[M].第 5 版.北京.人民卫生出版社,2001.

［2］叶任高,陈裕盛,方敬爱.肾病诊断与治疗及疗效标准专题讨论纪要.中国中西医结合肾病杂志[J],2003,4(6):355.

［3］江苏新医学院主编.中药大辞典[M].上海科学技术出版社,1986.1184.

(贵阳中医学院学报,2006,6:25-26.)

清透方治疗慢性肾功能衰竭
抗肾脏纤维化机制探讨

郭银雪　詹继红　毕　莲　王　松

肾脏纤维化是几乎所有肾脏疾病进展到终末期肾功能衰竭的共同通路,是各种慢性肾脏疾病主要的病理学表现之一[1]。大量研究表明,肾脏纤维化比原发性肾小球疾病更易导致肾功能的进行性恶化。因此,积极寻找治疗肾脏纤维化的药物和方法,尽早逆转肾功能衰竭的发生发展,具有积极的意义。中药复方防治肾脏纤维化的研究目前已取得一定成果,显示了中医药在抗肾脏纤维化方面的良好前景。近年来,随着对肾脏纤维化研究的广泛开展,中医药防治肾脏纤维化的实验和临床已显示出一定的优势。但由于目前对肾脏纤维化病因病机的认识尚不一致,故益气、养阴、活血、健脾、补肾、清热、化湿等多种治法均用于临床,使中医中药抗肾脏纤维化研究难以深入。为此,笔者观察了清透方治疗慢性肾功能衰竭的临床疗效,并探讨其抗肾脏纤维化的机制。

(一) 临床资料

观察案例共 60 例,全部选自 2009 年 7 月~2010 年 9 月在贵阳中医学院第一附属医院门诊及住院的患者,均已确诊为慢性肾功能衰竭(慢性肾功能衰竭诊断分期依照《中华内科杂志》编委会肾脏病专业组 1992 年 6 月通过的《原发性肾小球疾病的分型治疗及疗效判定》诊断及分期标准,入选者均符合慢性肾脏病 2~4 期)。随机分为 2 组各 30 例,对照组男 20 例,女 10 例;年龄 20~70 岁,平均(47.67±5.21)岁。治疗组男 19 例,女 11 例;年龄 18~65 岁,平均(44.25±6.06)岁。排除标准:① 长期接受抗氧化治疗;② 进入研究前 2 周有严重感染;③ 活动性肝炎及肝硬化;④ 自身免疫性疾病;⑤ 妊娠;⑥ 有恶性肿瘤病;⑦ 有可能危害安全的其他情况。

(二) 治疗方法

1. 对症治疗　两组均采用优质低蛋白、低磷、高钙饮食;西药控制血压,避免过劳,及时预防及控制感冒、感染等。盐酸贝那普利片(商品名洛汀新,批号 070501,由北京诺华制药有限公司提供):每天 5~20 mg,口服,使血压稳定在 135/85 mmHg 左右。两组疗程均 3 个月。

2. 对照组　在对症治疗基础上加用尿毒清颗粒,每次 1 袋(5 g),每天 4 次,口服。

3. 治疗组　在对症治疗基础上加用清透方治疗。处方:生大黄、熟大黄各 4 g,猫爪草 20 g,白豆蔻、水蛭各 10 g,薏苡仁 30 g,九香虫 15 g。每天 1 剂,将上药加水 500 mL,煎至 300 mL。每次 100 mL,分 3 次饭后温服。

(三) 观察指标与统计学方法

1. 观察指标　观察治疗前后尿素氮(BUN)、血肌酐(Scr)、内生肌酐清除率(Ccr)、24 h 尿蛋白定量、血清转化生长因子-β_1(TGF-β_1)、血清层黏连蛋白(LN)水平变化。

2. 统计学方法　计量资料以 $\bar{x}\pm s$ 表示,比较用配对 t 检验;等级资料比较用秩和检验。

(四) 疗效标准与治疗结果

1. 疗效标准　显效:症状减轻或消失,Scr 下降值≥30%。有效:症状减轻或消失,Scr 下降值≥20%而<30%。无效:Scr 及临床症状无改善或加重。

2. 组临床疗效比较　治疗组显效 19 例,有效 8 例,无效 3 例,总有效率 90.00%。对照组显效 14 例,有效 9 例,无效 7 例,总有效率 76.67%。两组临床疗效比较,差异有显著性意义($P<0.05$),治疗组疗效优于对照组。

3. 组治疗前后肾功能变化比较(表 1)　治疗后两组 BUN、Scr、24 h 尿蛋白定量均明显下降,Ccr 增高,与治疗前比较,差异均有显著性意义($P<0.05$),且治疗组改善优于对照组($P<0.05$)。

表 1　两组治疗前后肾功能变化比较($\bar{x}\pm s$)

组别	n	时段	BUN(mmol/L)	Scr(μmol/L)	Ccr(mL/min)	24 h 尿蛋白定量(g/24 h)
对照组	30	治疗前	21.14±9.41	477.14±233.12	20.79±8.14	1.88±0.61
		治疗后	15.84±9.12①	369.74±179.21①	24.93±8.51①	1.39±0.55①
治疗组	30	治疗前	21.18±9.30	479.70±224.11	21.51±7.15	1.90±0.38
		治疗后	15.10±5.41①②	300.41±183.58①②	29.23±10.28①②	0.90±0.35①②

注:与治疗前比较,① $P<0.05$;与对照组治疗后比较,② $P<0.05$。

4. 两组治疗前后肾脏纤维化指标变化比较(表 2)　两组治疗后 TGF-β_1、LN 均较治疗前明显下降($P<0.05$),且治疗组下降较对照组更为显著($P<0.05$)。

表 2　两组治疗前后肾脏纤维化指标变化比较($\bar{x}\pm s$)

组别	n	时段	TGF-β_1(mg/L)	LN(mg/L)
对照组	30	治疗前	72.23±8.57	115±30
		治疗后	61.46±7.43①	109±23①
治疗组	30	治疗前	69.79±9.09	122±30
		治疗后	58.48±8.66①②	101±53①②

注:与治疗前比较,① $P<0.05$;与对照组治疗后比较,② $P<0.05$。

（五）讨论

慢性肾功能衰竭是各种原发性或继发性慢性肾脏疾病发展到一定程度的结果，进行性肾小球硬化和肾间质纤维化是导致肾功能进行性减退的主要病理学基础，至今仍无有效办法阻止慢性肾功能衰竭残肾的这种进行性纤维化。肾脏纤维化表现为肾小球硬化和肾小管间质纤维化。肾小球硬化表现为肾小球肥大，基底膜增厚和细胞外基质（ECM）增多，ECM的显著增生是肾小球硬化的重要标志。肾小管间质纤维化主要表现为成纤维细胞增生及ECM的过度堆积，最终引起肾脏纤维化和瘢痕形成。由于胶原及糖蛋白生成增加，血液中的 $TGF-\beta_1$、LN 亦可增加，LN 主要存在于基底膜的透明层，与 C-IV 结合形成基底膜骨架，它们是 ECM 的主要成分，并能加速系膜细胞分泌其他基质，参与肾脏纤维化和肾损害[2]。$TGF-\beta_1$ 是公认的最重要的致纤维化的因子之一[3]，大量证据表明，$TGF-\beta_1$ 在肾脏的异常表达与组织纤维化存在密切的关系[4]。因此，上述指标可以反映体内纤维化病变[5]。

在肾脏病变过程中普遍存在有高凝状态，可归属于中医学"血瘀"范畴，故血瘀是肾小球疾病发病过程中的共性，且大量临床研究表明，慢性肾功能衰竭患者多以湿浊与血瘀并见。现代医学已从不同角度揭示了血瘀发生的病理基础，如血液循环和微循环障碍、血栓形成、代谢失调、免疫调节及内分泌紊乱等，而这些因素本身与肾脏纤维化的形成、发展与表现密切相关。多年来，患者一直应用活血化瘀方法作为延缓慢性肾功能衰竭的主要治则之一，并先后研发了许多有效的验方，尤其是近年来从许多活血化瘀单味药中发掘出抗肾脏纤维化的有效成分，如大黄素、丹参酮、川芎嗪、三七总苷等，但有关湿浊引起肾脏纤维化临床鲜见报道。

本研究采用清透方治疗慢性肾功能衰竭，清透方为健脾补肾，淡渗利湿，活血化瘀之剂。研究结果表明，该方可降低慢性肾功能衰竭患者 BUN、Scr、24 h 尿蛋白定量及 $TGF-\beta_1$、LN，升高 Ccr，推测其可能通过降低 $TGF-\beta_1$ 及 LN 来防治肾脏纤维化的发生。

参 考 文 献

[1] 曹秋彩,王单一,薛瑞.中医药在抗肾脏纤维化中防治机制的研究进展[J].河南中医学院学报,2006,21(6)：85-87.

[2] Chiba N. Immunohistochemical study on the extracel-lullar matrix components in various renaldisease [J]. Nippon Jinzo Gakkai Shi,1991,33(10)：925-938.

[3] 许艳芳,万建新.$TGF-\beta_1$ 与 $BMP-7$ 在肾间质纤维化中的作用[J].华夏医学,2007,20(3)：623-626.

[4] Liu Y. Renal fibrosis: new insights into the pathogen-esis and therapeutics [J]. Kidney Int,2006,69(2)：213-217.

[5] 梁栋,王辉,王涛,等.联合检测 TNF、尿 β_2-MG、肝纤四项对肾脏纤维化无创诊断的评价[J].中国中西医结合肾病杂志,2008,9(1)：91-92.

（新中医,2012,44(12)：40-41.）

清透治疗法治疗慢性肾功能衰竭

詹继红　郭银雪　毕　莲　彭惊殊

肾脏纤维化(renal fibrosis)是几乎所有肾脏疾病进展到终末期肾功能衰竭的共同通路。现代医学临床干预方法虽能部分延缓慢性肾脏病的进展,但疗效并不可观。中药复方防治肾脏纤维化的研究目前虽已取得了一定成果,然而由于致慢性肾脏纤维化病因较多、病机复杂,单一治疗方法难以取得满意疗效。近年来笔者采用清透法治疗,以多形式多途径给药方式,取得了较满意的临床疗效。

(一) 资料与方法

1. 一般资料　90 例患者均为 2009 年 5 月～2011 年 2 月在贵阳中医第一附属院门诊及住院的患者,均已确诊为慢性肾功能衰竭早、中期患者。对照组 45 例,其中男 27 例,女 18 例,年龄 20～70 岁,平均(47.67±5.21)岁。治疗组 45 例,男 29 例,女 16 例,年龄 18～67 岁,平均(44.25±6.06)岁。

2. 诊断标准　慢性肾功能衰竭诊断分期依照《中华内科杂志》编委会肾脏病专业组 1993 年原发性肾小球疾病分型治疗及疗效判定诊断及分期标准[1]。

3. 排除标准　① 长期接受抗氧化治疗;② 进入研究前 2 周有严重感染;③ 活动性肝炎及肝硬化;④ 自身免疫性疾病;⑤ 妊娠;⑥ 恶性肿瘤病;⑦ 可能危害安全的其他情况。

4. 治疗方法　两组常规对症治疗,均采用优质低蛋白、低磷、高钙饮食、控制血压;避免过劳,预防感冒,控制感染等。

(1) 对照组:在对症治疗基础上加用尿毒清颗粒(广州康臣药业有限公司,批号 Z10970122),每次 5 g,每日 3 次;每次 10 g,每晚 1 次。

(2) 治疗组:在对症治疗基础上加用中医清透法(内服清透方口服合中药结肠透析合皮肤透析)。

1) 清透方:生大黄、熟大黄各 4 g,黄芪 30 g,薏苡仁 30 g,白豆蔻 10 g,女贞子 29 g,旱莲草 20 g,猫爪草 20 g,地龙 10 g,白芥子 10 g,炒莱菔子 10 g。煎煮 2 次,后取汁 300 mL。饭后分 3 次温服(贵阳中医学院第一附属医院药剂科制备)。

2) 结肠透析:① 肠道清洗:患者取侧卧位,通过结肠透析机(JS‐308 天结肠清透机,广州今健医疗器械有限公司)将过滤水加热至 37～39℃,经肛门送入清洗肠腔;② 结肠透析:将 A 粉及 B 粉(广州康盛生物有限公司,批号 KC200102,A 粉:1026 g/包,B 粉 869 g/

包)分别配制成透析液,并加温至 37.0～38.0℃时进行结肠透析,持续灌洗约 20 min;③ 中药灌肠:灌肠液组成为大黄 30 g,蒲公英 30 g,牡蛎 30 g,败酱草 30 g,加水至 1 000 mL,煎至 500 mL。待药液温度降至 37.0～38.0℃时透析机以微蠕动方式进行高位结肠保留灌肠,保留 1/2～1 h 以上。每日 1 次。

3) 皮肤透析利用中药熏洗机(JS-308D 结肠清透机,广州今健医疗器械有限公司)将皮透方(组成:苍耳子 30 g,蝉衣 30 g,贯众 50 g,苦参 30 g,麻黄 30 g,皂角刺 50 g)药物放入蒸发器中加热,使汽疗仓内充满中药气雾,温度达到 38～40℃,患者即进入汽疗仓内开始熏蒸,熏蒸时间以每次 30 min 为宜,每日 1 次。

两组均治疗 4 周为 1 个疗程,休息 1 周后再进行第 2 个疗程。

5. 观察指标　观察治疗前后尿素氮(BUN)、血肌酐(Scr)、内生肌酐清除率(Ccr)、尿蛋白定量、血清转化生长因子(TGF-β_1)、血清层黏连蛋白(LN)水平的变化。

6. 统计学方法　计量资料以 $\bar{x}\pm s$ 表示,比较用配对 t 检验,以 $P<0.05$ 为差异有统计学意义。

(二) 结果

1. 疗效判定标准　近期疗效标准按照卫生部《中药新药临床研究指导原则》[2]进行判定。显效:① 症状减轻或消失;② 血肌酐下降值≥30%;有效:① 症状减轻或消失;② 血肌酐下降值≥20%;无效:血肌酐及临床症状无改善或加重。

2. 两组临床疗效比较　治疗组总有效率明显高于对照组($P<0.05$)(表 1)。

表 1　两组临床疗效比较($n=45$)

组 别	显效/例	有效/例	无效/例	总有效率/%
对照	26	9	10	77.78
治疗	32	8	5	89.65*

注:与对照组比较* $P<0.05$。

3. 两组肾功能改善情况比较　除对照组 24 h 尿蛋白下降与治疗前比无统计学差异外,两组治疗后 BUN、Scr、Ccr、24 h 尿蛋白均有明显改善($P<0.05$),且治疗组以上指标改善均优于对照组($P<0.05$)(表 2)。

表 2　两组治疗前后肾功能改善情况($\bar{x}\pm s$, $n=45$)

组　别	BUN(mmol/L)	SCr(μmol/L)	CCr(mL/min)	24 h 尿蛋白/g
对照组治疗前	21.14±9.41	477.14±23.12	20.79±8.14	1.88±0.61
治疗后	16.84±9.12*	369.74±19.21*	24.93±8.51*	1.39±0.55
治疗组治疗前	21.18±9.30	479.70±24.11	21.51±7.15	1.90±0.38
治疗后	13.10±5.41*·	289.41±13.58*·	29.23±10.28*·	0.90±0.35*·

注:与治疗前比较* $P<0.05$;与对照组比较· $P<0.05$。

4. 肾脏纤维化指标比较　两组治疗后 TGF-β_1、LN 均明显下降,治疗组 TGF-β_1 改善优于对照组($P<0.05$)(表3)。

表3 治疗前后各组肾脏纤维化指标变化比较($\bar{x}\pm s, n=45$)

组　别	时　间	TGF-β_1(ng/L)	LN(mg/L)
对照组	治疗前	72.23±8.57	115±30
	治疗后	61.46±7.43*	109±23*
治疗组	治疗前	69.79±9.09	122±30
	治疗后	52.48±8.66*·	101±53*

(三) 讨论

慢性肾功能衰竭(CRF)主要病理改变为肾组织纤维化。细胞外基质(ECM)合成增多而降解减少是导致肾脏纤维化的中心环节和主要机制。由于胶原及糖蛋白生成增加,血液中的 TGF-β_1、LN 亦可增加,TGF-β_1 是目前已知致纤维化最强的细胞因子,其过度表达可促进肾组织 ECM 过度堆积[3]。因此上述指标可以反映体内纤维化病变[4]。

清透方中以生熟大黄为君药,取其通腑泄浊,活血化瘀,清热解毒之效,辅以黄芪、白豆蔻、薏苡仁、女贞子、旱莲草益气健脾,补肾;水蛭、猫爪草活血祛瘀,清热解毒;白芥子、莱菔子以化痰泻浊。诸药合用补肾健脾,通腑泻浊,逐邪而不伤正。同时配以大黄为主的水煎液灌肠,具有荡涤积滞,祛瘀生新,畅通三焦之效。大黄泻下导滞通腑;蒲公英、败酱草清热解毒利湿,促进毒素排出;煅牡蛎,可吸收毒素通过大便排出体外。皮肤透析乃以皮透方以麻黄为主以透表发汗,清热解毒,活性化瘀,以全身熏蒸的方式通过大面积体表皮肤将药物充分吸收,并经雾气的温热效应作用于全身及腧穴,而达到迅速调整人体脏腑气血和免疫功能。诸法合用达到通利大便,调畅三焦气机,调理脏腑功能,达到清除血液中毒素及有害物质的目的。研究结果表明,该法在延缓慢性肾病进程及防治肾脏纤维化方面有较理想的作用。值得进一步探讨及推广使用。

参 考 文 献

[1] 王海燕,郑法雷,刘玉春,等.原发性肾小球疾病分型与治疗及诊断标准[J].中华内科杂志,1993,321(32):131.

[2] 郑筱萸.中药新药临床研究指导原则[S].北京:人民卫生出版社,1997.191.

[3] 梁栋,王辉,王涛,等.联合检测 TNF、尿 β_2-MG、肝纤四项对肾脏纤维化无创诊断的评价[J].中国中西医结合肾病杂志,2008,1(9):91.

[4] Yamamoto T,Noble N A,Cohen A H,et al. Expression of transforming growth factor β isoforms in human glomerular diseases[J]. Kidney Int,1996,49(2):461.

(中国实验方剂学杂志,2012,08:263-264.)

新加良附方抗胃癌效应机制研究

周义浪　吴晓勇　侯　丽　陈信义　董　青　田劭丹

胃癌是我国最常见的恶性肿瘤之一,发病率在所有恶性肿瘤中居第 2 位,死亡率居第 3 位[1]。胃癌局限病灶除手术根治性切除外,中晚期胃癌不可治愈,以化疗为主的姑息治疗目标在于改善患者临床症状、延长生存期。长期临床实践证明,中医药为主或参与在中晚期胃癌综合治疗中具有明显的疗效优势,但这种疗效优势必须建立在对胃癌中医病因病机的认识与辨证施治基础上。目前多数文献认为胃癌因脾虚、痰结、血瘀、癌毒、情志、饮食、失治等导致脏腑失调,邪毒内蕴于胃腑而形成[2,3],属本虚标实之证,以脾、胃、肾虚为本,以食、痰、瘀、毒、滞、湿等标,早期多见实证,中晚期则见虚实夹杂[4]。通过长期临床观察,我们发现胃癌发生与进展过程与寒邪密切相关,基于这一认识,拟定针对中晚期胃癌治疗的新加良附方,进行了理论探讨与效应机制研究。

(一)处方溯源

新加良附方由古方良附丸加穿山甲而成。良附丸由高良姜和香附组成,具"温中祛寒,行气止痛"功效,临床用治"肝郁气滞,寒凝胃腑"之胃脘疼痛、胸胁满闷等症。其应用已有近千年历史,宋代《是斋百一选方》载:"治心脾痛不可忍香附散。高良姜、香附子,上为末,每服二钱,入盐,米饮调服……舟人妻病心痛欲死,吴以半碗许饮之即愈。"《医说》中名为一服饮,云:"福唐梁绳心脾疼痛,数年之间不能得愈,服药无效……与汝良药,名为一服饮,可取高良姜、香附子等分……而果验,后尝以济人,皆效。"《仁斋直指方》中载:"秽迹脾疼方:香附、良姜,上为末。每服二钱,空心陈米汤热调服。"《饲鹤亭集方》中名为止痛良附九。《本草纲目》记载该方在《方外奇方》中名为独步散。清代谢元庆《良方集腋·气痹门》中始称良附丸,载:"治心口一点痛,乃胃脘有滞,或有虫。多因恼怒及受寒而起,遂致终身不瘥,俗云心头痛者非也。"并注如病因寒而得者,用量高良姜倍香附;如病因怒而得者,香附倍高良姜;如病因寒怒兼有者,高良姜与香附等量。秦伯未在《谦斋医学讲稿》中提及:"良附丸治肝胃气痛之偏于寒者有效,高良姜长于温胃散寒,香附长于疏肝行气"。

(二)新加良附方组方解析

胃癌的发生发展过程中,常有畏寒怕冷,胃脘部疼痛、固定不移、得温则舒、遇寒加重等前驱症状,进而出现胃部肿块、脘腹胀满疼痛、食欲减退、嗳气或呕吐、疲乏无力、形体消瘦、舌质青紫、脉象细涩等临床征象,其与"寒主收引、主痛、主凝滞"等中医理论相符,发病关键因"脾阳不振"导致"寒凝血瘀、集结胃腑、气机阻滞、痰湿凝聚、久则成瘤"的动态复杂病机变化过程。与《内经》中"阳化气,阴成形","积之始生,得寒乃生,厥乃成积矣","寒气客于肠外,与卫气相搏,气不得荣,因有所系,癖而内著,恶气乃积,息肉乃生"等论述相一致。而以"温阳散寒、行气活血"治则确可以在胃癌的治疗中取得较理想的临床疗效[5,6]。

新加良附方中高良姜味辛,性热,归脾、胃经,具有温胃止呕,散寒止痛之功效,用于脘腹冷痛,胃寒呕吐,嗳气吞酸。《名医别录》载:"主暴冷,胃中冷逆,霍乱腹痛",《本草汇言》载:"高良姜,祛寒湿、温脾胃之药也。若老人脾肾虚寒,泄泻自利,妇人心胃暴痛,因气怒、因寒痰者,此药辛热纯阳,除一切沉寒痼冷,功与桂、附同等"为君药。香附味辛、微苦、微甘,性平,归肝、脾、三焦经,具有疏肝解郁,理气宽中,调经止痛的功效,用于肝郁气滞,胸胁胀痛,脾胃气滞,胀满疼痛等,《本草纲目》载:"散时气寒疫,利三焦……止心腹、肢体、头目、齿耳诸痛","香附阳中之阴,血中之气药,凡气郁血气必用之"为臣药。君臣相配,功能"温胃散寒,行气止痛"。穿山甲味甘、苦,性温,归肝、肾、肺经,功效祛风除湿,舒筋通络,活血止痛,止咳平喘,用于风湿痹病,关节肿胀,疼痛麻木等。《东北药植志》载:"舒筋活血,治腰腿疼痛,筋骨麻木",《山东中药》载:"治风寒湿痹",为佐药,助君药高良姜化寒凝之血瘀,协臣药香附理寒凝之气滞。三药相合,共奏"温中散寒,理气化痰,活血止痛"之功,是针对"脾阳不振,内外寒邪交织"导致"寒凝血瘀,气机阻滞,集结胃腑"引起的畏寒怕冷,胃脘部疼痛,遇寒加重、得温则舒,胃部肿块,脘腹胀满疼痛,乏力纳差,嗳气、呕吐,形体消瘦,舌质青紫或暗淡,脉象细涩等症的良方。

(三)临床研究

王婧[7]就新加良附颗粒治疗晚期胃癌进行了小样本临床案例观察,取得了良好的临床疗效。通过对41例寒凝血瘀型晚期胃癌患者从临床缓解率(肿瘤缓解率)、症状体征疗效、健康状况疗效、疼痛控制疗效、化疗减毒作用及不良反应等方面进行前瞻性随机对照临床研究。结果治疗组与对照组比较,在改善临床症状体征($P<0.005$)、总体健康状况($P<0.05$)有明显优势;能够一定程度上改善化疗引起的骨髓抑制和化疗相关性贫血,且较对照组有更高的临床缓解率,但与对照组比较,无统计学意义($P>0.05$),且具有良好的安全性。

(四)抗胃癌效应机制研究

1. 抗肿瘤疗效研究　近年来,体内外实验均证实新加良附方对胃癌有明显抑制效应。庄严等[8]在新加良附方急性毒性实验证明无明显毒性基础上,体外实验表明新加良附含药血清对人胃癌细胞(BGC-823)、人肝癌细胞(BELZ-7402)、人食管癌细胞(ECA-109)和人乳腺癌细胞(MCF-7)均有不同程度的抑制效应;特别对BGC-823、ECA-109细胞抑制效果最佳,且抑制率与用药剂量呈正相关性。在此基础上,董青等[9]建立BGC-823裸鼠移植瘤模型,观察到5-FU组及新加良附方大、中、小剂量组的肿瘤抑制率分别为54.2%、

4.3%、36.8%和23.3%。5-FU组和新加良附方大剂量组与模型对照组瘤重比较,有统计学意义($P<0.05$)。新加良附方各剂量组动物进食正常,体重增加,未出现不良反应,表明新加良附方安全有效,而新加良附方大剂量组对BGC-823的抑制作用最佳。最近实验表明该方能够延长S180肉瘤荷瘤小鼠生存期,与5-FU联合具有协同作用,并可以改善荷瘤小鼠一般生存状况[10]。

2. 效应机制研究　庄严等[11,12]用流式细胞仪检测新加良附颗粒含药血清对BGC-823细胞凋亡影响的同时,以倒置显微镜和透射电镜观察细胞形态变化,结果提示新加良附能够抑制BGC-823细胞生长,通过下调BD-2及Akt的表达来促进其凋亡。田劭丹等[13,14]先后建立移植性人胃癌BGC-823动物模型,用免疫组化法检测肿瘤组织中相关蛋白表达,表明新加良附方能通过上调肿瘤组织Bax、Caspase蛋白表达,下调Bcl-2、Survivin蛋白表达,亦可通过启动Fas/FasL介导的受体依赖型细胞凋亡途径,上调肿瘤组织Fas蛋白表达,下调FasL蛋白表达而诱导胃癌细胞发生凋亡。倪磊等[15]建立移植型人胃癌MGC803实体瘤模型,采用免疫组化方法检测肿瘤组织中血管内皮生长因子(VEGF)和以CD31作为标记的微血管密度(MVD),结果提示新加良附大、中剂量组能够抑制MVD、下调VEGF表达,初步认为调控胃癌新生血管VEGF及MVD是新加良附方抑制胃癌生长的效应机制之一。

(五) 展望

综上所述,体内外实验研究均表明新加良附方通过多种机制抗胃癌效应确切;且初步临床观察疗效肯定。但是其抗胃癌具体机制仍未完全阐明,缺乏大样本的临床随机实验,仍有诸多问题有待研究探讨。我们将从以下几个方面进行深入研究:① 就新加良附方抗胃癌及具体机制从多角度、多层次、多途径进行研究,并拓展其防治胃癌癌前病变等相关研究。② 基于基础实验研究,开展大样本、多中心临床观察。③ 既往研究已证实该方对肝癌、胰腺癌及人食管癌细胞等有明显的抑制作用[16~19],且三味单药均有抗肿瘤作用[20,21]。因此,笔者将进一步拓展其抗瘤谱及机制(尤其是消化道肿瘤)研究,临床观察该方对延长患者生存期、缓解症状体征及改善生活质量的影响。④ 基于该方主治功效,拓展其药效和适应证研究,不断完善新加良附方方证对应理论,基于基础和临床研究结果,进行新加良附方新药研发,并探讨其最佳剂型。从而丰富中医药抗肿瘤基础理论及临床应用,探讨中医药在肿瘤综合治疗中的作用。

参 考 文 献

[1] 陈万青,张思维,郑荣寿,等.中国肿瘤登记地区2007年肿瘤发病和死亡分析[J].中国肿瘤,2011,(03):162-169.

[2] 王春燕.胃癌证治的中医文献研究[D].山东中医药大学,2004.

[3] 何立丽,孙桂芝,张培彤.胃癌的病因病机研究进展[J].北京中医药,2009,(03):234-236.

[4] 王婧,田劭丹,陈信义.胃癌中医证素探讨[J].天津中医药,2009,(5):402-404.

［5］刘雪强,陈信义,唐勇.浅谈恶性肿瘤因于寒及其临床运用［J］.中医杂志,2004,
(12)：948-949.

［6］陈嘉璐.温阳法治疗胃癌［J］.黑龙江中医药,2010,(5)：21.

［7］王婧.新加良附颗粒治疗晚期胃癌临床研究［D］.北京中医药大学,2010.

［8］庄严,董青,陈信义,等.新加良附药物血清体外抑制肿瘤细胞活性研究［J］.北京中
医,2007,(5)：308-310.

［9］董青,李春,马成杰,等.新加良附方对移植性人胃癌抑制效应研究［J］.北京中医药
大学学报(中医临床版),2008,(1)：14-16.

［10］周义浪,吴晓勇,侯丽,等.新加良附颗粒对S180荷瘤小鼠生存期的影响［J］.辽宁
中医药大学学报,2012,14(9)：39-40.

［11］庄严,董青,陈信义,等.新加良附颗粒含药血清体外诱导人胃癌细胞凋亡研究［J］.
中国实验方剂学杂志,2007,(8)：32-35.

［12］庄严.复方良附颗粒含药血清诱导人胃癌细胞凋亡研究［D］.北京中医药大
学,2007.

［13］田劲丹,董青,侯丽,等.新加良附方对移植性人胃癌细胞Bax/Bcl-2表达影响
［J］.中国医药指南,2010,(9)：57-59.

［14］田劲丹,董青,侯丽,等.新加良附方对移植性人胃癌细胞Survivin与Caspase-3
蛋白表达影响［J］.现代生物医学展,2009,(21)：3992,4021-4023,4065.

［15］董青,田劲丹,侯丽,等.新加良附方对移植性人胃癌细胞F/FL表达影响［A］.第
三届国际中医、中西医结合肿瘤学术交流大会暨第十二届全国中西医结合肿瘤学
术大会论文汇编［C］.中国浙江宁波,2010：528-531.

［16］倪磊,田劲丹,马成杰,等.新加良附方影响人胃癌裸小鼠移植瘤新生血管形成的
研究［J］.山西中医,2010,(4)：50-52.

［17］雒琳,马成杰,陈信义.新加良附方对移植性小鼠肝癌抑制率及其凋亡影响研究
［J］.现代生物医学进展,2008,(9)：1637-1639,1592.

［18］董青,陈信义.新加良附颗粒抗移植性人胰腺癌效应的初步研究［J］.北京中医,
2007,(11)：745-746.

［19］黄慧珍,杨丹.高良姜的化学成分及其药理活性研究进展［J］.广东化工,2009,(1)：
77-80.

［20］曹玫,张洪,张晓燕,等.香附的药理活性作用研究进展［J］.药物流行病学杂志,
2010,(2)：111-113.

［21］张囡,康廷国,尹海波.中药穿龙薯蓣化学成分与药理作用的研究进展［J］.现代中
药研究与实践.2010,24(6)：87-90.

［22］陈信义,高志捷,王玉芝.薯蓣皂苷抗转移性小鼠乳腺癌作用的研究［J］.中国中医
药信息杂志,2005,12(5)：23-24.

(贵阳中医学院学报,2012,3：22-24.)

真武汤联合艾灸治疗阳虚型肾病综合征水肿 30 例疗效观察

郭银雪　詹继红　毕　莲　王　松　谢　恂

过多的液体在组织间隙或体腔中积聚的病理过程称为水肿,按发病原因可以将水肿分为肾源性水肿、肝源性水肿、心源性水肿、营养不良性水肿、淋巴性水肿等。由于肾脏的功能障碍造成的机体水肿称为肾性水肿,其中肾病综合征是由多种病因和多种病理类型引起的肾小球疾病中的一组临床综合征[1],典型的临床表现为大量蛋白尿、低蛋白血症、水肿或伴有高脂血症。笔者近年来采用中医治疗水肿的著名方剂真武汤联合艾灸治疗阳虚型肾病综合征水肿患者 30 例,获效颇佳,现总结如下。

(一) 临床资料

选择的 57 例患者均为 2009 年 4 月～2010 年 11 月在贵阳中医学院第一附属医院肾病科住院并经激素治疗效果不佳者,临床称之为激素无效型肾病综合征,且均具有阳虚型的证型特点[2]:面色苍白,畏寒,纳差,腹部及双下肢浮肿,小便不利,舌淡、苔白,脉沉细。随机分为 2 组,治疗组 30 例中男 21 例,女 9 例,年龄 25～65 岁。对照组 27 例中男 19 例,女 8 例,年龄 23～67 岁。两组患者的一般资料比较,差异无统计意义($P>0.05$),具有可比性。

(二) 方法

1. 治疗方法

(1) 对照组:给予西医常规治疗。① 低盐、低脂、优质蛋白饮食;② 呋塞米每次 20 mg,每日 1 次,口服;③ 贝那普利每次 10 mg,每日 1 次,口服;④ 双嘧达莫每次 25 mg,每日 3 次,口服。

(2) 治疗组:在对照组治疗方法的基础上给予真武汤,药物组成:茯苓 9 g,白芍 9 g,白术 6 g,生姜 9 g,制附片 9 g。每日 1 剂,水煎早晚分服,每次 100 mL。联合艾灸中极、至阳、水道穴,采用温和灸法。施灸时将艾条的一端点燃,对准应灸的腧穴部位,距皮肤约 2～3 cm 进行熏烤,使患者局部有温热感而无灼痛为宜,每处灸 5～7 min,至皮肤出现红晕为度。对于昏厥、局部知觉迟钝的患者,施灸者可将中指、食指分开,置于施灸部位两侧,以便随时调节艾条距离,防止烫伤患者。

两组患者均治疗 2 周为 1 个疗程,1 个疗程后评定疗效。

2. 观察指标　观察并比较两组治疗前后的临床症状、体征及 24 h 尿蛋白定量、清蛋白(Alb)水平。

3. 统计方法　运用 SPSS11.5 统计软件进行统计学处理,计量资料用 $\bar{x}\pm s$ 表示,采用 t 检验;计数资料采用 χ^2 检验。

(三) 结果

1. 疗效标准[3]　显效:水肿基本消失,24 h 尿蛋白定量下降 30% 以上,血钠及 Alb 水平上升 3 个单位以上,以上至少 2 项指标达到标准。有效:水肿明显好转,各项检测指标有所改善。无效:症状、体征、检测指标没有改善,甚至加重。

2. 治疗结果

(1) 两组临床疗效比较:治疗 1 个疗程后,治疗组显效 10 例,有效 13 例,无效 7 例,总有效率 76.67%;对照组显效 5 例,有效 11 例,无效 11 例,总有效率 59.26%。两组总有效率比较,差异有统计意义($P<0.05$)(表 1)。

表 1　两组临床疗效比较　例(%)

组　别	n	显　效	有　效	无　效	总有效率
治疗组	30	10(33.33)	13(43.34)	7(23.33)	23(76.67)*
对照组	27	5(18.52)	11(40.74)	11(40.74)	16(59.26)

注:与对照组比较* $P<0.05$。

(2) 两组治疗前后实验室指标比较:两组患者治疗后 24 h 尿蛋白定量显著低于同组治疗前,Alb 水平显著高于同组治疗前($P<0.01$);两组治疗后比较,治疗组 2 项指标的改善作用均显著优于对照组($P<0.05$)(表 2)。

表 2　两组治疗前后实验室指标比较($\bar{x}\pm s$)

组　　别	n	时　间	24 h 尿蛋白定量(g/24 h)	Alb/(g/L)
治疗组	30	治疗前	3.6±0.25	26.5±1.33
		治疗后	2.7±1.018 **△	31.8±3.55 **△
		治疗前	3.6±0.57	25.9±2.01
对照组	27	治疗后	2.9±1.05 **	28.9±3.02 **

注:与同组治疗前比较** $P<0.01$,与对照组治疗后比较△ $P<0.05$。

(四) 讨论

水肿是肾病综合征的一个主要症状,由于大量蛋白从尿液中丢失,使 Alb 浓度降低,血浆胶体渗透压下降,导致毛细血管与组织间液的交换平衡被打破,大量水自毛细血管渗透至组织间隙潴留[1]。24 h 尿蛋白定量的水平可以反映肾小球滤过膜通透性的情况,在了解尿液中丢失蛋白数量的同时直接对肾小球的功能作出评价。大量蛋白从尿液中丢失,导致低蛋白血症,血浆胶体渗透压下降,加重组织间隙的水潴留。因此24 h尿蛋白定量及Alb可综合反应肾病综合征患者水肿的程度以及病情预后。

中医学认为肾病综合征水肿大多属于"阴水"范畴,证属肾阳虚衰。治疗原则为温肾助阳,化气行水。肾病综合征水肿病程长,缠绵难愈,在治疗中不能只求暂时的消肿而过用苦寒攻下之品,伐伤正气。这样只会旋消旋肿,愈积愈甚,且标暂去,而本愈伤,肾更虚。真武汤出自医圣张仲景的《伤寒论》,是治疗脾肾阳虚,水气内停证的主方。正如《古今名医方论》谓:"真武一方,为北方行水而设。"方中附子大辛、大热,可温肾助阳,化气行水,兼暖脾土,温运水湿;白术、茯苓健脾淡渗利湿;生姜助附子温阳补肾,祛寒散湿;白芍行水气,柔肝,敛阴舒筋。全方共奏温补脾肾,助阳化气之功,使肾气行,肾阳复,则水液气化复常,水道畅通而水肿病愈。真武汤药虽仅5味,但配伍严谨,温而不燥,补而不腻,利不伤正,消不损元,是治疗肾病综合征水肿之良方[4]。

艾灸疗法的适应范围十分广泛,在中国古代是治疗疾病的主要手段。《神灸经纶》曰:"夫灸取于火,以火性热而速至,体柔而用刚,能消阴翳,走而不守,善入脏腑,取艾之辛香作烟,能通十二经入三阴理气血,效如反掌……"本研究所取中极、至阳、水道穴共奏温补脾肾,助阳化气,通调水道之功。

目前,西医学主要通过各种利尿剂来改善水肿症状,在一定程度上虽可暂缓患者的痛苦,但由于大量利尿剂的使用进一步导致了水电解质的紊乱,反而加重了病情,最终亦不能阻止肾病综合征的进展,患者的水肿也无法得到控制。笔者在西医常规治疗的基础上应用真武汤联合艾灸治疗阳虚型肾病综合征水肿取得了较好的疗效,值得临床推广。

参 考 文 献

[1] 陈灏珠.实用内科学[M].第12版.北京:人民卫生出版社,2005.

[2] 王永炎.中医内科学[M].上海:上海科学技术出版社,2001.240-246.

[3] 国家中医药管理局.中医病证诊断疗效标准[M].南京:南京大学出版社,1994.224.

[4] 黄荣宗.医方临证指南[M].北京:中国中医药出版社,1998.655.

(甘肃中医学院学报,2012,29(4):69-70.)

栀子地黄汤治疗慢性原发性
血小板减少性紫癜 80 例

张义生　傅汝林　张雅丽

1980～1985 年我们以中药栀子地黄汤为主方,辨证治疗慢性原发性血小板减少性紫癜(ITP)80 例,取得较好的效果,现报告如下。

(一) 临床资料

本组 80 例中,男 11 例,女 69 例;年龄 15～59 岁,平均 32.4 岁;病程 6 个月～25 年,平均 4.8 年。出血部位:皮肤紫斑 72 例,牙眼出血 45 例,鼻腔出血 26 例,月经量过多 14 例。其中两个以上出血部位者 52 例(占 66.3%)。另外,脾脏肋下扪及者 12 例。

中医辨证:阴虚型 52 例,表现为头昏,烦热,口干,尿黄,舌质红,苔薄黄,脉细数。气虚型 28 例,表现为头昏乏力,面黄,食少,汗多或自汗,舌质淡,苔白或腻,脉弱无力。

实验室检查:血红蛋白:男<12 g 者 7 例,正常者 4 例;女<10 g 者 12 例,正常 57 例。血小板 1.2 万～8.8 万,平均 5.8 万。骨髓检查 67 例,巨核细胞 2～131 个/单位面积,平均 29 个/单位面积。22 例查出凝血时间正常,其中出血时间延长者 4 例,正常者 18 例。12 例作毛细血管脆性试验,阳性者 4 例,阴性者 8 例。31 例作血块收缩试验,异常者 23 例,正常者 8 例。17 例查凝血酶原时间,延长者 5 例,正常者 12 例。

(二) 治疗方法

根据中医血证理论及经验,选用栀子地黄汤:黑栀子、生地黄、赤芍、丹皮各 12 g,当归 9 g,黄芪 15 g、出血重者加紫珠草、茜草各 12 g,仙鹤草 15 g;贫血者加阿胶、鸡血藤各 12 g,首乌 15 g;阴虚者加黄芪 12 g,沙参、麦冬各 12 g,白茅根 15 g;气虚者加党参 15 g,白术、茯苓、山药各 12 g。每日 1 剂,水煎分两次服,每 4 周为 1 个疗程,一般治疗 1～3 个疗程。3 个疗程不见效者判为无效。治疗中未用西药,本治疗前用激素者,逐渐停用。

(三) 结果

疗效评定标准:按第二届全国血液学术会议"ITP"疗效标准(沈迪.原发性血小板减少

性紫癜的治疗.实用内科杂志,1985,6：285）。结果：有效 74 例,阴虚及气虚症状大部分消失;无效 6 例,症状也有所改善。全部案例出血症状均消失。血小板回升至 3.8 万～24 万,平均 10.04 万;血小板上升 10 万以上者 44 例,上升 3 万以上、10 万以下者 12 例,上升 1 万～3 万者 18 例,总有效率 92.5%,与治疗前比较,差异有非常显著性意义($P<0.01$)。

（四）讨论

中医认为机体之所以出血,一是热迫血妄行而血不循经,二是气不统血,血溢于脉外,据此辨证选用栀子地黄汤加减,方中栀子、生地黄清热凉血止血,丹皮、赤芍清热凉血活血,当归、黄芪补气生血。

本组有 8 例在本法治疗前用激素治疗,用本法治疗后逐渐停用,取得疗效。有 4 例用本法治疗无效加用泼尼松,每日 15～60 mg 口服,1 个月后仍无效。中药与激素合用并未提高疗效。但例数较少,还不足以说明问题,需进一步观察。国内实验报道,活血化瘀中药有促进骨髓巨核细胞增殖及抑制动物抗体形成作用。本病为自身免疫性疾病,有骨髓巨核细胞成熟障碍,经栀子地黄汤治疗血小板回升明显,其作用机制可能与此有关。

（中西医结合杂志,1988,(7)：422.）

中西医结合治疗慢性肾功能不全 21 例

詹继红　毕　莲　丘艳红　彭亚梅

我们运用中西医结合配合足底按摩治疗慢性肾功能不全 21 例,并与单纯中西药内服 17 例对照观察,取得满意效果,现报道如下。

(一) 临床资料

选择住院病人 38 例,随机分为治疗组和对照组。治疗组 21 例,其中慢性肾炎 12 例,糖尿病肾病 5 例,慢性肾盂肾炎 2 例,高血压肾病 2 例,年龄 28～67 岁,平均 45 岁,病程 3～12 年,平均 5 年;对照组 17 例,其中慢性肾炎 9 例,糖尿病肾病 5 例,慢性肾盂肾炎 1 例,高血压肾病 2 例,年龄 31～70 岁,平均 48 岁,病程 5～10 年,平均 6 年。全部案例均符合慢性肾功能不全的诊断标准,血肌酐 170～451 $\mu mol/L$ 部分病人有消化道症状、贫血、酸碱失衡、电解质紊乱等表现,B 超肾血流均有较重的缺血性改变。

(二) 治疗方法

1. 对照组　采用① 饮食疗法:低蛋白、低盐、高热量;② 中药内服,选肾衰方为基本方:生地黄、山药、枣皮、茯苓、车前草、泽泻、丹参、石菖蒲以补肾、化浊,随证加减;③ 西药对症处理:抗感染、降血糖等。

2. 治疗组　在对照组治疗基础上,加用远红外足底按摩疗法,选用 LF1B-01 红外气血循环机(由珠海市拱北横山有限公司和宁波生命力电器有限公司提供)按摩部位选用双足底肾、肾上腺、腹腔、神经丛、肝、膀胱等足底反射区。足底按摩每日 1～2 次,每次 20～30 分钟,15 天为 1 个疗程,每疗程结束后停 5 天,继续第 2 个疗程,据病情选择振动频率强弱及热疗强弱。以高频率强刺激为泻法,低频率弱刺激为补法。热疗强弱调整阴阳或采用先强后弱,先弱后强等方法。

(三) 疗效评定标准

(每 2 周判定疗效 1 次,观察 2 个月)参照第二次全国肾脏病会议制定的慢性肾衰疗效判定标准,结合我院情况定为:显效:临床症状明显改善,血肌酐及血压较治疗前下降

20％,肾血流有明显改善;有效:临床症状减轻,血肌酐及血压较用药前下降 10％～15％肾血流有部分改善;无效:临床症状无改善,血肌酐及血压无变化或上升,肾血流无变化或缺血加重。

(四) 治疗效果

(1) 治疗组显效 17 例,有效 1 例,无效 3 例,总有效率 87.5％,对照组显效 3 例,有效 8 例,无效 6 例,总有效率 64.7％,两组具显著差异($P<0.05$)(表1)。

表 1　两组疗效对照

组　别	案例数	显效	有效	无效	总有效率(%)
治疗组	21	17	1	3	85.7
对照组	17	3	8	6	64.7

(2) 治疗组治疗后肌酐、收缩压、舒张压与治疗前均具有显著性差异($P<0.05$)而对照组无显著性差异,可以认为,足底按摩疗法优于单纯中西医疗法。

表 2　两组治疗前后肌酐及血压变化比较($\bar{x}\pm s$)

组　　别	例数	肌酐(μmol/L)	收缩压(mmHg)	舒张压(mmHg)
治疗组治疗前	21	311.02±140.12	156±7.1	100.4±3.6
治疗组治疗后	21	242.32±102.84	135.72±6.17	86.04±3.09
对照组治疗前	17	310.70±139.47	154±7.3	101.24±2.93
对照组治疗后	17	284.60±130.47	143.6±6.4	92.3±2.92

(五) 讨论

慢性肾功能不全为多种原因,多种病理类型的一组临床综合征,有很多因素影响其预后。我们认为对慢性肾功能不全应从治疗目的和效果进行综合考虑和分析,仅靠一种单一的治法难以取得重大突破。众所周知,外治法也是中医治疗学的重要组成部分。早在《内经》中就详细介绍了经络和腧穴,其中,有许多脚部穴位。更值得注意的是书中还有不少用按摩足部穴位方法治疗疾病的记载:"上躯病在下躯"的原理,同时,足部腧穴的刺激疗法可反射性地调节脏腑气血功能。

国内外研究认为:足部按摩疗法,即通过刺激足部反射区皮肤末梢将外界刺激转变为一种生物电的脉冲信号,传入中枢神经,再由大脑发出的神经冲动通过传出神经向反射区对应脏器发出功能调整指令。

我们采用远红外足底按摩疗法,选肾及肾上腺等反射区,可刺激机体多种内分泌腺分泌,使淋巴细胞及白细胞能更好地发挥其免疫防御功能,促进新陈代谢的正常进行;中医学认为足三阴经均起于足,刺激足部经穴即可调节足三阴经功能。总之采用红外线按摩,能解散人体电磁场,扩张血管,改善血液循环,舒经和血,促进人体新陈代谢,调节免疫,调整阴阳,达到标本兼治的目的。

慢性肾衰患者不仅阴阳气血俱虚且脾胃功能尤差,吸收能力明显变弱,内服药效必受到影响。其次,慢性肾衰多本虚标实,虚实夹杂,欲补其虚,易助长邪实,欲攻其实,必更损正气,而外治法则可有效地避免这一弊端,能较好地体现"攻邪不伤正,扶正不敛邪"的原则,临床取得较好疗效,值得推广使用。

(贵阳中医学院学报,2005,(3):17-18.)

中药结肠透析治疗慢性
肾功能衰竭临床观察

詹继红　王　松　王映林　顾尽晖

慢性肾功能衰竭(CRF),简称慢性肾衰,是多种慢性肾脏疾病进行性发展到晚期所致的一组综合征,西医治疗颇为棘手,终末期以血液透析和肾移植为主,但费用昂贵。本科采用辨证中药进行结肠透析治疗 CRF,取得了满意的疗效,现报道如下。

(一) 临床资料

本组 64 例,均为贵阳中医学院第一附属医院门诊及住院病人,随机分为治疗组、对照组各 32 例,治疗组中男 24 例,女 8 例,年龄 31~81 岁,平均 56 岁;对照组中男 26 例,女 6 例,年龄 21~78 岁,平均 48 岁。64 例均符合慢性肾衰诊断标准[1],其中慢性肾炎 23 例,糖尿病肾病 21 例,原发性肾病综合征 5 例,过敏性紫癜性肾炎 3 例,多囊肾 3 例,高血压肾病 5 例,慢性肾盂肾炎 4 例。两组患者治疗前性别、年龄、症状、体征及肾功能指标无差异,具有可比性。

入选标准:具备以下条件为观察对象:内生肌酐清除率(Ccr)10~50 mL/min,9 mmol/L<血尿素氮(BUN)<20nmol/L,177 μmol/L<血肌酐(Scr)<707 μmol/L。

排除标准:① 严重心力衰竭;② 肠道内恶性肿瘤;③ 严重的水、电解质、酸碱平衡紊乱;④ 人工肛门的患者;⑤ 严重内痔、肛管黏膜炎症、水肿及有活动性出血者;⑥ 结肠和或直肠术后 1 个月内的患者;⑦ 孕妇。

(二) 治疗方法

尿毒清颗粒:广州康臣药业有限公司,国药准字 Z1097012;5 g×15 包/盒。

透析粉:广州康盛生物科技有限公司,产品号 KC200102,A 粉:1 026 g/包;B 粉:869 g/包。

结肠透析机:型号 JS - 308 天,广州市今健医疗器械有限公司生产,粤药管械生成许20010354(更 2)号。

对照组:尿毒清颗粒,口服,每日 4 次,每次 1 袋。

治疗组:结肠透析:① 肠道清洗:患者取侧卧位,并通过结肠透析机将过滤水加温至

37～39℃送入肠内以排便。② 结肠透析:血液透析 A 粉与 B 粉分别配制成透析 A 液与 B 液,加热至 37～39℃进行结肠透析,持续灌洗约 20 min。

中药保留灌肠:基本方由贵阳中医学院中药房提供:蒲公英 20 g,大黄 20 g,生牡蛎 30 g,莪术 15 g,芫蔚子 20 g。血瘀重加皂角刺 10 g,便血加槐花 20 g,大叶紫珠草 30 g。将中药加水 1 000 mL 煎至 500 mL,用自动结肠透析机进行高位结肠保留灌肠,药液温度 37～39℃。标实者压力调至 48 Kpa 保留 30 min 以达到峻下邪实的目的,每日 1 次,4 周为 1 个疗程,共 2 个疗程;本虚重压力值调至 38 kPa 保留 5 min 以达到缓攻补虚的目的,隔日 1 次,4 周为 1 个疗程,共 2 个疗程。

两组患者均给予常规治疗:优质低蛋白饮食加必需氨基酸疗法,根据病情结合利尿、控制血压、纠正酸中毒和贫血、排毒、补钙等对症处理,合并感染者适当使用抗生素及一般对症处理。所有患者均未行透析疗法。

观察指标:① 观察治疗前后症状、体征的变化,将恶心呕吐、食欲不振、神疲乏力、面色萎黄、头晕目眩、畏寒肢冷、腰膝酸软、皮肤瘙痒等 8 个症状、体征,参照文献[2]方法分为无、轻、中、重 4 级,分别记为 0,1,2,3 分,治疗前后每例累计积分统计。② 观察治疗前及治疗 2 个疗程后生化指标的变化,检测血清 SCr,BUN。

(三) 疗效标准与结果

参考 1987 年全国肾功能衰竭保守疗法专题学术会拟订的标准[3],显效:① 症状减轻或者消失;② Ccr 增高≥30%;③ Scr 降低≥30%。有效:① 症状减轻或者消失;② Ccr 增高≥20%;③ Scr 降低≥20%。以上① 必备,②或③具备 1 项即可。无效:未达上述标准者。

(四) 统计学方法

采用 SPSS 12.0 统计软件进行分析,结果以均数±标准差($\bar{x} \pm s$)表示,组间差异采用 t 检验。

(五) 结果

1. 两组治疗前后症状、体征变化积分(表 1)

表 1　两组治疗前后症状体征变化积分($\bar{x} \pm s$)

组　　别	n	积　　分	
		治疗前	治疗后
对照组	32	12.87±0.94	6.83±0.72
治疗组	32	11.71±0.82	7.73±0.69

注:与治疗前比较,$P < 0.05$。

2. 治疗前后肾功能检查(表 2)

表 2　两组治疗前后肾功能情况($\bar{x}\pm s$)

组 别	n		BUN(mmol/L)	SCr(μmol/L)
对照组	32	治疗前	27.30$\pm$5.40	357.73$\pm$129.69
		治疗后	24.77$\pm$6.59	318.45$\pm$89.76
治疗组	32	治疗前	26.71$\pm$5.52	334.80$\pm$135.40
		治疗后	22.60$\pm$7.80	224.10$\pm$96.40

注:治疗后与治疗前比较,$P<0.01$,治疗后组间 t 检验,$P<0.05$。

两组疗效比较,对照组 32 例,显效 2 例,有效 11 例,无效 19 例,总有效率 40.6%;治疗组 32 例,显效 13 例,有效 16 例,无效 3 例,总有效率 90.6%。

(六) 讨论

CRF 是多种慢性肾脏疾病的终末阶段,目前对其治疗主要采取 3 级治疗措施,即在代偿期治疗重点是治疗其原发病,防止肾功能的损害;在氮质血症期和肾功能衰竭期时主要以延缓肾功能进一步损害为目的,进行综合治疗;一旦进入尿毒症期则以血液净化或肾脏移植为主要治疗措施,延长病人生命和提高患者的生活质量[4]。由于肾移植、血液透析、腹膜透析等费用高、创伤大,绝大多数患者难以承受和接受,使其临床应用非常有限。因此,中药结肠透析疗法对慢性肾衰早中期的防治作用越来越受到重视,对轻、中度慢性肾衰及时进行治疗,可延缓慢性肾衰进展,推迟尿毒症的发生,在慢性肾衰的早中期有着非常广阔的应用前景。

CRF 属中医"水肿"、"癃闭"、"关格"等范畴。本病主要由于脾肾亏损,健运失司,气化输布水液无权,水湿秽浊瘀毒之邪壅塞三焦,浊阴不泄,上犯脾胃,湿浊内困,阻塞气机,阴阳平衡失调。日久渐致肾功能衰竭。病机以脾肾虚为本,水湿秽浊瘀毒互结为标。治疗抓住主要矛盾,脏病治腑,泻腑以补脏,且"六腑以通为补"。以清热解毒、通腑泻浊、温阳利水为法,使邪去正安。本方用大黄通腑降浊,凉血解毒,祛瘀生新,起以泻为补之作用;牡蛎敛阴散结,吸附肠壁血中之毒素,以助大黄降浊之功,其可使大便溏而不泻泄,利不伤正;蒲公英清热解毒,促进毒素的排泄;莪术破血逐瘀,增强大黄祛瘀生新之功;茺蔚子活血祛瘀,利水消肿。综观全方,攻邪而不伤正,扶正不滞邪。既往的研究多以大黄、牡蛎、蒲公英组方,本方中加入莪术、茺蔚子,疗效更为可靠,现代药理研究证实,莪术、茺蔚子具有降低血黏、改善微循环、利尿消肿作用。

现代研究证实,人体每日从肠道排泄的 Scr、BNN、UA 比尿液中的还多,肾功能下降后这些毒素的排泄相应还要增加[5]。结肠透析是利用结肠黏膜面积大而血流丰富,具有选择性的吸收和排泄功能,而且结肠黏膜可作为半透膜,可以清除血液中毒素及有害的物质,较好地调整水、电解质和酸碱平衡。经过肠道清洗、结肠透析后,肠道清洁度好,此时进行中药保留灌肠,扩大了肠黏膜与药物的接触面积,药物容易保留和吸收,提高了疗效。

实践证明,该疗法对延缓肾脏疾病向终末期的发展,减轻临床症状,提高生活质量,是一项行之有效的治疗方法,尤其对早、中期的慢性肾功能衰竭疗效显著。进行中药结肠透析,既无创伤,又经济方便、安全有效,且患者容易接受,值得推广。

参 考 文 献

［1］陈珠.实用内科学.［M］.第11版.北京：人民卫生出版社,2002.2364.

［2］周文全,王巍,霍玉书.延缓衰老中药的筛选规程和临床观察规范［J］.中西医结合杂志,1986,6：682.

［3］中华人民共和国卫生部.中药新药临床研究指导原则［S］.北京：人民卫生出版社,1993.167.

［4］王海燕,郑法雷,刘玉春,等.原发性肾小球疾病分型与治疗及诊断标准专题座谈会纪要［J］.中华内科杂志,1993,32(2)：131.

［5］蒋云生.无创性血液净化治疗法的某些进展［J］.国外医学·泌尿系统分册,1993,13：118.

（辽宁中医杂志,2007,11：1591－1592.）

中药穴位贴敷治疗肾病综合征
难治性腹水疗效观察

詹继红　王　松　毕　莲　王映林　顾尽晖

腹水是肾病综合征常见的临床表现,部分案例由于腹水较严重且相当顽固,使患者倍感痛苦,也给肾脏病的其他治疗措施增加了难度,单纯西医治疗疗效不佳,在此基础上我们加用中药敷脐消水方(经验方)神阙穴(脐眼)穴位贴敷治疗,取得满意疗效,现报道如下。

(一) 临床资料

1. 一般资料　本组 65 例患者,为贵阳中医学院附属医院门诊及住院病人,临床表现有大量腹水。随机将其分为 2 组。治疗组(穴位贴敷加静滴速尿组)33 例,其中男性 27 例,女性 6 例;年龄 12～76 岁(平均 51.4 岁);病程 1～6 年(平均 3 年)。对照组(单纯静滴速尿组)32 例,其中男性 25 例,女性 7 例;年龄 7～74 岁(平均 51.5 岁);病程 1～4 年(平均 2.8 年)。65 例均符合肾病综合征之诊断标准,其中原发性肾病综合征 30 例,继发性肾病综合征 35 例(其中糖尿病肾病 31 例,过敏性紫癜性肾炎 2 例,系统性红斑狼疮性肾炎 2 例)。

2. 纳入标准　肾功能均在正常范围,24 小时尿蛋白定量 4～8 g,B 超示腹水深(以右髂窝处为定位点)5～12 cm,除外包裹性积液。

(二) 材料与方法

1. 材料　速尿针 20 mg/支(上海禾丰制药有限公司生产,产品批号:E10002;葡萄糖注射液 100 mL/瓶(贵州科伦药业有限公司,产品批号:B050609);胰岛素注射液 400 U/瓶(上海第一生化药业有限公司,产品批号:0410015);敷脐消水方(甘遂、甘草、肉桂、冰片、沉香等中药原药均由贵阳中医学院一附院中药房提供)。

2. 方法

(1) 治疗组:敷脐消水方,研末适量,麻油调配,制成 3 cm×3 cm×0.5 cm 膏状,神阙穴穴位敷贴,每日 1 次,同时采用速尿针 100 mg 合 5% 葡萄糖注射液 100 mL 静脉滴注,每日 1 次(若患者合并糖尿病按照糖:胰岛素=5:1 比例加入胰岛素)。

(2) 对照组:速尿针 100 mg 合 5% 葡萄糖注射液 100 mL 静脉滴注,每日 1 次(若患者合并糖尿病按照糖:胰岛素=5:1 比例加入胰岛素)。

两组患者针对原发病均继续采用相关的治疗,治疗过程中,如感染重者加用头孢类抗生素,直到感染控制;血压高者,加用降压药(钙离子拮抗剂和/或转换酶抑制剂);如血钾过低者,则口服氯化钾,总疗程共 20 天。

(三) 结果

1. 疗效判定标准　因目前尚无相应的疗效判定标准可参考,肾病科经多年的临床观察和总结,结合自身实际,制定如下标准(仅供参考):显效:腹胀症状消失,体重恢复到原体重,B超提示腹水消失;有效:腹胀症状消失,体重明显减轻,B超提示仅少量腹水;无效:腹胀症状无减轻,体重无减轻或轻度减轻,B超提示腹水无改变或增加。

2. 统计学处理　采用 SPSS11.5 统计软件包进行分析,结果以均数±标准差($\bar{x}\pm s$)表示,组间均值比较采用 t 检验。

3. 实验结果观察(表 1、表 2)。

表 1　B 超下两组腹水减少值比较($cm,\bar{x}\pm s$)

组　别	n	治疗前	治疗 10 天	治疗 20 天
治疗组	33	13.38±5.62	5.07±0.13	6.59±2.37
对照组	32	12.98±5.93	2.01±0.25	2.09±1.43

注:治疗组与对照组比较 $P<0.01$,有极显著性差异。

表 2　两组疗效比较

组　别	n	显效	有效	无效	总有效率
治疗组	33	6	25	2	93.9%
对照组	32	2	5	25	21.8%

注:治疗组与对照组比较 $P<0.01$,有极显著性差异。

(四) 讨论

西医针对肾病综合征难治性腹水,临床多采用利尿剂,必要时采用腹腔穿刺抽水法,效果不理想,或只能暂时缓解症状,但很快又会复发甚至加重,且长期应用以上方法还会导致机体内环境紊乱,水、电解质及酸碱平衡失调等。

腹水属中医"水气病"、"臌胀"范畴。中医学认为腹水的形成乃因肺、脾、肝、肾、三焦功能失调所致。古人云:"神阙穴外联经络毛窍,内应五脏六腑,为诸脉汇聚之处。总理人体诸经百脉,能转枢上下,补虚泻实……"清代关师机曰:"脐者,肾间之动气也。气通百脉,布五脏六腑,内走脏腑经络,命使百脉和畅。"中药神阙穴(脐眼)外敷可通过皮肤的刺激作用,渗透效应及应激效应发挥作用。方中甘遂峻下逐水,合用反药甘草相反相激为用,早在《金匮要略》中就有甘遂与甘草相反相配组成甘遂半夏汤攻逐水饮的先例,也如《备急千金要方·卷十八》记载:"……甘遂、甘草相反同用,取其相反相成,俾激留饮得以尽去。"黄文权[1]等研究以甘草、甘遂同等剂量灌喂大鼠,对肾功能无影响,对心、肝、肾脏组织形态有较轻微影响,但属可逆性改变;肉桂益阳助阴,疏通百脉宣导诸药;沉香祛湿气;冰片走窜通彻。诸药合用,共奏逐水消肿,温经通阳,理气化湿之功。通过临床观察,发现该方法治疗难治性腹水方便、经济、安全,疗效持久,有利于临床推广使用。

参 考 文 献

[1] 黄文权,程相岭. 甘草甘遂伍用对大鼠心肝肾功能及形态的影响[J]. 第三军医大学学报,2001,12(23):1439-1441.

(四川中医,2006,24(12):97-98.)

注射用血栓通治疗难治性
肾病综合征临床观察

詹继红　毕　莲　阎文文

自 2007 年 3 月～2009 年 10 月以来,笔者系统观察了 60 例难治性肾病综合征患者,发现经采用血栓通辅助治疗无论是在利尿消肿、降低尿蛋白、提高血浆蛋白等方面均较对照组明显提高,现报道如下。

(一) 资料与方法

1. 一般资料　选择 60 例年龄在 18～70 岁之间、肾功能正常范围,符合中华医学会肾脏病专业委员会修订的"肾小球疾病分型意见"中肾病综合征的诊断标准,确诊为原发性肾病综合征,同时具备以下任何一项者:① 激素初治 8 周无效或仅部分有效;② 初治 8 周有效,但复发后再治无效;③ 治疗过程中出现频繁复发(指半年内复发 2 次,1 年内复发 3 次)或对皮质激素依赖;④ 皮质激素与细胞毒药物联合治疗无效。随机分为 2 组:治疗组 30 例,男 14 例,女 16 例;年龄 21～68(39.01±3.4)岁。对照组 30 例,男 15 例,女 15 例;年龄 18～70(40.3±4.1)岁。两组患者性别、年龄、病程及原发病等具有可比性[1]。

2. 方法

(1) 基础治疗:两组均常规激素治疗,即醋酸泼尼松(5 mg/片,浙江仙琚制药股份有限公司国药准字 H33021207)每天 1 mg/kg,清晨一次顿服,连服 8～12 周后按规范逐渐递减至维持量。在第 2 次减量的同时加用注射用环磷酰胺(0.2 g/支,江苏恒瑞医药股份有限公司国药准字 H32020857)0.6 g 加生理盐水 100 mL 静滴,隔日 1 次,累积总量≤150 mg/kg 同等条件给予限制钠盐、适量蛋白饮食、注意休息及对症支持治疗。

(2) 治疗组在上述基础治疗上加用注射用血栓通(冻干粉针)(150 mg/支,广西梧州制药集团股份有限公司国药准字 Z20025652)450 mg 加入 10％葡萄糖注射液 250 mL 静脉滴注,每日 1 次。

(3) 对照组在上述基础治疗上加用丹参注射液(10 mL/支,四川省宜宾五粮液集团,宜宾制药有限公司)30 mL 加入 5％葡萄糖注射液 250 mL 静脉滴注,每日 1 次。共 4 个疗程,1 个疗程 15 天,每 1 个疗程结束后停药 3 天,再进行第 2 个疗程。

3. 观察指标　分别于每周观察水肿、24 h 尿量、24 h 尿蛋白定量、尿常规、血常规;治疗前、治疗后观察 24 h 尿蛋白定量、肝功能、肾功能、血糖、血浆白蛋白、血流变、血清胆固醇。

4. 统计学方法　　所有资料均用 $\bar{x} \pm s$ 表示,用 SPSS 11.5 统计软件进行数据分析。组内及组间差异比较用 t 检验。

(二) 结果(表1,表2)

表1　治疗前、治疗 2 个、4 个疗程后体重与尿量变化($\bar{x} \pm s$)

		体重(kg)	24 h 尿量(mL)
治疗组	治疗前	58.5±3.65	850±120
	2 个疗程后	56.3±3.20	880±250
	4 个疗程后	51.7±3.10	1 200±320
对照组	治疗前	57.8±4.03	780±166
	2 个疗程后	56.6±3.40	790±140
	4 个疗程后	57.2±3.90	800±110

对照组患者体重、24 h 尿量治疗前、后无显著性差异,对照组患者体重、24 h 尿量治疗前、后有显著性差异 $P < 0.01$(表1)。

表2　60 例 NS 患者治疗前后各项指标的变化($\bar{x} \pm s$)

观察指标	治 疗 组		对 照 组	
	治疗前	治疗后	治疗前	治疗后
全血黏度　低切	12.64±2.61	8.45±1.53	12.96±2.74	8.45±1.53
(npa·S)　高切	9.78±0.71	5.96±0.51	8.91±0.76	8.70±0.70
血浆黏度	1.94±0.37	1.42±0.14	1.98±0.37	1.90±0.27
血细胞比容(%)	56.56.±7.45	39.31±28.55	5.92±7.81	50.53±6.94
胆固醇(CHO)	9.14±1.7	6.23±1.18	9.09±2.12	7.21±1.0
24 h 蛋白定量	5.76±1.65	1.25±0.89	4.97±1.46	1.85±1.18
血浆白蛋白	27.06±2.28	37.35±2.11	26.99±2.10	35.12±1.0

从表2可以看出治疗前两组患者血流变胆固醇、24 h 尿蛋白定量、血浆白蛋白,均在同一基线水平。经 4 个疗程后,治疗组和对照组的血流变胆固醇、24 h 蛋白定量、血浆白蛋白,与治疗前比较有统计学意义。

(三) 讨论

难治性肾病综合征属于临床常见病及多发病,且治疗困难。目前西药仅能用激素加细胞毒药物,但复发率高、副反应多,大多数患者难于耐受。所以如何提高难治性肾病综合征的疗效是临床研究的重点之一[2]。

中医方面,因该病主症为水肿,主要原因为肺、脾、肾三脏功能失调,水肿日久,水湿停积,一则久病入络,气机不利,血流不畅成为瘀血;二则脏腑阳气受损,血失温运而水液滞留。阳气虚损,鼓动无力,血的运行可因之缓慢而致瘀滞[3]。正如唐容川所云:"血不行则病水"。

　　注射用血栓通是中药三七根块的提取物,具有活血化瘀,消肿止痛等功效[4]。临床被广泛应用于治疗各种瘀血停着之症。其有效成分是三七总皂苷,主要成分为人参皂苷 Rg1、Rb1。《玉楸药解》记载:三七能"和营止血,通脉行瘀,行瘀血而剑新血。凡产后、经期、跌打、痈肿,一切瘀血皆破;凡吐衄、崩漏、刀伤、箭伤,一切新血皆止。"《中国医药大辞典》(1912年)载:"三七功用补血、去瘀损、止血衄、能通能补,功效最良,是方药中之最珍者。三七生吃,去瘀生新,消肿定痛,并有止血不留瘀,行血不伤新的优点,熟服可补益健体。"

　　上述结果表明,血栓通注射液可提高难治性肾病综合征患者的总体临床疗效,明显改善其合并的血液高凝状态和高脂水平,能协助激素治疗,减少尿蛋白,提高血浆白蛋白,同时具有肾脏保护作用。究其作用机制,考虑其利尿作用是否与血栓通有效成分能改善微循环、改善肾小球通透性有关。

参 考 文 献

[1] 常玉伟,彭世桥.中西医结合治疗难治性肾病综合征临床观察[J].药物与临床,2006,3(5):236.

[2] 马镇江,苟占清.中西医结合治疗难治性肾病疗效观察[J].现代中西医结合杂志,2008,17(31):448.

[3] 占永力,王丽,岳玉和,等.李秀英血栓通注射液对肾病综合征并高凝状态改善作用的临床研究[J].中国中医药科技,2002,9(5):262-264.

[4] 雷蕾.血栓通对血液流变学影响的药理学研究[J].海峡药学,2007,19(8):35-36.

(贵阳中医学院学报,2011,(2):38-40.)

滋肾调肝法治疗紫癜性肾炎血尿 39 例临床观察

詹继红 谢 恂 郭银雪 马 娟

　　紫癜性肾炎是过敏性紫癜所导致的一种继发性肾损害,近年来发病率明显增高。临床表现以血尿为主,可伴有蛋白尿。一般使用激素、环磷酰胺、环胞素 A 等西药治疗,虽有一定疗效,但毒副反应大且复发率高。我科充分发挥中医药的特色优势,以中西医结合疗法治疗紫癜性肾炎血尿 39 例经辨证属于阴虚内热型患者,取得了良好疗效,现报道如下。

(一) 临床资料

　　1. 案例选择　观察案例共 98 例,患者均来自 2005 年 3 月～2011 年 4 月我科门诊和住院病人,肾功能均在正常范围内。将 98 例患者随机分为治疗组与对照 A 组和对照 B 组。治疗组 39 例,其中男性 25 例,女性 14 例,年龄 10～40 岁(平均 21 岁),病程 9 个月～4 年(平均 2.8 年),其中肉眼血尿者 19 例,镜下血尿者 20 例。对照组 59 例,其中男性 39 例,女性 20 例,年龄 11～43 岁(平均 24.5 岁),病程 1～4 年(平均 2.9 年),其中肉眼血尿者 33 例,镜下血尿者 26 例。两组一般资料无显著性差异,具有可比性。

　　2. 纳入标准　① 所有案例均符合《肾脏病学》过敏性紫癜肾炎[1]的诊断标准及离心尿红细胞≥3 个/HP;② 排除其他原因所致的血尿;③ 中医证候诊断标准参照《中药新药临床研究指导原则》制定如下:下肢紫癜及尿血,兼见手足心热,口干喜饮,大便干结,舌红少津。

　　3. 排出标准　① 既往有慢性肾炎史者;② 肾功能不全者;③ 有造血系统出血性疾病史者。

(二) 治疗方法

　　1. 对照　A 组予泼尼松口服(生产厂家:浙江仙琚制药股份有限公司,产品批号:060994)每天 1 mg/kg;对照 B 组:在对照 A 组的基础上加服六味地黄丸(生产厂家:河南皖西制药股份有限公司,产品批号:国准字 Z41022128)8 丸,每日 3 次,口服(14 岁小儿减半);裸花紫珠片(生产厂家:海南九枝堂药业有限公司,产品批号:国准字 Z46020088)1 g,每日 3 次,口服(14 岁小儿减半);治疗组:在对照 A 组的基础上加服中药乙葵方(旱莲草 30 g,女贞子 15 g,生地黄 20 g,丹皮 10 g,小蓟 20 g,大叶紫珠草 20 g,白芍 10 g,刺蒺藜 30 g,香附

10 g)治疗。用法为水煎服,每日1剂,(14岁以下小儿予2日1剂)连续治疗8周。

2. 观测指标

(1) 肝、肾功能,血电解质于治疗前与治疗后各测1次,每周1次监测尿常规。

(2) 疗效评定标准:根据郑筱萸报道的方法[2]改良:所有案例治疗后连续3周检查结果均基本相同作为判断疗效的指标。

显效:治疗前离心尿镜检红细胞数>2+者,治疗后≤10个/HP;治疗前离心尿镜检红细胞数≤1+者,治疗后<3个/HP。

有效:治疗前离心尿镜检红细胞数>2+者,治疗后≤1+者;治疗前离心尿镜检红细胞数≤1+者,治疗后≤5个/HP。

无效:离心尿镜检红细胞计数减少不明显或无减少,甚至病情加重者。

(三) 结果

治疗组39例中显效24例,有效13例,无效5例,总有效率94.87%。对照A组37例中显效17例,有效8例,无效12例,总有效率67.6%。对照B组22例中显效6例,有效10例,无效6例,总有效率72.72%。两组疗效比较有显著性差异($P<0.05$)。

(四) 讨论

本病属于中医学"尿血"的范畴。由于热毒炽盛,灼伤肾络,而致血尿,因肾阴为一身阴液之本,肾络受损日久必致肾阴亏虚;或因反复出血,阴血亏耗,虚火灼伤肾络,血随尿出而见尿血。因此临床上以阴虚内热者为多。然单纯滋阴清热疗效并不理想。我们考虑到该类患者由于长期慢性出血,情绪抑郁而导致肝郁不舒,即所谓"子病犯母"。因此调肝、柔肝即可有助于滋养肾阴;同时肝为藏血之脏,肝气条达舒畅,使气血运行调畅,而不致瘀;另一方面滋补肾阴之品往往较滋腻,通过调肝使气机条达疏泄有度,可助脾胃对药物的吸收。方中旱莲草、女贞子滋补肾阴;生地黄、丹皮、小蓟、大叶紫珠草滋阴凉血止血;白芍、刺蒺藜、香附调肝。九味药并用,共奏滋肾调肝,凉血止血之功。现代药理研究证实,旱莲草、女贞子内含生物激活性的多糖体,能激活细胞免疫功能、改善机体免疫状态[3]。生地黄能抗炎抗过敏,明显增强机体细胞免疫和体液免疫功能[4],还能够起到止血作用[5]。大叶紫珠草能降低血管通透性,减少渗出[6]。丹皮对过敏反应有明显的抑制作用[7,8]。白芍具有双向免疫调节作用,可以减轻自身免疫性炎症,而且不良反应少,同时又有肝脏保护作用,被认为是联合用药的合理选择[9]。通过以上临床观察进一步证实,滋肾调肝法在对紫癜性肾炎血尿治疗中疗效显著,无明显不良反应,值得推广。

参 考 文 献

[1] 王海燕.肾脏病学[M].北京:人民卫生出版社,1998.906 - 907.

[2] 郑筱萸.中药新药临床研究指导原则[M].北京:中国医药科技出版社,1993.167.

［3］周小琳,杨运清.止血滋肾丸为主治疗 IgA 肾病 68 例临床观察［J］.四川中医,
2004,5(22):51.

［4］贺玉琢.日本对地黄的研究［J］.国外医学·中医中药分册,1997,19(4):13.

［5］王浴生.中药药理与应用［M］.第 1 版,北京:人民卫生出版社,1983.400.

［6］四川医学院.中草药学［M］.北京:人民卫生出版社,1979.208.

［7］龙世林,陈雅.牡丹皮药理作用及临床研究进展［J］.中国药业,2007,3(16):
63-64.

［8］陈子珺,李庆生,淤泽溥,等.防风与刺蒺藜抗过敏作用的实验研究［J］.云南中医中
药杂志,2003,4(24):30-32.

［9］江兴林.中药白芍对小鼠体液免疫功能影响的探讨［J］.怀化医专学报,2006,5(2):
54-55.

(北方药学,2011,8(7):65.)

滋肾止血汤治疗阴虚型
肾性血尿 30 例

郭银雪　詹继红　王映林

我们自 2003 年 5 月～2005 年 5 月以滋肾止血汤治疗中医辨证为阴虚型肾性血尿 30 例,与安络血治疗 20 例作对照,报道如下。

(一) 临床资料

1. 诊断标准　参照全国原发性肾小球疾病分型与治疗及诊断标准专题座谈会纪要[1],并参考有关文献[2],所有案例均符合:① 尿常规检查异常,出现不同程度的蛋白尿,持续镜下血尿和/或反复肉眼血尿(尿红细胞:离心尿镜检>3 个/HP,尿相差显微镜下混性血尿异型红细胞>8 000 个/mL);② 肾小球性血尿:位相镜检畸形尿红细胞>80%;③ 血肌酐、血尿素氮均在正常值范围;④ 根据临床和实验室检查,排除急性感染后肾小球肾炎、继发性肾小球肾炎、遗传性肾脏病、腰痛—血尿综合征、特发性高钙尿症及运动所致的运动员肾炎等。

2. 一般资料　50 例患者均来自贵阳中医学院第一附属医院门诊及住院病人。按就诊顺序随机分为两组。治疗组 30 例,男 20 例,女 10 例;平均年龄 33.5 岁;病程 2 个月～10 年。对照组 20 例,男 13 例,女 7 例;平均年龄 32.7 岁;病程 1 个月～9 年。两组年龄、性别、临床症状、体征、病程均无明显差异($P>0.05$),具有可比性。

3. 中医辨证分型　全部案例中医辨证均为肾阴虚兼有内热型,主要症状为:腰膝酸软,头晕耳鸣,五心烦热,口干欲饮,舌红少苔,脉细数。

(二) 治疗方法

两组均进行肾病常识教育,注意预防外感,加强对全身各部位感染的防治,避免使用对肾脏有损害的药物。适当休息,避免剧烈运动,少食肥甘辛辣食物,以免助湿生热。

1. 治疗组　予滋肾止血汤。处方:女贞子、旱莲草各 30 g,生地黄 20 g,丹皮、白芍各 15 g,大叶紫珠草 30 g。每日 1 剂,水煎 2 次,上、下午分服。临证加减:湿热甚者,加山栀、萹蓄、瞿麦;肾虚腰痛者,加杜仲、川断、桑寄生;脾虚明显者,加党参、白术;外感咽痛者,加金银花、连翘。

2. 对照组　给予安络血 5 mg，口服，每日 3 次。

两组均以 6 周为 1 个疗程，全部患者均治疗 2 个疗程。比较治疗组与对照组的症状、体征、治疗效果及各项指标。治疗期间停用其他相关的治疗血尿的药物。

3. 观察指标及方法　疗程开始前、结束时各测 1 次尿沉渣高倍视野红细胞计数、24 h 尿蛋白定量、尿相差显微镜红细胞计数。

4. 统计方法　计数资料采用 χ^2 检验；计量资料采用 t 检验。

（三）疗效观察

1. 疗效标准　参照《中药新药临床研究指导原则》中"血尿"的疗效标准拟定。临床痊愈：血尿症状全部消失，相应西医诊断之主要疾病经检验查实有显著改善，主要理化指标基本正常；显效：血尿症状明显改善，由重度降至轻度，或个别主症降至中度，而其他主症全部消失，相应西医诊断之主要疾病经检查证实有所好转，主要理化指标明显改善，离心尿镜检红细胞<3 个/Hp；有效：血尿症状有所好转，相应西医诊断之主要疾病经检查基本稳定，主要理化指标有所改善，离心尿镜检红细胞小于（＋），计数减少 50％以上；无效：血尿症状、检验指标无改善或恶化，离心尿镜检计数红细胞无减少。

2. 治疗结果

（1）两组临床疗效比较：治疗组 30 例中，痊愈 6 例（20％），显效 12 例（40％），有效 5 例（16.67％），无效 7 例（26.67％），总有效率为 76.67％。对照组 20 例中，痊愈 0 例，显效 3 例（15％），有效 5 例（25％），无效 12 例（60％），总有效率为 40％。治疗组与对照组总有效率比较，经 Ridit 分析，$P<0.05$，有显著性差异，治疗组疗效优于对照组。

（2）两组尿检主要参数比较（表1）。

表1　两组尿检主要参数比较

项　目	n		尿沉渣 RBC/HP	24 h 尿蛋白/mg	尿相差异性 RBC 10×10^3/mL
治疗组	30	治疗前	16.74±4.1	365±83.0	5.10±1.40
		治疗后	9.35±2.9*	154±187.3△	2.80±0.01△
对照组	30	治疗前	17.2±5.0	352±88.0	4.97±1.02
		治疗后	14.04±9.1	204±176.9	3.83±0.01

注：与对照组治疗后比较* $P<0.01$，△ $P<0.001$。

（四）讨论

血尿是多种疾病的一种临床症状，引起血尿的原因很多，但绝大多数（95％～98％）血尿来自泌尿系疾患，仅 2％由其他系统疾病所致。临床表现为肉眼血尿或镜下血尿。其病情缠绵，反复发作，是治疗中的一个难题，仅能预防及避免使用肾毒性药物；在中医辨证上多属阴虚内热。肾阴亏损，脾肾两虚是血尿的根本原因；热邪伤络是血尿产生诱发或加重的因素；瘀血是发病过程中的病理产物，瘀血不去，又可加重尿血现象。病机上属本虚标实，虚实错杂。目前西医尚无有效的治疗方法,因此急待好的治疗方药及手段。

我院肾内科通过多年的临床工作总结出滋肾止血汤,在临床获得较好疗效,其中女贞子、旱莲草滋养肾阴,滋而不腻,可凉血止血;生地黄清热凉血,养阴生津;丹皮清热凉血,活血散瘀,且兼清虚热;白芍养血敛阴,与丹皮合用共奏养阴清热之功;大叶紫珠草收敛止血而不留瘀。诸药合用,共奏养阴清热止血之功。根据现代医学研究认为,肾小球疾病与免疫功能失调有关,而许多中医学者研究证实,肾与免疫功能的稳定及调节起着主要作用,中药药理研究提示滋阴益肾药大多数具有免疫调节作用,现代药理证实:女贞子、旱莲草有抗炎、调节免疫及止血作用;生地黄醇提取物能缩短凝血时间,促进凝血,并能缩短出血时间,且有调节免疫的作用;丹皮可激活免疫系统,白芍能增强体液免疫反应,抑制血栓形成;大叶紫珠草普遍应用于贵州各地区,我们已经通过动物实验"大叶紫珠草治疗肾炎性血尿的实验研究"证实其可明显缩短出凝血时间,具有较好的止血作用。从现代药理研究角度分析,滋肾止血汤治疗肾性血尿是有其科学依据的。

目前肾性血尿的治疗较为困难,西医尚无特效的治疗方法,从本文两组患者治疗过程中的临床疗效比较可明确证实滋肾止血汤能明显减少肾性血尿,值得进一步研究并在临床推广应用。

参 考 文 献

[1] 王海燕.原发性肾小球疾病分型与治疗及诊断标准专题座谈会纪要[J].中华内科杂志,1993,2(32):131.

[2] 孙亚南.二至丸加味方治疗肾性血尿的临床观察[J].山西中医,2005,2(41):18.

(江西中医药,2007,38(292):43-44.)

刺梨干粉对 CKD 3~4 期脾肾气虚夹湿型患者氧化应激相关指标的影响

詹继红　郭银雪

慢性肾脏病(CKD)是慢性进展性疾病,在我国发病有明显增高的趋势,已成为继心脑血管、肿瘤、糖尿病之后又一严重威胁人类健康的疾病,且最终必进展为终末期肾病(ESRD)[1]。肾间质纤维化(RIF)是慢性肾脏病进展的共同途径和病理表现,且肾脏纤维化程度与肾衰竭程度及肾脏病理类型呈正相关。相关实验已证实[2],氧化应激可加重肾间质纤维化,抗氧化治疗可以缓解这一表现。

刺梨为贵州地域特色的民族医药,具有很强的抗氧化能力[3,4]。本研究拟通过观察CKD 3~4 期患者服用刺梨干粉后血中氧化应激指标及肾脏纤维化指标的变化,探讨其抗肾脏纤维化的作用及其作用机制。

(一) 资料

1. 一般资料　收集 2010 年 6 月~2012 年 12 月贵阳中医学院第一附属医院肾内科门诊及住院患者,筛选符合纳入标准的患者 90 例,采用数字表法随机分为治疗组和对照组,各45 例。其中治疗组男性 29 例,女性 16 例,平均年龄(49.9±8.32)岁,基础疾病为慢性肾小球肾炎 31 例、高血压肾病 9 例、痛风性肾病 5 例;对照组男性 27 例,女性 18 例,平均年龄(50.7±8.71)岁,基础疾病慢性肾小球肾炎 32 例,高血压肾病 11 例,痛风性肾病 4 例。两组在性别、基础疾病、年龄差异方面经统计分析无显著性差异,具有可比性。

2. 诊断标准　西医诊断标准:CKD 分期参照 2002 年美国肾脏病基金会(NKF)制定的肾脏病患者生存质量(KDOQI)指南推荐使用 MDRD 公式,按照肾小球率过滤(GFR)水平分期,符合 CKD 3~4 期者纳入观察标准。中医诊断标准:中医诊断参照《中药新药临床研究指导原则》中"中药新药治疗慢性肾功能衰竭的临床研究指导原则"进行改良,将慢性肾脏病脾肾气虚夹湿浊有关临床表现列为以下 6 项:倦怠乏力;食少纳差和/或脘腹胀满;腰膝酸软和/或肢体困重;泛恶欲吐;口淡乏味;小便有泡沫和/或大便不实。每项 1 分进行积分,来判断脾肾气虚夹湿浊程度,≥3 分诊为慢性肾脏病脾肾气虚夹湿浊证。主症:倦怠乏力、食少纳差、腰膝酸软;次症:小便有泡沫、大便不实、肢体困重、脘腹胀满;舌、脉:舌淡苔腻有齿痕,脉细滑。

3. 纳入标准　符合以上中医、西医诊断标准。

4. 排除标准　不符合CKD诊断标准及纳入标准者;伴有心血管、肝脏和造血系统等严重原发或继发性疾病者,过敏体质或对多种药物过敏者;合并严重感染者;妊娠或哺乳期妇女,或对本治疗措施不能耐受者;无法合作者,如精神病患者等;因某些因素造成慢性肾衰竭急剧加重者;已接受或正参加其他临床试验者;非黄种人。

5. 撤除、终止标准　治疗过程中临时退出者;对治疗药物过敏者;长期、反复出现感染、酸中毒、电解质紊乱等;病情发展为尿毒症或接受血液透析患者。

(二) 方法

1. 方法　治疗两组患者均给予低盐、低脂、低磷、优质低蛋白饮食,血压控制在120～135/75～85 mmHg(1 mmHg＝0.133 kPa),避免相关可能诱使肾功能急剧进展的危险因素。治疗组:在一般治疗基础上口服刺梨干粉每次20 g,每天2次,饭后吞服。(治疗药原材料刺梨,均为采摘于贵阳当地6～9月成熟果实;治疗组药物刺梨干粉由本院药剂科制作并提供,制作工艺为:原料预处理—预冻—干燥—粉碎过筛—混合—分剂量—质量检验—包装贮藏。制成品由药剂科、药理基地研究员负责质检、分包,院内标准号2009032107。)对照组:在一般治疗基础上口服尿毒清颗粒每次5 g,每6 h 1次,开水冲服,每袋装5 g,为康臣药业(内蒙古)有限公司生产,国药准字Z20073256。4周为1个疗程,均连续观察3个疗程。

2. 观察指标

(1) 临床证候:倦怠乏力;食少纳差和/或脘腹胀满;腰膝酸软和/或肢体困重;泛恶欲吐;口淡乏味;小便有泡沫和/或大便不实;舌淡苔腻有齿痕,脉细滑等治疗前后积分比较。

(2) 实验室检测:指标对比观察两组患者治疗前后血肌酐(Scr),内生肌酐清除率(Ccr),转化生长因子-3(TGF-3),肿瘤坏死因子(TNF-α),超氧化物歧化酶(SOD),丙二醛(MDA)。

(3) 安全性指标:治疗前、后监测电解质,肝功能,粪便潜血,心电图。

3. 中医证候疗效判定标准　参照《中药新药临床研究指导原则》中"中药新药治疗慢性肾功能衰竭的临床研究指导原则"的症状分级量化表计分,无临床症状记为0分,临床症状轻者记为1分,临床症状中者记为2分,临床症状重者记为3分。临床治愈:中医临床症状、体征消失或基本消失,中医证候积分减少≥95%;显效:临床症状、体征较治疗前明显改善,证候积分较前减少≥70%;有效:临床症状、体征较治疗前均有好转,证候积分较前减少≥30%;无效:临床症状、体征无改善或较前加重,其证候积分减少<30%。

有效率＝(治疗前患者证候积分－治疗后患者证候积分)/治疗前患者证候积分×100%。

4. 统计学方法　采用SPSS 19.0统计软件,计量数据采用$\bar{x}\pm s$表示,计量资料采用t检验,计数资料的检测采用;χ^2检验,$P<0.05$具有统计学意义。

(三) 结果

1. 两组治疗前后 Scr、Ccr、MDA、SOD、TGF-β、TNF-α指标变化的比较　治疗组

（刺梨干粉组）治疗后 Scr、SOD 较治疗前升高，Ccr、MDA、TGF－β、TNF－α 降低（$P<$0.05）；对照组（尿毒清颗粒组）治疗后 Scr、SOD 较治疗前升高，Ccr、MDA、TGF－β、TNF－α 降低（$P<$0.05）；治疗组治疗后 Scr、SOD、Ccr、MDA、TGF－β、TNF－α 优于对照组，但无显著性差异（表 1）。

表 1　两级治疗前后 Scr、Ccr、MDA、SOD、TGF－β、TNF－α 指标的变化（$\bar{x}\pm s$, $n=45$）

组 别	时 间	Scr/μmol·L^{-1}	Ccr/mL·min^{-1}	MDA/μmol·L^{-1}	SOD/U·mL^{-1}	TGF－β/ng·L^{-1}	TNF－α/ng·L^{-1}
刺梨干粉	治疗前	200.51±35.48	29.91±6.67	5.33±1.56	86.24±14.33	538.20±116.07	15.40±2.01
	治疗后	180.91±35.15[1,2]	33.72±7.18[1]	3.98±1.23[1]	105.15±15.69[1]	431.54±89.92[1,2]	12.57±1.36[1]
尿毒清颗粒	治疗前	208.21±43.05	28.91±7.35	5.15±1.53	83.22±15.77	567.73±112.47	15.13±1.83
	治疗后	193.67±35.6[1]	31.22±7.14[1]	4.36±1.52[1]	95.09±15.34[1]	439.57±96.25[1]	13.03±1.54[1]

注：与本组治疗前比较[1] $P<$0.05。

2. 中医证候疗效　治疗组案例 45 例，无脱落、终止案例，其中显效 15 例，有效 21 例，无效 9 例，总有效率 80%。对照组案例 45 例，无脱落、终止案例，其中显效 14 例，有效 20 例，无效 11 例，总有效率 75.6%，两组比较无显著差异。

（四）讨论

研究表明，氧化应激反应参与了慢性肾脏病的进程，在导致肾脏纤维化的发生发展中起着重要作用。抗氧化治疗可以加快活性氧的清除[5]。中医没有"慢性肾脏病"的病名，根据其临床表现，可归属于"虚劳"、"水肿"等范畴，认为其病本为脾肾两虚，涉及人体气血阴阳、五脏六腑，其病机虽然复杂，但"浊毒内蕴"是其基本病机之一。因此，健脾益胃，祛湿化浊乃其治疗关键[6]。刺梨具有消食健脾，祛湿化浊，收敛止泻等功效。对于脾肾气虚夹湿浊者临床疗效显著。近代药理研究表明，刺梨以高含量的维生素 C 和超氧化物歧化酶而被称为天然抗氧化剂。其制品具有清除体内氧自由基，提高免疫功能等重要药理活性[7]。

本研究结果表明，CKD 3～4 期患者在一般基础治疗上服用刺梨冻干粉，能降低 Scr，下调 TGF－β，TNF－α 表达，减少 MDA 含量，增加 SOD 活性，表明刺梨具有减轻 CKD 患者体内氧化应激反应，延缓肾间质纤维化进展的作用。其延缓肾间质纤维化的机制可能与其富含多种抗氧化成分，提高机体清除氧自由基的能力，减少脂质过氧化反应，减轻肾间质炎症浸润等机制有关。

尿毒清颗粒是目前公认能有效改善肾功能的中药制剂，经研究发现其作用机制与其清除氧自由基有关。本研究与尿毒清颗粒比较，经统计学处理无显著差异。说明刺梨干粉与尿毒清颗粒有同等改善肾功能作用，但刺梨为药食两用植物，较之尿毒清颗粒口感更好、药源较广、价格更低廉、毒副反应更小、安全性更高。值得临床推广使用。

参 考 文 献

[1] Luxia Zhang, Fang Wang, Li Wang. Prevalence of chronic kidney disease in

China I a cross-sectional survey. [J]. Lancet，2012，379：815.

［2］龚伟，唐政.氧化应激和抗氧化治疗在慢性肾功能衰竭和高血压中的作用[J].肾脏病与透析肾移植杂志，2005，14(3)：254.

［3］张晓玲，瞿伟菁，孙斌，等.刺梨黄酮的体外抗氧化作用[J].天然产物研究与开发，2005，17(4)：396.

［4］杨江涛，杨娟.刺梨多糖对衰老小鼠体内抗氧化能力的影响[J].营养学报，2008，30(4)：407.

［5］李群，田炯，陈江华.脂质过氧化与肾脏病变及纤维化关系探讨[J].浙江预防医学，2003，15(5)：18.

［6］窦晨辉，万毅刚，孙伟，等.中药延缓慢性肾脏病进展的机制[J].中国中药杂志，2009，34(8)：939.

［7］董李娜，潘苏华.刺梨的研究进展[J].江苏中医药，2007，39(8)：78.

（中国实验方剂学杂志，2014，20(23)：224-226.）

补肾活血方治疗 18 例原发性
肾病综合征临床疗效对比观察

谢　恂　詹继红　郭银雪　张晶晶　黄宁川

（一）资料与方法

1. 一般资料　选择 2012 年 10 月～2013 年 10 月贵阳中医学院肾病科收治的原发性肾病综合征患者 18 例,随机分为观察组与对照组,每组 9 例患者,其中观察组男性 3 例,女性 6 例;对照组男性 4 例,女性 5 例;观察组平均年龄(36.5±12.06)岁;对照组平均年龄(37.15±22.10)岁;观察组平均病程 2～162 天,对照组 3～181 天。两组患者性别、年龄、病程均无差异,有可比性。

2. 入选标准

(1) 诊断标准:所有患者均符合原发性肾病综合征诊断标准,诊断标准参照全国高等院校教材《内科学》[1]第 6 版诊断标准:① 尿蛋白超过 3.5 g/d;② 血浆白蛋白低于 30 g/L;③ 水肿;④ 总胆固醇升高。

(2) 排除疾患:① 有严重心肺疾患,不能配合治疗的患者;② 不愿配合治疗的,或有严重精神疾患的,无法沟通的患者。③ 继发于系统性红斑狼疮、过敏性紫癜、糖尿病、肿瘤、易感或丙肝等继发性肾病综合征患者。

3. 治疗方法　观察组应用中西医结合治疗,给予补肾活血方药联合泼尼松、辛伐他汀治疗;对照组单纯给予常规泼尼松、辛伐他汀治疗。两组均以 3 个月为 1 个疗程,共治疗 2 个疗程。补肾活血方具体方药如下:黄芪 30 g,丹皮 15 g,生地黄 15 g,山茱萸 10 g,山药 10 g,茯苓 10 g,红花 6 g,泽泻 10 g,白芍 10 g,葛根 10 g,桂枝 10 g,白术 10 g,猪苓 10 g,萹蓄 10 g,瞿麦 10 g。水煎服。

4. 观察指标　24 小时尿蛋白定量、总胆固醇、血浆白蛋白。

5. 疗效标准　参照《中药新药临床研究指导原则》[2]制定。显效:水肿消失,尿蛋白定量<0.5 g/24 h,各项生化指标基本正常。有效:水肿明显减退,尿蛋白定量减少>50%,各项生化指标好转。无效:临床症状及各项生化指标改善不明显。

6. 统计学方法　采用 SPSS17.0 统计软件,治疗前后进行配对 t 检验,计数采用 χ^2 检验。

（二）结果

1. 临床疗效　两组临床疗效比较，观察组总有效率86％，对照组总有效率66.5％，两组经过统计学比较有显著差异（$P<0.05$）。

2. 两组24 h尿蛋白定量、血脂、血浆蛋白比较

（1）两组24 h尿蛋白定量指标比较（表1）。

表1　两组治疗前后24 h尿蛋白定量比较（$\bar{x}\pm s$）

组　别	治疗前	治疗后	治疗前后差值
观察组	8.16±6.33	2.03±0.66△	6.30±0.28*
对照组	8.55±5.96	6.23±0.38△	2.08±1.79

注：与本组治疗前相比△$P<0.05$与对照组相比 * $P<0.05$。

（2）两组治疗前后生化指标比较（表2）。

表2　两组治疗前后总胆固醇变化比较（mmol/L）

组　别	项　目	治疗前	治疗后	治疗前后差值
联合治疗组	总胆固醇	8.03±0.91	4.99±0.86△	3.98±0.62*
	血浆白蛋白	21.24±6.33	4.52±5.66△	13.60±6.28*
对照组	总胆固醇	7.98±0.84	5.23±0.99	2.52±0.60
	血浆白蛋白	22.82±5.96	32.59±4.38△	9.88±5.79

注：与本组治疗前相比，△$P<0.05$；与对照组相比，* $P<0.05$。

3. 两组不良反应率比较　观察组出现1例恶心患者，经对症处理后缓解，不良反应率11.1％，对照组出现2例不良反应，一例头晕，一例恶心，不良反应发生率22.2％，两组比较无显著性差异 $P>0.05$。

（三）讨论

肾病综合征属于中医学"水肿"、"尿浊"等范畴。病因病机：肾脏亏损，不能封藏固摄精微，使蛋白由尿大量丢失，体内蛋白也严重不足；肾气化失常，水液停滞，高度水肿，血行不畅，故出现血瘀、浊瘀互结。治疗原则：肾元封藏固摄，蛋白固守体内，配以祛除水湿，清除瘀血，消除水肿。补肾活血汤以补肾固肾，利水化瘀为治疗原则，方中黄芪为君药，现代药理实验证明该药对肾小球基底膜屏障具有保护作用，能减少蛋白尿，有利尿作用[3]；红花、丹皮活血化瘀，为臣药；白术、山茱萸、生地黄、山药、茯苓、桂枝补气利肾，增强机体免疫功能，有利尿、抗凝、抗菌等药理作用；其中白术能较强地调控腹膜孔，有显著的消腹腔积液用[4]；生地黄具有多种免疫调节作用，可明显降低尿蛋白作用，有明显的利尿作用；猪苓、泽泻、萹蓄、瞿麦、葛根有利尿作用，能增加尿量、尿素与氯化物的排泄，同时能抑制肾小管对水的重吸收，有显著的利尿作用，本观察显示补肾活血汤联合常规治疗原发性肾病综合征疗效优于对

照组,能有效减少尿蛋白,升高血浆白蛋白,降低总胆固醇,值得在临床上推广应用。

参 考 文 献

[1] 叶任高. 内科学[M]. 第 6 版. 北京:人民卫生出版社,2006.508.

[2] 郑筱萸. 中药新药临床研究指导原则[M]. 北京:中国医药科技出版社,2002. 233 - 237.

[3] 陈立平,周巧玲,杨敬华,等. 黄芪注射液对肾病综合征患者肾小管的保护作用[J]. 中南大学学报·医学版,2004,29(2):152 - 153.

[4] 刘思贞,邵玉芹,祝希娴. 白术药理研究新进展[J]. 时珍国医国药,1999,10(8): 634 - 635.

(贵阳中医学院学报,2014,36(5):95 - 97.)

归脾汤加减治疗特发性血小板
减少性紫癜 68 例分析

傅汝林　刘宏潇　张雅丽

特发性血小板减少性紫癜(ITP)是常见的出血性疾病,目前仍缺乏疗效持久、副反应小的理想治疗方案。近年来,贵州中医学院附属第一医院血液科在《济生方》归脾汤基础上化裁为归脾汤加减治疗脾不统血型 ITP,并与中医其他证型进行疗效比较,现报道如下。

(一) 材料和方法

1. 案例来源　ITP 患者共 68 例,均为 1988 年 5 月～2001 年 5 月我院门诊及住院案例,其中门诊 50 例,住院 18 例。

2. 诊断标准　根据 1986 年 12 月首届中华血液学会全国血栓与止血学术会议[1]及 1994 年 10 月全国第五届血栓与止血学术会议拟定 ITP 诊断标准[2]。全部 68 例 ITP 患者均经详细询问病史和查体,多次外周血化验以及骨穿检查确诊。所有患者临床上均有不同程度出血,多次检查血小板计数均<100×10^9/L,最低者 10×10^9/L。骨髓增生活跃以外,巨核细胞数正常或增多,有血小板形成者极少,肝、脾和淋巴结无明显肿大。特别注意白细胞计数均>4.0×10^9/L 以除外早期再障和骨髓增生异常综合征。同时经肝功、抗核抗体、类风湿因子、红斑狼疮细胞、血沉、抗链球菌"O"、三碘甲状腺原氨酸 T_3 等检查除外肝病、胶原病及甲状腺功能亢进等引起继发性血小板减少的疾病。

3. 中医辨证标准　参考 1984 年全国中医学会内科学会关于 ITP 分型标准[3]及文献[4]略加修订。

(1) 血热妄行型:病程较短,起病急骤,出血量大而猛,紫癜色鲜红而密集,常可伴见恶寒、发热、咽痛、口干喜冷饮、便干溲赤,无气、血、阴、阳虚损见证,舌红苔黄,脉数有力。

(2) 脾不统血型:病程较长,起病徐缓,出血量少,色浅而渗出不止,紫癜色淡红而稀疏,时隐时现,月经后延,齿衄多见,伴见体倦乏力,神疲懒言,纳少便溏,舌淡苔白,脉沉细无力。

(3) 阴虚火旺型:病程较长,缓解与发作交替出现,发作时病势较急,出血量大而猛,紫癜呈黯红色,下肢多见。经期提前,量多色黯红,可伴见五心烦热、盗汗口干,舌红少苔或光苔,脉细数。

（二）分组方法与一般资料

将 68 例 ITP 患者按中医辨证分型分为三组：即血热妄行组、脾不统血组及阴虚火旺组。血热妄行组 18 例,男 4 例,女 14 例;年龄最大者 65 岁,最小者 9 岁,平均 30 岁;病程最长者 30 年,最短者 1 个月;治疗前血小板计数最高者 $75 \times 10^9/L$,最低者 $11.7 \times 10^9/L$。脾不统血组 24 例,男 5 例,女 19 例,年龄最大者 68 岁,最小者 11 岁,平均 31.5 岁;病程最长者 37 年,最短者 2 个月;治疗前血小板计数最高者 $71 \times 10^9/L$,最低者 $13 \times 10^9/L$。阴虚火旺组 26 例,男 8 例,女 18 例;年龄最在者 71 岁,最小者 12 岁,平均 33 岁;病程最长者 39 年,最短者 2 个月;治疗前血小板计数最高者 $79 \times 10^9/L$,最低者 $10 \times 10^9/L$。三组案例均有不同程度的皮肤紫癜,伴月经过多者 30 例,鼻衄者 42 例,大便黑者 27 例。三组一般资料经统计学处理,无显著性差异,三组条件具有可比性。

用药方法与剂量从治疗之日起,三组案例均予归脾汤加减水煎剂,每日 1 剂,每剂两煎,每煎 200 mL,分早晚口服,连续用药 3 个月。归脾汤加减方药组成：黄芪、党参、白术、当归等。

三组案例在观察期间均停用其他一切治疗性药物,正在服用泼尼松者逐渐减量至停用,但出血严重者需配合止血药治疗。

（三）观察方法及指标

以上三组均自确诊后开始投药,建立观察病历,每周记录症状、体征变化,每 2 周复查 1 次外周血象。

（四）疗效标准

根据 1986 年 12 月首届中华血液学会全国血栓与止血学术会议[1]及 1994 年全国第五届血栓与止血学术会议拟定的 ITP 疗效标准[2]。

（五）统计学方法

用 PEMS 软件包在计算机上做统计学分析,百分率比较采用 χ^2 检验,疗效比较用 Ridit 分析,多组样本均数比较采用方差分析、t 检验。

（六）结果

1. 加减归脾汤治疗三型 ITP 疗效比较（表 1）

表 1　加减归脾汤治疗三型 ITP 疗效比较

组　　别	例数	显效例（%）	良效例（%）	进步例（%）	无效例（%）	总有效率
血热妄行组	18	4（22.2%）*	4（22.2%）	7（38.9%）*	3（16.7%）*	83.3%*
脾不统血组	24	10（41.6%）	6（25.0%）	7（29.2%）	1（4.2%）	95.8%
阴虚火旺组	26	3（11.5%）**	4（15.3%）	13（50.0%）*	6（23.1%）**	76.9%**

注：与脾不统血组比较* $P<0.05$，** $P<0.01$，*** $P<0.001$。

上表显示，经归脾汤加减治疗后，血热妄行组显效率和总有效率明显低于脾不统血组（$P<0.05$），进步率、无效率明显高于脾不统血组（$P<0.05$），良效率与脾不统血组无差异；阴虚火旺组显效率亦明显低于脾不统血组（$P<0.01$），进步率高于脾不统血组（$P<0.01$），良效率与脾不统血组无差异，无效率与总有效率均显著低于脾不统血组（$P<0.01$），其中以脾不统血组疗效最好，血热妄行组次之，阴虚火旺组最差。

2. 加减归脾汤对三型 ITP 治疗前后血小板计数比较（表 2）

表 2　归脾汤加减对三型 ITP 治疗前后血小板计数比较（PLT$\times10^9$/L）（$\bar{x}\pm s$）

组　　别	例　数	治疗前	治疗后
血热妄行组	18	43.57±23.66	88.52±29.72***△
脾不统血组	24	45.08±19.77	101.82±21.02***
阴虚火旺组	26	46.25±26.12	76.83±24.34***△△△

注：与本组治疗前比较* $P<0.05$，** $P<0.01$，*** $P<0.001$。治疗后与脾不统血组比较△ $P<0.05$，△△ $P<0.01$，△△△ $P<0.001$。

从表 2 可知，经归脾汤加减治疗后，三组血小板计数均较治疗前有明显提升（$P<0.001$），但治疗后脾不统血组血小板计数明显高于血热妄行组（$P<0.05$）和阴虚火旺组（$P<0.001$）。

（七）讨论

特发性血小板减少性紫癜是以出血及外周血血小板减少、骨髓巨核细胞数正常或增多伴有成熟障碍为主要表现的常见出血性疾病，为自身免疫性疾病，属中医学"血证"、"发斑"、"葡萄疫"等范畴。血证无非虚与实，或虚不摄血，或迫血妄行，虚证之中尤与脾脏关系密切。《难经》云："脾……主裹血"。脾气充足是脾统血的生理基础，脾胃虚弱是脾不统血的病理实质，脾虚失其统摄之职是 ITP 的病机关键，益气健脾摄血是 ITP 的重要治法。临床研究表明，归脾汤加减治疗脾不统血型 ITP 取得很好疗效。

归脾汤加减由宋代严用和《济生方》归脾汤加减变化而来。归脾汤为治疗脾不统血证的代表方,功用益气补血,健脾养心,主治脾虚失其统摄之职的出血诸症。方中人参、黄芪、白术、茯苓、炙甘草等甘温补脾益气,乃四君子汤加黄芪,其中人参、黄芪大补脾气;白术苦温,健脾燥湿;炙甘草甘温,调中益气健脾。脾胃运化功能振奋,则气血生化旺盛,心血充足,心神可安;脾气充足,血自循经。龙眼肉甘温益心脾,补气血而安神。当归配伍黄芪为当归补血汤,能益气生血;当归长于调经,且引血归其所属之经。生姜、大枣和胃健脾,调和营卫以资生化,则气旺而血充矣。

本研究表明,归脾汤加减虽对ITP各证型均有较好治疗作用,但三组疗效有极显著差异($P<0.01$),其中以脾不统血组疗效最好,血热妄行组次之,阴虚火旺组最差;虽然归脾汤加减对三组患者血小板均有提升作用,但尤以脾不统血组提升血小板作用最为显著。结果表明,中医辨证论治理论体系有其客观物质基础,具有准确性、客观性、科学性,提示ITP中医药研究应以辨证论治为基础,辨病与辨证相结合,寻求针对各个证型的有效方剂,各个击破,从而有针对性的提高临床疗效。

参 考 文 献

［1］首届中华血液学会全国血栓与止血学术会议.有关出凝血疾病的诊断标准[J].中华血液学杂志,1987,8(3):183-184.

［2］全国第五届血栓与止血学术会议.几种出血性疾病诊断(及疗效)标准的修订[C].中华血液学杂志,1995,16(6):331-332.

［3］全国中医学会内科学会血证组.全国中医学会内科学会原发性血小板减少性紫癜诊断、疗效评定标准(草案)[J].中国中西医结合杂志,1984,(4):25.

［4］刘峰,麻柔.中西医结合血液病学[M].北京:中国中医药出版社,1998.332-333.

(中医药学刊,2002,20(1):26-27.)

加味泻浊化瘀方联合促红细胞生成素治疗 CKD 3～4 期肾性贫血的临床疗效

郑　靓　詹继红

肾性贫血是慢性肾功能衰竭(简称慢性肾衰)常见的并发症之一,是由于促红细胞生成素不足以及血液中潴留的毒素物质对骨髓功能的抑制,铁和叶酸、维生素 B 不足等引起的,是导致慢性肾脏病加重及死亡的主要原因之一。目前临床治疗多以促红细胞生成素为基础治疗,但其存在一定副反应,如高血钾、高血压等。近年来,中医学运用中西医结合手法在临床应用中积极探索,詹继红教授长期从事肾内科临床及科研工作,对治疗慢性肾衰及相关疾病有独到见解,临床上应用加味泻浊化瘀方联合 EPO 治疗肾性贫血疗效显著。

(一) 资料与方法

1. 一般资料　筛选从 2010 年 9 月～2012 年 9 月贵阳中医学院第一附属医院肾内科门诊及病房符合 CKD 3～4 期并肾性贫血,中医辨证为脾肾两虚,湿毒瘀互结患者 60 例,采用随机数字表法分组为治疗组及对照组。其中治疗组 30 例男性 17 人,女性 13 人,平均年龄(62.07±12.58)岁,慢性肾小球肾炎者 16 人,高血压肾病者 6 人,糖尿病肾病者 5 人,药物性肾损害者 2 人,痛风性肾病 1 人。对照组 30 例男性 18 人,女性 12 人,慢性肾小球肾炎者 16 人,高血压肾病者 8 人,糖尿病肾病者 4 人,药物性肾损害者、痛风性肾病各1人。

2. 方法

(1) 基础治疗:两组患者均给予低盐低脂优质低蛋白饮食,高血压、酸中毒及电解质紊乱等得到纠正。

(2) 观察治疗:治疗组:① 在基础治疗上予促红细胞生成素(EPO)3 000 U 皮下注射每周 1 次,并加服用中药加味泻浊化瘀方(杏仁、白豆蔻、薏苡仁、当归、土茯苓、生大黄、熟大黄、水蛭、地龙、六月雪、石菖蒲、炒麦芽、炒谷芽)100 mL,口服,每天 3 次。② 对照组:在基础治疗上加予促红细胞生成素(EPO)3 000 U 皮下注射每周 2 次,硫酸亚铁叶酸片 200 mg,口服,每天 3 次,两组均观察 3 个月。

(3) 观察指标:对比两组治疗前后中医证候疗效及血红蛋白(Hb)、血肌酐(Scr)、血清铁含量、总铁结合力(TIBC)、转铁蛋白饱和度(TFs)等指标的变化。

(4) 统计方法:数据采用 SPSS 17.0 软件进行统计分析 $P < 0.05$ 具有统计学意义。

（二）结果

1. 中医证候疗效　疗效标准参照《中药新药临床研究指导原则(试行)》症状量化表,治疗组与对照组总有效率分别为 83%、60%,两组比较具有显著性差异($P<0.05$)具有统计学意义,治疗组中医疗效改善优于对照组。

2. 相关指标对比　两组治疗后血红蛋白(Hb)、血肌酐(Scr)、血清铁含量、总铁结合力(TIBC)、转铁蛋白饱和度(TFs)等指标均显著升高($P<0.05$),治疗组优于对照组。治疗组血肌酐水平较对照组下降,两组比较具有显著性差异($P<0.05$)。

（三）讨论

肾性贫血在中医学中当属"虚劳"、"肾劳"等范畴,大多数医家认为其病因病机为正虚邪实,脾肾虚衰,痰瘀内结,气机运行失常至脏腑气血阴阳俱衰[2]。詹继红教授[3]认为肾性贫血乃脾肾两虚,致水湿代谢障碍,湿聚日久化痰,痰湿阻滞经络气血,气血运行不畅久则成瘀而成。加味泻浊化瘀方为詹教授自拟方泄浊化瘀方加味而成,方中以三仁为君,旨在祛湿泄浊,三焦分消,六月雪、土茯苓、石菖蒲、生大黄、熟大黄健脾除湿和胃,当归、炒谷芽、炒麦芽以益气健脾,补血养血,瘀血不去则新血不生,予水蛭、地龙以搜剔经络瘀毒,解痉通络。全方以泻湿浊,祛痰瘀为主,兼以健脾和胃,益气养血政补兼施,瘀血去而新血生。观察结果显示加味泻浊化瘀方联合促红细胞生成素能有效治疗 CKD 3～4 期肾性贫血,改善患者临床症状,减少 EPO 用量及其副反应,安全性好。

参 考 文 献

[1] 郑筱萸.中药新药临床研究指导原则(试行)[M].北京:中国医药科技出版社,2002.163-167.

[2] 郭立中,毛炜.叶传蕙教授治疗肾脏病经验[J].成都中医药大学学报,1998,21(4):1-2.

[3] 雷帅兵,詹继红.詹继红教授辨治肾性贫血的临床经验介绍[J].内蒙古中医药,2012,(8).

(北方药学,2014,11(1):80-81.)

泻浊化瘀方治疗早中期慢性肾衰竭的临床研究

姚　博　詹继红

慢性肾功能衰竭(CRF)是由于各种原发和继发的肾脏疾病引起的肾功能进行性减退，代谢废物潴留，水、电解质和酸碱平衡紊乱的严重临床综合征。慢性肾脏疾病发展的最终阶段是肾功能衰竭。终末期肾病(ESAD)是导致肾病病人死亡最主要的原因。ESAD 的治疗花费巨大，肾脏替代治疗的医疗费用给世界各国都带来了沉重的经济负担，在经济相对欠发达的我国这个问题尤为突出。故加强早中期慢性肾功能衰竭防治，重视延缓 CRF 病程进展，推迟替代治疗开始的时间的研究已成为当今肾脏学界亟待解决的课题。目前西医西药对慢性肾功能衰竭无良好的治疗方法，只能待病情进展至尿毒症期后进行昂贵的替代治疗。临床实践和研究证明，中医药治疗慢性肾功能衰竭具有突出的优势。

(一) 资料与方法

1. 临床资料

(1) 一般资料：观察慢性肾功能衰竭案例 64 例，为贵阳中医学院第一附属医院肾内科 2010 年 9 月～2011 年 5 月门诊和住院患者，随机分为两组：① 治疗组：32 例，男 20 例，女 12 例，年龄最大 86 岁，最小 26 岁，平均(45.24±13.57)岁。病程 6 个月～8 年，平均 (4.76±1.65)年；原发病：慢性肾小球肾炎 15 例，良性肾小动脉硬化 5 例，多囊肾 2 例，痛风性肾病 3 例，糖尿病肾病 7 例；② 对照组：32 例，男 18 例，女 14 例，年龄最大 83 岁，最小 37 岁，平均(44.28±11.54)岁；病程 6 个月～9 年，平均(5.76±1.52)年；原发病：慢性肾小球肾炎 13 例，良性肾小动脉硬化 6 例，多囊肾 3 例，痛风性肾病 2 例，糖尿病肾病 8 例。两组案例年龄、性别、SCr、尿素氮(BUN)水平及临床症状积分差异均无显著性($P>0.05$)，具有可比性。

(2) 诊断标准：参照国家药品监督局 2002 年颁布的《中药新药治疗慢性肾功能衰竭的临床研究指导原则》。

(3) 纳入标准：① 符合慢性肾功能衰竭的诊断标准，属于肾功能不全代偿期、失代偿期 Ccr80～20 mL/min，Scr133～442 μmol/L，且辨证属于脾肾两虚，湿浊毒瘀互结者；② 年龄在 18～70 岁男女患者；③ 感染、酸中毒、电解质紊乱、高血压等得到有效控制。

(4) 排除标准：① 年龄在 18 岁以下，70 岁以上；② 妊娠或哺乳期妇女，或对本治疗措施不能耐受者；③ 伴有心血管、肝脏和造血系统等严重原发或继发性疾病者，过敏体质或对多种药过敏;④ 无法合作者,如精神病患者;⑤ 因可逆性因素造成的一过性肾功能不全者。

2. 方法

(1) 治疗组:对症治疗的基础上,加服中药泻浊化瘀方。共 2 个疗程,1 个疗程 4 周,1 个疗程完毕后休息 1 周继用第 2 个疗程。泻浊化瘀方:薏苡仁 30 g,白豆蔻 10 g,杏仁 10 g,土茯苓 20 g,生大黄、熟大黄各 4 g,水蛭 10 g,地龙 10 g,六月雪 20 g,石菖蒲 20 g,将上药加水 500 mL,煎至 300 mL(贵阳中医学院第一附属医院药剂科制备)。

(2) 一般治疗:两组均采用西医基础治疗严格控制血压,目标血压在 120～130/75～80 mmHg,预防控制感染,纠正酸碱平衡和水、电解质紊乱。纠正肾性贫血给予重组人促红细胞生成素。给予优质低蛋白、高钙、低磷饮食,避免过劳,禁用肾毒性药物,及时预防感冒。

(3) 研究性治疗中药内服:泻浊化瘀方水煎液,每次 100 mL,每日 3 次,饭后温服。

3. 观察指标　内生肌酐清除率(Ccr)、血肌酐(Scr)、转化生长因子 β_1(TGF - β_1),IV 型胶原(IV - C),胱抑素 C(CysC),尿素氮(BUN),血 β_2 微球蛋白(β_2 - MG),尿 β_2 微球蛋白(β_2 - MG),血红蛋白(Hb)。转化生长因子 β_1(TGF - β_1),IV 型胶原(IV - C),胱抑素 C(CysC)试剂盒皆为武汉博士德生物工程有限公司提供。在贵阳中医学院第一附属医院中心实验室完成实验。其余检测指标在贵阳中医学院第一附属医院检验科完成。

(二) 统计学方法

采用 SPSS11.5 统计软件进行处理,数据由均数±标准差($\bar{x}\pm s$)表示,组间比较采用方差分析,计量资料采用 t 检验,计数资料采用 χ^2 检验。

(三) 结果(表1)

表1　64 例患者治疗前后各项指标的变化($\bar{x}\pm s$)

观察指标	治疗组		对照组	
	治疗前	治疗后	治疗前	治疗后
Ccr(mL/min)	38.02±10.23	46.02±9.76	39.13±8.42	42.34±11.42
Scr(μmol/L)	298.12±83.25	254.34±93.25	293.34±94.14	287.43±69.25
BUN(mmol/L)	24.35±1.2	19.24±2.8	25.47±2.9	21.27±4.6
TGF - β_1(μg/L)	3.53±0.31	21.71±0.78	3.69±0.23	3.43±0.56
IV - C(μg/L)	37.14±8.4	19.32±9.6	35.42±7.6	29.52±9.3
CysC(mg/L)	1.71±0.56	0.72±0.49	1.73±0.48	1.14±0.38
血 β_2 - MG(mg/L)	8.43±1.2	2.27±2.6	8.43±1.2	5.35±2.1
尿 β_2 - MG(mg/L)	5.49±2.1	1.89±3.2	6.26±1.95	5.43±2.1
Hb(g/L)	97.78±2.1	109.78±3.7	94.82±5.8	97.25±3.4

结果分析:治疗组显效 19 例(60%),有效 8 例(25%),无效 2 例,加重 1 例,总有效率 85%。对照组显效 10 例(30%),有效 11 例(35%),无效 8 例,加重 3 例,总有效率 65%。两组比较有显著性差异($P<0.05$)。治疗组治疗后血 Ccr、Scr、BUN,血 β_2 - MG,尿 β_2 - MG,

血清 TGF-β_1、IV-C、CysC 均比治疗前明显降低（$P<0.01$），且与对照组治疗后比较有显著性差异（$P<0.01$），Hb 也有提高与对照组比较也有显著性差异（$P<0.01$），说明治疗组在改善肾功能，降低血清 TGF-β_1、IV-C、CysC 等方面优于对照组。

（四）讨论

慢性肾功能衰竭属中医"关格"、"溺毒"等范畴，其基本病机为本虚标实，其本虚为肾（阳）气亏虚，兼及于脾，标实为湿浊、瘀毒[1]。慢性肾功能衰竭患者肾气受损，气化功能不足，使湿蕴成浊，升降失司，浊阴不降而在体内蓄积，故治疗应以固护肾气，通下泄浊，解毒排毒为治疗大法。故本实验应用泄浊化瘀方辨证施治合理。

肾间质纤维化（RIF）作为独立危险因素比肾小球病变对肾脏病预后的影响更大，RIF 几乎是各种慢性肾脏疾病进展至终末期肾衰（ESRD）的共同表现和主要病理基础[2]。目前认为其形成机制是各种原因造成细胞外基质在间质的大量堆积，现代医学治疗的效果尚不理想，而现代药理研究表明中医药在防治 RIF 方面显示出良好的前景。运用泻浊化瘀方治疗慢性肾功能衰竭，通过观察疗效并测定其治疗前后 Ccr、Scr、转化生长因子 β_1 的变化，从现代药理学角度研究探讨泻浊化瘀方对早中期肾衰患者的治疗作用及抗肾脏纤维化机制。为早中期慢性肾衰患者提供了一种有效延缓肾衰进展的治疗药物，能保护其残存肾功能，抗肾脏纤维化减少医疗支出，为泻浊化瘀方治疗慢性肾衰竭提供一理论依据。

参 考 文 献

［1］张昱，李琦.中药灌肠对慢性肾衰竭患者肾功能及血 TGF-β_1 的影响[J].中国现代医生，2008，46(31)：4.
［2］赵建辉，陈洪宇.肾间质纤维化的中医药防治机制研究进展[J].光明中医，2009，24：3.

（贵阳中医学院学报，2012，34(3)：32-34.）

自拟补肾活血方治疗慢性肾功能不全的临床疗效对比观察

谢 恂 詹继红 毕 莲 郭银雪 黄宁川 张晶晶

慢性肾功能不全,又称慢性肾功能衰竭(CRF),是一种严重影响患者生命质量和生命安全的常见病。据统计,本病年发病率约占自然人群的 100/100 万～150/100 万[1],我国慢性肾功能不全病人数目较大,西医只要依靠透析及肾脏移植治疗,但因技术要求高,费用昂贵,受国家及个人财力限制,尚不能广泛开展。我科根据中医辨证,总结出本病的病机以脾肾阴阳衰惫为本,瘀血内聚成毒是标,并以本虚标实为主要表现。故以补肾活血为法,自拟补肾活血方治疗慢性肾功能不全,取得很好疗效,现总结如下。

(一) 资料与方法

1. 一般资料 收集 2010～2013 年间贵阳中医学院第一附属医院住院病人 42 例,均符合王海燕编著《肾脏病学》中慢性肾功能不全的诊断标准。血肌酐(Scr)在 133～707 $\mu mol/L$ 之间。随机分为中药治疗组和对照组。治疗组 21 例,男 12 例,女 9 例,年龄 18～53 岁,平均(41±12)岁;对照组 21 例,男 10 例,女 11 例,平均(39±15)岁,两组年龄、性别、肾功能经统计学处理,差异均无统计学意义($P>0.05$),具有可比性。

2. 治疗方法 两组患者常规给予优质低蛋白饮食,控制感染、控制血压、抗贫血及止血治疗,纠正水电解质紊乱和酸碱平衡失调,调节钙磷代谢等对症支持治疗;中药治疗组在常规治疗基础上加服用本科自拟补肾活血方(大黄、白术、茯苓、车前子、黄芪、何首乌、川芎、丹参、甘草、红花),水煎(中药统一由贵阳中医学院第一附属医院中药房提供,并统一熬制配发),口服,每日 3 次,每次 200 mL;对照组在常规治疗基础上服用包醛氧淀粉(天津太平洋制药有限公司生产,国药准字 H12021136),每次 5 g,每日 3 次,温开水冲服。共治疗 3 个月。

3. 观察项目 主要观察治疗前后患者的临床表现、血尿素氮(BUN)、血肌酐(Scr)、血浆白蛋白(ALB)变化情况。

4. 疗效判定标准 显效:自觉症状消失,Scr 下降$>30\%$,ALB 明显提高;有效:自觉症状减轻,Scr 下降$\geqslant 20\%$,ALB 提高;无效:自觉症状无改善,Scr 未下降或下降幅度$\leqslant 20\%$,ALB 无明显变化。

（二）结果

经治疗 3 个月后,中药治疗组:显效 12 例,有效 6 例,无效 3 例,总有效率 85.7%;对照组:显效 8 例,有效 5 例,无效 8 例,总有效率 61.9%。中药治疗组在降低 BUN、SCr,提高 ALB、改善症状方面疗效确切,且明显优于对照组($P<0.05$)。

（三）讨论

慢性肾功能不全是各种病因引起的肾脏损害逐渐发展,最终导致肾功能减退而出现的临床综合征,是所有进展性肾脏疾病的最终结局。慢性肾功能不全的临床表现属中医学"关格"、"癃闭"、"溺毒"、"虚损"等范畴。中医认为慢性肾功能不全的病机以脾肾阴阳衰惫为本,瘀血内聚成毒是标,并以本虚标实为主要表现。按张仲景《伤寒论》,我们认为慢性肾功能不全的病机关键为"虚、瘀、湿、逆"。本科正是鉴于此,通过多年的临床观察及中医辨证,拟定补肾活血汤治疗慢性肾功能不全,方中生大黄通腑泄浊,使湿浊之邪从大便而出;白术健脾除湿,茯苓、车前草利尿除湿,共奏通腑降浊之功;黄芪健脾益气,制何首乌补肾益精,共奏健脾益肾之功;川芎、丹参、红花活血化瘀,甘草解毒,调和诸药,共奏补肾活血之功。临床及药理学研究证实,生大黄含有蒽醌及其苷类、蒽酮类、双蒽酮及其苷类等,含有鞣质、有机酸和雌激素样物质等。加强了肠道排泄毒性物质的能力,增加粪氮排泄,影响氮质代谢,明显减少氧耗量、糖异生量,降低残余肾的高代谢异常。生大黄除对自身氮质代谢的影响外,还选择性地抑制了肾脏,特别是肾小管细胞的高代谢状态,从而缓解了慢性肾功能衰竭的进展。实验证明,大黄可降低血管通透性,使血小板聚集性明显增高,并有升高血小板数目、缩短凝血时间的作用[2],黄芪含多种酸碱及微量叶酸,具有显著的免疫调节活性和扩张血管、增加肾血流量、利尿、升高血浆白蛋白、减少尿蛋白等作用。川芎、丹参有改善血流动力学、降低血压、抗氧化,减轻肾小球过氧化脂质损害,延缓肾小球硬化的作用[3]。本方药对慢性肾功能不全的治疗效果明显,可缓解临床症状,延缓病情发展,延缓进入血透治疗时间,延长生存期,提高患者的生活质量而且价格低廉,具有临床实用价值。

参 考 文 献

［1］叶任高,沈清瑞.肾脏病诊断及治疗学[M].北京:人民卫生出版社,1995.516.

［2］薛建国,李缨.实用单方大全[M].南京:江苏科学技术出版社,2002.138-139.

［3］蔡光先,赵玉庸.中西医结合内科学[M].北京:中国中医药出版社,2005. 460-465.

（贵阳中医学院学报,2014,36(4):117-118.）

清透治疗法对 60 例慢性肾功能衰竭的临床观察

马　娟　詹继红

慢性肾功能衰竭(CRF)是由于各种原发和继发的肾脏疾病引起的肾功能进行性减退，代谢废物潴留，水、电解质和酸碱平衡紊乱的严重临床综合征。慢性肾脏疾病发展的最终阶段是肾功能衰竭，其病理变化是肾脏纤维化。治疗上，目前西医非替代疗法对中晚期肾衰尚无良策，只能待病情恶化后进行昂贵的替代治疗。大量临床研究和实践证明，当病情发展至肾功能衰竭，应用中药为主治疗的非透析疗法对于保护残余肾单位，延缓肾功能衰竭之进展具有较好的作用。现将我们应用清透治疗法延缓肾功能衰竭、抗肾脏纤维化的临床观察结果报告如下。

(一) 临床资料

1. 诊断标准　慢性肾功能衰竭中、西医诊断标准均参照国家药品监督局 2002 年颁布的《中药新药治疗慢性肾功能衰竭的临床研究指导原则》制定。

2. 纳入及排除标准

(1) 纳入标准：符合慢性肾功能衰竭的诊断标准，属于肾功能不全失代偿期、肾功能衰竭期 Ccr15～30 mL/min，Scr300～550 μmol/L 且辨证属于脾肾两虚，湿毒瘀互结者；年龄在 18～70 岁男女患者；感染、酸中毒、电解质紊乱、高血压等得到有效控制；未接受肾脏替代治疗者。

(2) 排除标准：妊娠或哺乳期妇女，或对本治疗措施不能耐受者；伴有心血管、肝脏和造血系统等严重原发或继发性疾病者；过敏体质或对多种药过敏；无法合作者，如精神病患者；因可逆性因素造成的一过性肾功能不全者。

(3) 一般资料：本研究案例来自本院 2007～2009 年肾内科住院、门诊病人。共入选患者 60 例，男 35 例，女 25 例。平均年龄 60.6 岁，平均内生肌酐清除率 20.3 mL/min，平均血肌酐 370.55 μmol/L，平均尿素氮 15.5 mmol/L，平均血清 TGF－β_1 28.4 pg/mL。

(二) 方法

1. 治疗方法　采用低盐低脂优质低蛋白饮食，西医控制血压、控制血糖等对症处理的基础上使用中医清透治疗法,具体包括以下。

(1) 内服中药:清透方:生大黄、熟大黄各 4 g,猫爪草 20 g,白豆蔻 10 g,薏苡仁 30 g,水蛭 10 g,九香虫 15 g 将上药加水 500 mL 煎至 300 mL。每次 100 mL,每日 3 次,饭后温服(贵阳中医学院第一附属医院药剂科制备)。每 4 周为 1 个疗程,休息 1 周,继续第 2 个疗程。

(2) 中药结肠透析:① 结肠透析:先用透析机肠道清洗,将透析液加温至 37.0～38.0℃时进行结肠透析,保留 0.5～1 小时以上。尽可能更久,每日 1 次,以病人每人泻便 2～3 次为宜。每 4 周为 1 个疗程,休息 1 周,继续第 2 个疗程。② 灌肠:将灌肠方(组成:大黄 30 g,蒲公英 30 g,牡蛎 30 g,败酱草 30 g)加水至 200～300 mL 煎至 100 mL。待药液温度降至 37.0～38.0℃时灌肠,保留 1 个小时以上。每日 1 次,以病人每人泻便 2～3 次为宜。每 4 周为 1 个疗程,休息 1 周,继续第 2 个疗程。

2. 观察指标及方法　① 治疗前、后均行内生肌酐清除率(Ccr)、尿素氮(BUN)、血肌酐(Scr)、转化生长因子 β(TGF-β_1)的检测;② 观察患者有无不良反应,如:过敏、出血等,必要时做大便常规检查。

3. 疗效评定标准

(1) 中医症状疗效标准参照国家药品监督局 2002 年颁布的《中药新药治疗慢性肾功能衰竭的临床研究指导原则》制定:根据积分法判定,疗效指数(n)=(治疗前积分-治疗后积分)/治疗前积分×100%。显效:70%;有效:30%<n<70%;无效:n<30%。

(2) 疗效标准参照国家药品监督局 2002 年颁布的《中药新药治疗慢性肾功能衰竭的临床研究指导原则》制定。显效:血肌酐、TGF-β_1 值较治疗前减少≥30%;有效:血肌酐、TGF-β_1 值较治疗前减少≥20%而<30%;无效:血肌酐、TGF-β_1 值较治疗前减少<20%,甚至为进行性恶化。

(三) 结果

患者无不良反应,16 例显效,41 例有效,3 例无效,总有效率 95%。

(四) 讨论

慢性肾脏病(CKD)近年来呈流行趋势,已成为全球性的公共卫生事件。CRF 为 CKD 的最终结局,全球 CRF 的发病率每年正以惊人速度逐年增长。慢性肾功能衰竭主要病理改变为肾组织纤维化。转化生长因子-β_1(TGF-β_1)是目前已知致纤维化最强的细胞因子,其过度表达可促进肾组织 ECM 过度堆积[1]。细胞外基质(ECM)合成增多而降解减少是导致肾脏纤维化的中心环节和主要机制。西医非替代疗法对中、晚期肾衰尚无良策,只能待病情进一步发展后进行昂贵的替代治疗。我科经过大量的临床研究,应用中医清透治疗法治疗 CRF 在延缓肾功能衰竭及抗肾脏纤维化方面有一定的疗效。

慢性肾衰竭属中医学“关格”、“肾劳”、“肾风”、“癃闭”、“溺毒”、“腰痛”等范畴,发病机制为脾肾两虚,湿毒瘀互结。病机属本虚标实,采用清透法内外兼治,疗效显著。内用清透方中以生大黄、熟大黄为君药,取其通腑泄浊之效,辅以猫爪草、白豆蔻、薏苡仁健脾补肾,祛湿解毒,水蛭、九香虫活血祛瘀。诸药合用补肾健脾,通腑排毒,逐邪而不伤正。口服中药的同时配合中药外治法,以大黄为主的水煎液灌肠,具有荡涤积滞,祛瘀生新,畅通三焦之效。大黄泻下导滞通腑,蒲公英、败酱草清热解毒利湿,促进毒素排出;煅牡蛎有收涩作用,使药物附着于肠黏膜,便于吸收。诸药合用灌肠以通腑泻浊,活血化瘀,解毒祛湿为原则,从而达到通利大便,调畅三焦气机,达到清除血液中毒素及有害物质的目的。

总之在慢性肾功能衰竭中、晚期,应用清透治疗法内外兼治,在延缓肾衰竭、抗肾脏纤维化有一定疗效,可延缓患者病情进一步发展。

参 考 文 献

[1] Tatsuo Yamamoto, Nacy A Noble, Arthur H Cohen, et al. Expression of transforming growth factor beta isoforms in human glomerular diseases [J]. Kidney International,1996,49(2):461 - 469.

(贵阳中医学院学报,2011,33(3):106 - 107.)

基础医学研究

补肾调肝化瘀法对再生障碍性贫血大鼠外周血象的影响

吴晓勇　毕　莲　傅汝林

再生障碍性贫血(AA,简称再障)是一组由于化学、物理、生物因素及不明原因所致的骨髓干细胞及(或)造血微环境损伤,以红髓向心性萎缩,被脂肪髓代替,外周血全血细胞减少为特征的疾病。临床表现为出血、贫血、感染等。本实验通过建立再生障碍性贫血大鼠模型,应用补肾调肝化瘀中药进行治疗,观察该药对再生障碍性贫血模型大鼠外周血象的影响。

(一) 材料与方法

1. 实验动物　SD大鼠,雌雄各半,8~10周龄,体重180~200 g,共40只。由贵阳医学院实验动物中心提供,合格证号 SOXK(黔)2002-2001。

2. 建立再障模型　参照文献[1]建立大鼠再障模型。

3. 实验用药　白消安(上海华联制药公司),再障生血片(辽源市亚东中药有限责任公司生产),补肾调肝化瘀中药组成:巴戟天、菟丝子、旱莲草、仙茅、淫羊藿、柴胡、白芍、红花、鸡血藤等(贵阳中医学院第一附属医院中药房提供),常规煎制成 3 g/mL(生药浓度)。

4. 实验分组及给药　将SD大鼠随机分为4组,每组10只,分为正常对照组、模型对照组、再障生血片治疗组、补肾调肝化瘀中药治疗组,再障生血片治疗组与补肾调肝化瘀中药治疗组于造模成功后分别按比例给予再障生血片混悬液和补肾调肝化瘀中药煎剂灌胃,0.15 mL/kg体质量,每天2次,连用14天后处死大鼠。生理盐水组造模成功后予等量生理盐水灌胃。正常对照组常规饲养。

5. 实验仪器　CSF-820型全自动细胞学记数分析仪(日本光电公司)。

6. 统计方法　所得数据用Microsoft Excel统计软件进行统计分析。结果用均数±标准差($\bar{x}\pm s$)表示。

（二）结果

1. 各组大鼠外周血血象的变化（表1）

表1 各组大鼠外周血血象的变化表（$\bar{x}\pm s$）

组 别	n	HGB(g/L)	RBC($\times 10^{12}$/L)	WBC($\times 10^9$/L)	PTL($\times 10^9$/L)
空白对照组	10	141.8±3.74	9.46±0.34	11.97±0.65	428.10±4.43
生理盐水组	7	115.29±3.30*	4.81±0.39*	2.21±0.29*	314.10±4.63*
生血片组	8	121.38±2.72△	5.23±0.24△	11.24±0.31△△	425.25±4.74△△
空中药组	9	125.78±2.72△▲	5.21±0.25△	12.57±0.32△△▲	432.11±4.86△△▲

注：与正常组对比* $P<0.01$，与生理盐水组比△ $P<0.05$，△△ $P<0.01$，与再障生血片组比▲ $P<0.05$。

2. 各组大鼠网织红细胞计数的变化（表2）

表2 各组大鼠外周血血象的变化表（$\bar{x}\pm s$）

组 别	n	网织红细胞计数（%）
空白对照组	10	1.36±0.18
生理盐水组	7	0.39±0.13*
生血片组	8	0.58±0.17*△
中药组	9	0.59±0.15*△▲

注：与正常组对比* $P<0.01$，与生理盐水组比△ $P<0.05$，△△ $P<0.01$，与再障生血片组比▲ $P<0.05$。

（三）讨论

再生障碍性贫血以贫血、出血、感染为主要临床表现。中医诊治再障，依其临床表现、病因病机及发病特点，将其归属于"虚劳""血虚""血证""虚损"等范畴。它与肝、脾、肾三脏关系密切，尤其与肾的关系最为密切。"肾藏精，主骨、生髓"，精血同源，互为资生，肾精亏损则骨髓不充，精血无以化生。《张氏医通》曰："人之虚，非气即血，五脏六腑莫能外焉。而血之源头在乎肾，气之源头在乎脾。"肝藏血，主疏泄，肝木不疏则气机壅滞，肾精转化为血受影响。《血证论》曰："肝主藏血……木气冲和条达，不致遏郁，则血脉得畅。"血的生成运化有赖肝木之气的疏泄；再障迁延日久，正气虚弱，营卫涩滞，易致血瘀。《内经》曰："病久日深，荣卫行涩，经络时疏，故不通。"中医有"病久必有瘀""久病入络"之说。可见，慢性再生障碍性贫血以肾虚肝郁血瘀为其病理基础，故治以补肾温阳为主，兼以调肝，辅以化瘀。本实验结果表明：补肾调肝化瘀中药能提高再障模型大鼠的外周血白细胞、红细胞、血红蛋白、血小板和网织红细胞，为其在临床上的应用提供了一定的科学依据。

参 考 文 献

［1］李家增，王鸿利，韩忠朝.血液实验学［M］.上海：上海科学技术出版社，1997.628.

（甘肃中医，2006，19（10）：34－35.）

补肾调肝化瘀方对再生障碍性贫血模型大鼠的调控因子的影响

罗　莉

再生障碍性贫血(AA)是由于化学、物理和生物因素等多种病因或不明原因引起的骨髓造血功能衰竭,导致全血细胞减少的一组综合征。中医认为,从属于"虚劳"、"血虚"等范畴,治疗多采用补肾为主,或兼健脾,或兼补气血,或兼活血,贵阳中医学院第一附属医院已故著名中医血液病专家许玉鸣教授用补肾调肝化瘀法治疗 AA 临床疗效较好,所以本研究采用马利兰造成大鼠模型,观察补肾调肝化瘀方对再障大鼠外周血象、造血调控因子的作用,探讨该方治疗再障对免疫紊乱与造血关系的作用机制。

(一) 材料

1. 实验动物　Wistar 大鼠,体重 280～320 g,8 周龄,雌性,共 50 只,由重庆第三军医大学实验动物中心提供(合格证号: 医动字第 310101014)。

2. 药品

(1) 马利兰片剂,由上海华联制药有限公司出品,产品批号 030503,将片剂研磨成 2 mg/mL 的悬液备用。

(2) 甲睾酮片,由成都药业股份有限公司出品,产品批号 020303。5 mg/片溶于 0.9%生理盐水中制成 1 mg/mL 浓度的药液待用。

(3) 中药制剂: 补肾调肝化瘀方由巴戟天、菟丝子、旱莲草、女贞子、仙茅、淫羊藿、柴胡、白芍、红花等组成,按临床用药比例配成 300%水煎剂浓缩液(每 mL 含生药 3 g)。

3. 试剂　IL-2、TNF-α 放射免疫测定药盒均购自中国人民解放军总医院科技开发中心放免研究所。

4. 仪器　CSF-820 型全自动学细胞记数分析仪(日本光电公司生产),80-2 离心沉淀器(上海手术器厂生产),KDC-2044 低速冷冻离心机器(中国科技大学科技实业总公司中佳光电仪器公司生产),GC-1200r 放射免疫计数器(科大创新股份有限公司中佳分公司生产),IFCX-0128 型低温冰箱(意大利生产),倒置显微镜等。

(二) 方法

1. 模型制作　参照文献[1]采用马利兰悬液自第 1 天至第 10 天每天早晚 2 次胃饲

0.5 mL/100 mg,建立从大鼠模型。

2. 实验分组及给药剂量　将大鼠随机分为 5 组,每组 10 只,分别为正常对照组、模型生理盐水组、模型甲睾酮组(1 mg/mL,相当于临床用量的 7 倍)、模型补肾调肝化瘀方大剂量组(6 g/mL,相当于临床用量的 14 倍)、模型补肾调肝化瘀方中剂量组(3 g/mL,相当于临床用量的 7 倍),均从末次胃饲后 36 小时后分别以 0.87 mL/100 g 体重灌胃 0.9%生理盐水和补肾调肝化瘀方,每日 1 次,连续 10 天。

3. 观察指标及检测方法

(1) 一般体征观察:观察实验中大鼠的精神状态,皮毛光泽,饮食饮水量,大小便,体重变化及死亡情况。

(2) 对 AA 模型大鼠外周血的影响:在造模前、造模后、末次给药后次日每只实验大鼠尾静脉取血,用 CSF-820 型全自动血细胞记数分析仪计数。

(3) 对 AA 模型大鼠骨髓象有核细胞的影响:末次给药后次日(实验第 21 天),剥离大鼠胸骨,取胸骨骨髓涂片,瑞氏染色后,在显微镜下(10×100)计数 200 个有核细胞,进行骨髓细胞分类,同时计数全片(6 mm×6 mm)巨核细胞数。

(4) 对 IL-2、TNF-α 含量的影响:取大鼠股静脉血 5 mL,离心后吸取上清液 200 mL,置于-20℃冰箱储存以备检测 IL-2、TNF-α 用,IL-2、TNF-α 均采用放免法。严格按照说明书操作。

(三) 结果

1. 一般体征　模型组从胃饲马利兰后第 7 天逐渐出现精神委靡,眯眼,扎堆,反应迟钝。行动迟缓,甚至行走不稳,唇瓣灰白,毛色枯槁,散乱竖起,角膜浑浊,饮食饮水量减少,逐渐消瘦,还出现鼻出血情况。除补肾调肝化瘀方大剂量组无 1 只死亡外,其余各组在实验过程中均有大鼠死亡,模型生理盐水组死亡 3 只,其余治疗组各死亡 2 只。

2. 补肾调肝化瘀方对从模型大鼠外周血象的影响(表 1)　AA 模型大鼠各组白细胞、血红蛋白、血小板均明显低于正常对照组($P<0.001$),甲睾酮组、补肾调肝化瘀方大剂量组、补肾调肝化瘀方中剂量组治疗后白细胞、血小板较治疗前均有显著回升($P<0.05$)。三组之间有差异($P<0.05$),其中补肾调肝化瘀方大剂量组对白细胞、血小板作用最为显著($P<0.001$),补肾调肝化瘀方大剂量组治疗后血红蛋白明显提升($P<0.001$),而甲睾酮组、补肾调肝化瘀方中剂量组对血红蛋白无提升作用,三组之间存在显著差异($P<0.01$)。

表 1　补肾调肝化瘀方对 AA 模型大鼠外周血象的影响($\bar{x}\pm s$)

组　别		N	WBC($\times10^9$/L)	HB(g/L)	PLT(10^9/L)
正常对照组		10	12.67±3.27	146.33±4.16	442±75.18
模型生理盐水组		7	1.89±1.06*	81.4±18.46**	72.7±5.8***
模型甲睾酮组	治疗前	10	0.78±0.4	134.63±9.71	297.5±8 708
	治疗后	8	16.6±6.18△△	114.1±22.85	779±388△△

续　表

组　别		N	WBC(×10⁹/L)	HB(g/L)	PLT(10⁹/L)
模型补肾调肝化 瘀方大剂量组	治疗前	10	1.07±0.52	130.5±9.87	340.3±64.1
	治疗后	10	26.6±2.77△△▲▲	147±9.5△△△▲▲	911±244△△△
模型补肾调肝化 瘀方中剂量组	治疗前	10	1.01±0.75	116.25±26.1	253.6±114
	治疗后		89.29±5.21△△▲###	95.13±22.77###	333.6±162△▲▲###

注：治疗前后比较* $P<0.05$，** $P<0.01$，*** $P<0.001$；与正常对照组比* $P<0.05$，** $P<0.01$，*** $P<0.001$；与模型甲睾酮组治疗后比▲ $P<0.05$，▲▲ $P<0.01$，▲▲▲ $P<0.001$；与模型补肾调肝化瘀方大剂量治疗后比# $P<0.05$，## $P<0.01$，### $P<0.001$。

3. 补肾调肝化瘀方对从模型大鼠胸骨骨髓象有核细胞的影响（表2）　模型生理盐水组巨核细胞、粒细胞较正常对照组明显减少（$P<0.05$），而模型甲睾酮组、模型补肾调肝化瘀方大剂量组、模型补肾调肝化瘀方中剂量组治疗后与模型生理盐水组比明显升高（$P<0.05$），且与正常对照组已无明显差异，三组间无明显差异。

表 2　补肾调肝化瘀方对 AA 模型大鼠胸骨骨髓象有核细胞的影响（$\bar{x}\pm s$）

组　别	N	粒系(%)	红系(%)	巨核细胞(个/片)	淋巴细胞(%)
正常对照组	10	42.8±5.6###	26.7±3.5###	189±67	26.8±3.8
模型生理盐水组	7	28.7±2.5#	34.8±4.2*	78±48#	26.9±3.2
模型甲睾酮组	8	37.2±5.8△	33.2±3.9*	138±58△	24.8±5.3
模型补肾调肝化瘀大剂量组	10	39.8±5.2△▲	32.2±3.6*▲	162±82▲▲▲	24.3±4.2
模型补肾调肝化瘀中剂量组	8	36.7±4.9△▲▲	33.4±5.7*▲▲	149±84△▲▲▲	2 626±2.4

注：与正常对照组比* $P<0.05$；与模型生理盐水组比较* $P<0.05$；与模型甲睾酮组比▲ $P<0.05$，▲▲ $P<0.01$，▲▲▲ $P<0.001$；与模型补肾调肝化瘀方大剂量组比# $P<0.05$，### $P<0.001$。

4. 补肾调肝化瘀方对从模型大鼠 IL-2 含量的影响（表3）　模型生理盐水组与正常对照组相比，IL-2 的含量明显升高（$P<0.05$），模型甲睾酮组、模型补肾调肝化瘀方大剂量组、模型补肾调肝化瘀方中剂量组治疗后使 IL-2 的含量明显下降，与模型生理盐水组有显著差异（$P<0.01$），但与正常组比较还有差异（$P<0.05$），模型补肾调肝化瘀方大剂量组、模型补肾调肝化瘀方中剂量组治疗后 IL-2 的含量与模型甲睾酮组有极显著性差异（$P<0.001$）。

表 3　补肾调肝化瘀对从模型大鼠 IL-2 含量的影响（$\bar{x}\pm s$）

组　别	N	IL-2(ng/mL)
正常对照组	10	9.17±0.45** #▲
模型生理盐水组	7	11.54±1.46*** ## ▲▲
模型甲睾酮组	8	5.16±0.21### *
模型补肾调肝化瘀方大剂量组	10	6.88±0.67### ▲▲▲ *
模型补肾调肝化瘀方中剂量组	8	7.14±0.26## ▲▲▲ *

注：与正常对照组比* $P<0.05$，** $P<0.01$，*** $P<0.001$；与模型生理盐水组比较# $P<0.05$，## $P<0.01$，### $P<0.001$；与模型甲睾酮组比▲ $P<0.05$，▲▲ $P<0.01$，▲▲▲ $P<0.001$；与模型补肾调肝化痰方大剂量组比# $P<0.05$，## $P<0.01$，### $P<0.001$。

5. 补肾调肝化瘀方对从模型大鼠 TNF-α 含量的影响（表4）　模型生理盐水组与正常对照组相比，TNF-α 的含量显著升高（$P<0.001$），模型甲睾酮组、模型补肾调肝化瘀方大剂量组、模型补肾调肝化瘀方中剂量组治疗后均使 TNF-α 的含量明显下降，与模型生理盐水组有显著差异（$P<0.01$）。但与正常组比较还有差异（$P<0.05$），三组治疗后 TNF-α 的含量差异。

表4　补肾调肝化瘀对从模型大鼠 TNF-α 含量的影响（$\bar{x}\pm s$）

组　　别	N	TNF-α(ng/mL)
正常对照组	10	2.21±1
模型生理盐水组	7	4.89±0.61*** ▲
模型甲睾酮组	8	3.7±0.59## * ▲▲
模型补肾调肝化瘀方大剂量组	10	3.5±0.94## * ▲▲▲
模型补肾调肝化瘀方中剂量组	8	3.6±0.03#### *

注：与正常对照组比 * $P<0.05$，*** $P<0.001$；与模型生理盐水组比较 ## $P<0.01$，### $P<0.001$；与模型甲睾酮组比▲ $P<0.05$，▲▲ $P<0.01$，▲▲▲ $P<0.001$；与模型补肾调肝化瘀方大剂量组比 ## $P<0.01$，### $P<0.001$。

（四）讨论

1. 再障病机与治疗的再认识　再生障碍性贫血属中医"虚痨"、"血虚"等范畴，在中医学上其病因为先天不足，烦劳过度，脾胃虚弱，肾精亏虚及外感邪毒等伤及气血、脏腑，尤其是影响到肾、脾、肝及骨髓。《张氏医通》云："人之虚，非气虚，非气即血，五脏六腑莫能外焉。而血之源头在乎肾，气之源头在乎脾。"笔者认为再障的发病机制在于肾虚，肾主骨生髓，髓生精，精生血，精血同源并互为资生，肾虚还易导致其他脏腑之虚，从而出现再障的常见症状。同时，中医认为：肝藏血，肝主疏泄。《血证论》中说："肝主藏血，至其所以能藏之故，则以肝属木，木气冲和条达，不致遏郁，则血脉得畅。"另外，《灵枢·决气篇》说："中焦受气取汁，变化而赤，是谓血。"而血全赖木之气以疏泄之，故肝气郁结，肝失疏泄，也是导致再障的病机之一。再障迁延日久，正气虚弱，营卫涩滞，难以推动血液正常运行而易致血瘀，也是不可忽略的病理变化。因此在治疗上要以补肾为主，兼以调肝，辅以化瘀。补肾调肝化瘀方治疗本病可使肾精充盛，肝气条达，瘀去新生，阴阳协和，气血化生，邪去正安，较之单纯补肾填精法效果更佳。

2. 补肾调肝化瘀对 AA 模型大鼠药效学及免疫作用机制探讨

（1）补肾调肝化瘀方药效学：本实验发现，大剂量补肾调肝化瘀方对 AA 模型大鼠有明显治疗作用，使造模后动物死亡率明显降低，白细胞、血红蛋白、血小板均明显上升，骨髓粒系、巨核细胞数回升，IL-2、TNF-α 造血负调控因子含量下降，骨髓造血功能得以改善。

（2）对 IL-2 的作用：IL-2 是一种由 CD4 细胞经抗原或有丝分裂原激活后产生，是机体免疫调节网络中起中心作用的淋巴因子，并且主要作用于 CD8 细胞，诱导 γ-干扰素的产生，现已证实 CD8 细胞和 γ-干扰素能够抑制造血干细胞的生长，IL-2 在此起免疫中介作用[2]。本实验结果表明，模型生理盐水组与正常对照组相比，IL-2 的含量明显升高，治疗后模型甲血睾酮组、模型补肾调肝化瘀方大剂量组、模型补肾调肝化瘀方中剂量组均使 IL-2

的含量明显下降,与模型生理盐水组有显著差异,但与正常组比较还有差异。说明补肾调肝化瘀方能使 IL-2 造血负调控因子的分泌水平下降,以解除造血抑制因素对骨髓造血的影响,对机体的免疫和造血功能有较好的调节作用。

(3) 对 TNF-α 的作用:TNF-α 主要是由单核/巨噬细胞产生,具有多种生物功能的多肽调节因子,在多数生理调节下主要起造血负调节因子的作用[3],再障与 T 细胞失衡,尤其是 CD8 细胞增高及异常激活有关,活化的 CD8 可分泌大量的 TNF-α 抑制造血,重组 TNF-α 和天然 TNF-α 均可抑制粒—单祖细胞(CFU-GM)增殖,对红系集落形成单位(CFU-E)和红系爆式集落形成单位(BFU-E)的生长也有较强的抑制作用[4]。目前认为,TNF-α 的作用机制是 TNF-α 可以激活磷脂酶 A_1/A_2 后,使花生四烯酸转化为前列腺素,在这个代谢过程中产生了自由基和过氧化物,它们易进入细胞核内,造成天 NA 链的损害,影响干细胞增殖和分化,抑制造血。本实验结果表明,模型生理盐水组 TNF-α 的含量明显高于正常对照组,治疗后模型甲睾酮组、模型补肾调肝化瘀方大剂量组、模型补肾调肝化瘀方中剂量组均使 TNF-α 的含量明显下降,与模型生理盐水组有显著差异,但与正常组比较还有差异。说明补肾调肝化瘀方对异常增高的造血负调控因子有拮抗作用。以减轻其对造血功能的抑制,使骨髓造血功能得以恢复。

参 考 文 献

[1] 林东红,郭俊英,张敬喜,等.白消安诱发造血功能障碍小鼠模型的建立及淋巴细胞转化功能的测定[J].福建医科大学学报,2002,(4):359-361.

[2] 黄振翘,黄韬,周永明,等.补肾泻肝方治疗再生障碍性贫血的临床研究[J].上海中医药大学学报,2001,(1):21.

[3] 王玲,王茜.再生障碍性贫血患者中 TNF-α 水平的观察[J].江苏临床医学杂志,1997,(4):32.

[4] 戴锡孟,于志峰.补肾活血法对免疫介导型再障小鼠造血调控因子影响的实验研究[J].上海中医药大学学报,2001,(3):155.

[5] 董爱英.再生障碍性贫血中体液造血调控因子的研究进展[J].国外医学·临床生物化学与检验学分册,2001,(4):138.

(贵阳中医学院学报,2010,32(1):83-86.)

补肾调肝化瘀中药对再障大鼠血清 TNF-α、IL-1β 水平的影响

陈　育　吴晓勇　傅汝林　毕　莲　张雅丽

再生障碍性贫血(AA,简称再障),再障是一组由于化学、物理、生物因素及不明原因所致的骨髓干细胞及(或)造血微环境损伤,以红髓向心性萎缩,被脂肪髓代替,外周血全血细胞减少为特征的疾病。临床表现为出血、贫血、感染等。其发病机制与造血干细胞损伤、异常免疫反应及造血微环境缺陷有关。本实验通过建立再生障碍性贫血大鼠模型,应用补肾调肝化瘀中药进行治疗,观察该药对再生障碍性贫血模型大鼠血清 TNF-α、IL-1β 水平的变化,从细胞因子变化的角度探讨其治疗再障的作用机制。

(一) 材料与方法

1. 实验动物　SD 大鼠,雌雄各半,8~10 周龄,体重 180~200 g,共 50 只。由贵阳医学院实验动物中心提供,合格证号 SOXK(黔)2002-2001。

2. 再障模型的建立　参照文献[1],建立再障模型大鼠。

3. 实验用药

(1) 白消安(上海华联制药公司)。

(2) 再障生血片(辽源市亚东中药有限责任公司生产)。临用时用生理盐水配成 1 mg/mL 混悬液。

(3) 补肾调肝化瘀法药物巴戟天、菟丝子、旱莲草、仙茅、淫羊藿、柴胡、白芍、红花、鸡血藤等组成(贵阳中医学院第一附医院中药房提供),常规煎制成 3 g/mL(生药浓度)。

4. 实验分组　将 SD 大鼠随机分为 4 组,每组 10 只,分为正常对照组、模型对照组、再障生血片治疗组、补肾调肝化瘀中药治疗组、生血片治疗组与补肾调肝化瘀中药治疗组于造模成功后分别按比例给予再障生血片混悬液和补肾调肝化瘀中药煎剂灌胃,1.5 mL/100 g 重灌胃,2 次/天,连用 14 天后处死大鼠。生理盐水组造模成功后予等量生理盐水灌胃;正常对照组常规饲养。

5. 试剂　TNF-α、IL-1β 放免测定药盒均购自中国人民解放军总医院科技开发中心放免研究所。

6. 仪器　80-2 离心沉淀器(上海手术器厂产品);KDC-2044 低速冷冻离心机(中国科技大学科技实业总公司中佳光电仪器公司产品);GC-1200Y 放射免疫计数器(科大创新股

份有限公司中佳分公司产品);IFCX－0128型低温冰箱(Madeinitally)。

7. TNF－α、IF－1β水平测定　TNF－α、IL－1β均采用放免法测定。按照产品说明书进行操作。

8. 统计方法　所得数据用 Microsoft Excel 统计软件进行统计分析。结果用均数±标准差($\bar{x}\pm s$)表示。

(二) 结果

1. TNF－α含量的变化　由表1可见,生理盐水组 TNF－α的分泌异常增多,与正常组相比有显著性差异($P<0.05$)。经再障生血片及补肾调肝化瘀中药治疗后,TNF－α的分泌水平下降,与生理盐水组相比有显著性差异 $P<0.05$。

2. IL－1β含量的变化　由表1可见,生理盐水组 IL－1β的分泌水平较正常组明显下降,$P<0.05$。经补肾调肝化瘀中药治疗后 IL－1β的分泌水平明显增加,与生理盐水组相比有显著性差异 $P<0.05$。而再障生血片组 IL－1β的分泌水平较生理盐水组无差异(表1)。

表1　各组大鼠 TNF－α、IL－1β 的比较($\bar{x}\pm s$)

组　　别	n	TNF－α(ng/mL)	IL－1β(ng/mL)
正常对照组	10	2.21±1.00	0.16±0.033
模型生理盐水组	10	4.89±0.61	0.117±0.047
再障生血片组	10	3.27±0.19	0.129±0.035
补肾调肝化瘀组	10	3.14±0.17	0.161±0.035

注：与正常组比,$P<0.05$;与生理盐水组比,$P<0.05$。

(三) 讨论

1. 再障病机与治疗的再认识　根据再障的临床表现,中医将其归于"虚痨"、"血虚"、"虚损"等范畴。它与肝、脾、肾三脏关系密切,尤其与肾的关系最为密切。"肾藏精,主骨、生髓",精血同源,互为资生,肾精亏损则骨髓不充,精血无以化生,《张氏医通》云:"人之虚,非气即血,五六腑莫能外焉。而血之源头在乎肾,气之源头在乎脾。"肝藏血,主疏泄,肝木不疏则气机壅滞,肾精转化为血受影响,《血证论》曰:"肝主藏血,木气冲和条达,不致遏郁,则血脉得畅。"血的生成运化有赖肝木之气的疏泄;再障迁延日久,正气虚弱,营卫涩滞,易致血瘀,《内经》曰:"病久日深,荣卫行涩,经络时疏,故不通"。中医有"病久必有瘀"、"久病入络"之说。可见,再障以肾虚肝郁血瘀为其病理基础,故治以补肾温阳为主,兼以调肝,辅以化瘀。

近年来研究发现细胞免疫紊乱参与影响再障的发病,认为再障患者外周血 T 细胞亚群失衡,且异常激活的 CD8[+] 细胞能抑制造血,同时 CD4[+] 细胞的减少并异常激活,从而导致 Th/Ts 比例失衡所致[2]。TNF 是由巨噬/单细胞分泌的一种重要的细胞因子,在调节机体的免疫功能上有重要作用。有研究发现,再障患者的骨髓中有较高水平的 TNF－α 表达,它对早期和后期的造血过程都有抑制。重组 TNF-α 和天然 TNF-α 均可抑制 CFU-GM 增殖，对 CFU-E 和 BFU-E 的生长也有较强的抑制作用[3]。TNF 的生物学作用是通过与其相应的受体（TNFR55、TNFR75）结合而发挥的，影响造血干细胞的增殖和分化而抑制造血。IL-1β 主要由单核/巨噬细胞产生，是一种多能造血干细胞生长因子，其主要在细胞免疫激活中发挥调节作用，能诱导成纤维细胞和内皮细胞释放集落刺激因子，能促进骨髓原始造血细胞集落增殖，也可通过和其诱生的细胞因子协同作用刺激多系造成血细胞的生长，并能通过促进细胞循环增加骨髓造血干细胞的生存，对机体造血起正调节作用，IL-1β 的改变反映了骨髓造血功能的变化[4]。

2. 治疗结果分析　实验结果表明，模型组再障大鼠 TNF-α 的分泌水平异常增多，由于造血负调控因子的分泌增多，抑制了机体的造血功能。经补肾调肝化瘀中药治疗后，TNF-α 的分泌水平显著下降，明显低于模型组及再障生血片组，补肾调肝化瘀中药可能直接或间接抑制了 TNF-α 的分泌，从而起到对机体免疫和造血功能的调节，使机体恢复造血功能。同时，模型组 IL-1β 的分泌显著减少，而补肾调肝化瘀中药组 IL-1β 的分泌水平明显高于模型组和西药组，由此推断可能是补肾调肝化瘀中药通过促进 IL-1β 的分泌，而间接地抑制 TNF-α 等造血负调控因子的分泌，改善机体的免疫功能和造血微环境，从而使骨髓造血功能得以恢复。

参 考 文 献

[1] 魏泓. 医学实验动物学[M]. 成都：四川科学技术出版社，1998. 339.

[2] Mentzelu, VogetH, RossolR, et al. Analysis of lymphocyte Su-bset in Patients with AA before and during immumosuppressive gherapy. AnnHematol, 1993, 66：127.

[3] SelledC, SatoT, AndresonS, et al. Gamma-interferon gene e-xpression in themarrow of patients with aplastic anemia. J CellPhysiol, 1995, 165：538.

[4] Schaffner H. Interleukin I and hematopiesis. Allery lmmunol(Leipz)，1990, 36 (2)：77.

（贵阳中医学院学报，2007，29(1)：19.）

单味淫羊藿对再生障碍性贫血
大鼠细胞因子的影响

詹继红　吴晓勇

再生障碍性贫血(AA,简称再障)是一组由于化学、物理、生物因素及不明原因所致的骨髓干细胞及(或)造血微环境损伤,以红髓向心性萎缩,被脂肪髓代替,外周血全血细胞减少为特征的疾病。其发病机制与造血干细胞损伤、异常免疫反应及造血微环境缺陷有关,临床上为难治性血液病。

贵阳中医学院第一附属医院傅汝林主任在治疗慢性再障病时以补肾为主。而在补肾汤药中加用淫羊藿则疗效可得到明显提高。为进一步深入研究该药治疗作用,笔者以白消安诱发再障大鼠模型,从血清细胞因子变化的角度探讨单味淫羊藿在治疗再障方面的作用机制。

(一) 材料与方法

1. 实验动物　SD 大鼠,雌雄各半,8~10 周龄,体重 180~200 g,共 72 只。由贵阳医学院实验动物中心提供。

2. 再障模型的建立　参照文献[1]白消安 35 mg/kg 体重腹腔注射,建立大鼠再障模型。

3. 实验用药　① 白消安(上海华联制药公司);② 甲睾酮片(成都药业股份有限公司,批号:020303)。临用时用生理盐水配成 1 mg/mL 混悬液;③ 淫羊藿:常规煎制成 3 g/mL(生药浓度)。

4. 实验分组　将 SD 大鼠随机分为 6 组,每组 12 只,分为正常对照组(A 组),模型对照组(生理盐水组),甲睾酮治疗组(C 组)、单味淫羊藿小、中、大剂量治疗组(D、E、F 组),C、D、E、F 组于造模后分别按比例给予甲睾酮混悬液,小、中、大剂量淫羊藿煎剂灌胃,1.5 mL/100 g 体重灌胃,1 次/天,连用 14 天后处死大鼠。生理盐水组造模后予等量生理盐水灌胃;A 组每日以等量生理盐水灌胃,不作任何处理。A、B 两组的其他处理同 C、D、E、F 组。

5. 试剂　IL-2、IL-6 及 IL-1β 放免测定药盒均购自中国人民解放军总医院科技开发中心放免研究所。

6. 仪器　80-2 离心沉淀器(上海手术器厂产品);KDC-2044 低速冷冻离心机(中国科技大学科技实业总公司中佳光电仪器公司产品);GC-1200γ 放射免疫计数器(科大创新股份有限公司中佳分公司产品);IFCX-0128 型低温冰箱(Made in Italy)。

7. IL-2、IL-6、IL-1β 水平测定　IL-2、IL-6、IL-1β 均采用放免法测定。按照产品说明书进行操作。

8. 统计方法　所得数据用 SPSS 11.5 统计软件处理。用均数±标准差表示。

(二) 结果

1. IL-2、IL-6 含量的变化(表1)　由此可见模型生理盐水组 IL-2、IL-6 的分泌异常增多,与正常对照组相比有显著性差异($P<0.05$)。甲睾酮治疗组及小、中、大剂量淫羊藿治疗组分别经甲睾酮、淫羊藿治疗后,IL-2、IL-6 的分泌水平下降,与生理盐水组相比有显著性差异 $P<0.05$,其中以大剂量淫羊藿治疗组疗效最为明显。

2. IL-1β 含量的变化　由表1可见,生理盐水组 IL-1β 的分泌水平较正常对照组明显下降 $P<0.05$。经甲睾酮、淫羊藿治疗后,IL-1β 的分泌水平明显增加,与生理盐水组相比有显著性差异 $P<0.05$。其中以大剂量淫羊藿治疗组疗效最为明显。

表1　各组大鼠 IL-2、IL-1β 的比较($\bar{x}\pm s$)

组　别	n	IL-2(ng/mL)	IL-6(pg/mL)	IL-1β(ng/mL)
A	12	8.44±0.52	39.20±2.84	0.181±0.019
B	9	12.61±0.38	84.80±16.04	0.118±0.014
C	10	9.23±0.42	48.36±3.67	0.157±0.022
D	10	9.07±0.40	72.50±12.56	0.154±0.033
E	11	8.53±0.41	52.08±10.95	0.160±0.025
F	11	8.46±0.44	46.31±8.29	0.176±0.024

注：A～F分别代表正常对照组,生理盐水组,甲睾酮治疗组,单味淫羊藿小、中、大剂量治疗组。

(三) 讨论

中医将再障归于"虚劳"、"血虚"、"血证"、"虚损"等范畴。它与肝、脾、肾三脏关系密切,尤其与肾的关系最为密切。肾为先天之本,精血之海,藏真阴而寓元阳,为脏腑阴阳之根本,且精血同源,互为资生,肾精亏损则骨髓不充,精血无以化生,《张氏医通》云："人之虚,非气即血,五脏六腑莫能外焉。而血之源头在乎肾,气之源头在乎脾。"提出了肾在虚劳中的重要性。《沈氏尊生书·杂病源流犀烛》云："五脏所藏,无非精气,其所以致损者,曰气虚、血虚、阴虚、阳虚……阳虚、阴虚则又皆属肾,阳虚者,肾中真阳虚也,阴虚者,肾中真阴虚也"。进一步说明了人体脏腑、阴阳、气血之根皆归于肾。补肾可调和脏腑、气血阴阳,使气生血长,骨满髓充。

淫羊藿乃辛、甘、温之品,归肝、肾经,其功能主要是补肾壮阳,其特点为温而不燥。淫羊藿主要成分为淫羊藿总黄酮、淫羊藿苷及多糖,研究表明淫羊藿具有雄激素样作用,淫羊藿苷能促进小鼠脾淋巴细胞产生 CSF 样活性,促进骨髓 CFU-GM 集落形成,CSF 可促进机体造血并刺激诱导成熟细胞的功能,对机体造血功能具有重要作用;淫羊藿苷也可协同诱生

IL-2、IL-3、IL-6,IL-3作用于骨髓多能干细胞,促进多种血细胞的分化增殖,而IL-6协同IL-3支持多能干细胞增殖,进而促进骨髓造血功能的恢复[2]。

近年来研究发现细胞免疫紊乱参与再障的发病,认为再障患者外周血T细胞亚群失衡,且异常激活的CD8[+]细胞能抑制造血,同时CD4[+]细胞的减少并异常激活,从而导致Th/Ts比例失衡所致[3]。IL-2是一种由T辅助细胞经抗原或有丝分裂原刺激后产生,并且主要作用于CD8[+]细胞,是机体免疫调节网络中起中心作用的淋巴因子[4],并可诱导γ-干扰素的产生。现已证实CD8[+]细胞和γ-干扰素能够抑制造血干细胞的生长,IL-2在此起免疫中介作用。有研究发现,部分再障患者IL-2的分泌水平异常增高,且部分患者的骨髓中有较高水平的IL-6表达[5,6],说明IL-2、IL-6的异常与再障的造血抑制有关,IL-6对早期和后期的造血过程都有抑制。rIL-6和天然IL-6均可抑制CFU-GM增殖,对CFU-E和BFU-E的生长也有较强的抑制作用[7],而IL-2的生物学作用是通过与其相应的受体(IL-2R)结合而发挥的,影响造血干细胞的增殖和分化而抑制造血。

IL-1β主要由单核/巨噬细胞产生,是一种多能造血干细胞生长因子,其主要在细胞免疫激活中发挥调节作用,能诱导成纤维细胞和内皮细胞释放集落刺激因子,能促进骨髓原始造血细胞集落增殖,也可通过和其诱生的细胞因子协同作用刺激多系造血细胞的生长,并能通过促进细胞循环增加骨髓造血干细胞的生存,对机体造血起正调节作用。有实验认为,IL-1β水平的恢复与造血恢复明显相关。再障患者产生IL-1β的能力明显降低,对ATG、雄性激素及CsA治疗有效的案例IL-1β产生均明显增加,说明IL-1β及其所诱生的其他淋巴因子参与了该病的病理过程,IL-1β的改变反映了骨髓造血功能的变化[8]。

实验结果表明,模型组再障大鼠IL-2及IL-6的分泌水平异常增多,由于造血负调控因子的分泌增多,抑制了机体的造血功能。经单味淫羊藿治疗后,IL-2及IL-6的分泌水平显著下降,明显低于模型组及西药组,淫羊藿可能直接或间接抑制了IL-2及IL-6的分泌,从而起到对机体免疫和造血功能的调节,使机体恢复造血功能。同时,模型组IL-1β的分泌显著减少,而淫羊藿治疗组IL-1β的分泌水平明显高于模型组和西药组,由此推断可能是淫羊藿通过促进IL-1β的分泌,而间接地抑制IL-2及IL-6等造血负调控因子的分泌,改善机体的免疫功能和造血微环境,从而使骨髓造血功能得以恢复。

参 考 文 献

[1] 魏泓.医学实验动物学[M].成都:四川科学技术出版社,1998.339.

[2] 赵勇,崔正言,张玲,等.淫羊藿苷协同诱生IL-2、IL-3、IL-6的作用研究[J].中国免疫学杂志,1996,12(1):43.

[3] Mentzelu, Voget H, Rossol R, et al. Analysis of lymphocyte Subset in Patients with AA before and during immunosuppressive therapy [J]. Ann Hematol, 1993,66:127.

[4] Gascon P, Zoumbos NC, Young NS, et al. Analysis of natural killer cells in patients with aplastic anemia [J]. Blood, 1985,65:407.

[5] 连天顺,赵志平.再生障碍性贫血白细胞介素-2及其受体细胞的研究[J].中华血

液学杂志,1990,11(5)：211.

[6] Selleri C, Sato T, Andreson S, et al. Gamma-interferon gene expression in the bone marrow of patients with aplastic anemia [J]. J Cell Physiol,1995,165：538.

[7] Schaffner H. Interleukin I and hematopiesis [J]. Allery Immunol(Leipz),1990, 36 (2)：77.

[8] 黄振翘,黄韬,周永,等. 补肾泻肝方治疗再生障碍性贫血的临床研究[J]. 上海中医药大学学报,2000,14(1)：21.

（辽宁中医药大学学报,2008,10(3)：20.）

加减归脾汤对脾不统血型 ITP 小鼠
药效学及免疫学作用机制研究

刘宏潇　张雅丽　田维毅　傅汝林

特发性血小板减少性紫癜(ITP)是临床上常见的一种出血性疾病。本实验旨在研究加减归脾汤对脾不统血型 ITP 模型小鼠药效学及免疫学作用机制,为中医药治疗 ITP 提供实验依据。

(一) 材料与方法

1. 材料

(1) 动物:BALBC 小鼠,体重 18～22 g,8 周龄,雌性,共 70 只,购自重庆第三军医大学实验动物中心(合格证号:医动字第 310101014 号)。

(2) 药品:25%番泻叶水浸煎剂;加减归脾汤由《济生方》归脾汤加减化裁而来,按临床用药比例配成 125%和 250%水煎浓缩液两种;犀角地黄汤依照《备急千金要方》原方,以水牛角代犀角,按临床用药比例配成 85%水煎浓缩液;醋酸泼尼松 5 mL 片(批号 000420,浙江医药股份有限公司生产)溶于 0.9%生理盐水中制备成 0.45 mg/mL 浓度的药液待用。

(3) 试剂:大鼠抗小鼠单克隆抗体(anti - CD3 - fitc、anti - CD4 - fitc、anti - CD8 - fitc)购自美国 BD 公司;红细胞免疫检测试剂补体致敏酵母菌冻干剂和未致敏酵母菌冻干剂购自上海第二军医大学长海医院。

(4) 仪器:FACS 240 型流式细胞仪(美国 BD 公司生产)、CSF - 820 型全自动血细胞计数分析仪(日本光电司生产)、倒置生物显微镜等。

(5) 豚鼠抗小鼠血小板抗血清(APS)购自中国中医研究院西苑医院。

(二) 方法

1. 模型制作　采用现代医学免疫法结合中医苦寒泻下法建立脾不统血型 ITP 病证结合动物模型。自第 1 天至第 10 天灌胃 25%番泻叶水浸剂 0.5 mL/只,于第 2、4、6、8 天腹腔注射 1∶4 稀释 APS 100 μL/只,建立脾不统血型 ITP 小鼠模型。

2. 实验分组及给药剂量　小鼠随机分为 6 组,除正常对照组 10 只外,其余各组均为 12 只,分别为正常对照组、模型生理盐水组、模型加减归脾汤大剂量组(2.5 g/mL,相当于临床用量的 20 倍)、模型加减归脾汤小剂量组(1.25 g/mL,相当于临床用量的 10 倍)、模型犀角地黄汤对照组(0.85 g/mL,相当于临床用量的 10 倍)、模型泼尼松对照组(0.45 mg/mL,相当于临床用量的 10 倍),均从第 1 次注射 APS 36 h 后以 0.2 mL/10 g 体重剂量灌胃,每日 1 次,连续 8 天。

3. 观察指标及检测方法 观察实验中小鼠的精神活动状况、皮毛光泽、饮食饮水量、大小便、体重变化及死亡情况。实验结束后(实验第 11 天)摘眼球取血,检测外周血象,流式细胞术检测 T 淋巴细胞亚群,参照文献[1]方法检测红细胞 C3b 受体花环率(RBC - C3bRR)和免疫复合物花环率(PBC - ICR)。剥离胸骨取胸骨骨髓涂片,瑞氏染色,计数全片(6 mm×6 mm)巨核细胞计数。取小鼠脾脏、胸腺及肾上腺称重计算脏器指数,做病理形态学检查。

4. 统计方法 Microsoft Excel 2000 单因素方差分析、F 检验、t 检验。

(三) 结果

1. 加减归脾汤对脾不统血型 ITP 模型小鼠外周血象的影响(表 1)

表 1 归脾汤对脾不统血型 ITP 模型小鼠外周血象的影响($\bar{x}\pm s$)

组　别	N	PLT×10^9/L	WBC×10^9/L	RBC×10^{12}/L	Hb g/L
@正常对照组	10	633±112.16	8.55±2.22	10.42±0.88	181.10±29.87
♯生理盐水组	9	106.8±28.54 *** ▲	7.11±2.68	8.12±0.77 ***	146.40±22.01 **
♯加减归脾汤大剂量组	12	274.1±123.86 *** △△△ ▲▲▲	6.37±1.62	8.53±1.15 ***	172.25±12.58 △△
♯加减归脾汤小剂量组	10	122.6±41.69 *** ▲▲	7.79±1.82	8.59±0.95 ***	151.51±21.36 *
♯犀角地黄汤对照组	10	98.3±36.70 ***△ ▲▲	5.83±2.19	7.92±1.37 ***	130.22±29.52 ** ▲▲
♯泼尼松对照组	10	210.6±74.65 *** △△△	6.49±3.00	8.63±1.54 **	165.00±24.93 △

注:@为正常对照组,♯为脾不统血型 ITP 模型组;与正常对照组比较* $P<0.05$,** $P<0.01$,*** $P<0.001$;与生理盐水组比较△$P<0.05$,△△$P<0.01$,△△△$P<0.001$;与加减归脾汤大剂量组比较▲ $P<0.05$,▲▲ $P<0.01$,▲▲▲ $P<0.001$。

脾不统血型 ITP 模型小鼠各组血小板数均明显低于正常对照组($P<0.001$),其中加减归脾汤大剂量组及泼尼松组有明显回升血小板的作用,与生理盐水组比差异极显著($P<0.001$)。模型生理盐水组血红蛋白明显下降,加减归脾汤大剂量组和泼尼松组均可提升 Hb,使 Hb 恢复正常。

2. 加减归脾汤对脾不统血型 ITP 模型小鼠骨髓巨核细胞的影响(表 2)

表 2 加减归脾汤对脾不统血型 ITP 模型小鼠骨髓巨核细胞的影响($\bar{x}\pm s$)

组　别	n	骨髓巨核细胞计数(个/全片)
@正常对照组	10	73.0±38.13
♯生理盐水组	9	188.1±79.70 *** △△△ ▲▲▲
♯加减归脾汤大剂量组	12	97.6±70.10 △△ ▲▲
♯加减归脾汤小剂量组	10	151.5±77.19 ** ▲
♯犀角地黄汤对照组	10	164.4±81.99 ** ▲
♯泼尼松对照组	10	121.4±69.09 *△

注:@为正常对照组,♯为脾不统血型 ITP 模型;与正常对照组比较* $P<0.05$,** $P<0.01$,*** $P<0.001$;与生理盐水组比较△$P<0.05$,△△$P<0.01$,△△△$P<0.001$;与加减归脾汤大剂量组比较▲ $P<0.05$,▲▲ $P<0.01$,▲▲▲ $P<0.001$。

模型生理盐水组与空白对照组相比，骨髓巨核细胞明显增多（$P<0.001$）；加减归脾汤大剂量组经治疗后，骨髓巨核细胞数恢复正常；泼尼松组骨髓巨核细胞亦有恢复，虽未至正常，但较模型组已有显著差异（$P<0.05$）；其余两个治疗组未见巨核细胞明显减少。

3. 加减归脾汤对脾不统血型 ITP 模型小鼠外周血 T 淋巴细胞亚群的影响（表 3）

表 3　加减归脾汤对脾不统血型 ITP 模型小鼠外周血 T 淋巴细胞亚群的影响（$\bar{x}\pm s$）

组　别	N	Lyt-1CD3L（%）	L₃T₄ CD4（%）	Lyt2 CD8L（%）	CD4/CD8
@正常对照组	10	58.46±10.32	42.37±6.11	22.86±3.13	1.80±0.22
#生理盐水组	9	52.47±14.04	40.03±6.38	33.74±4.15***	1.15±0.19***
#加减归脾汤大剂量组	12	51.08±6.10	30.49±4.10**	23.40±3.70△△△▲▲▲	1.22±0.33***
#加减归脾汤小剂量组	10	57.44±8.49	35.93±7.22*	28.51±4.01**△▲▲	1.25±0.26***
#犀角地黄汤对照组	10	53.27±11.18	34.09±4.10*	27.59±4.80*△△▲	1.47±0.20**
#泼尼松对照组	10	58.63±7.49	30.23±9.41*	20.37±6.63△△△	1.22±0.38***

注：@为正常对照组，#为脾不统血型 ITP 模型组；与正常对照组比较 * $P<0.05$，** $P<0.01$，*** $P<0.001$；与生理盐水组比较△ $P<0.05$，△△ $P<0.01$，△△△ $P<0.001$；与加减归脾汤大剂量组比较▲ $P<0.05$，▲▲ $P<0.01$，▲▲▲ $P<0.001$。

模型生理盐水组与空白对照组相比，$CD8^+$ 明显升高，$CD4^+$，$CD8^+$ 比值明显降低，$CD3^+$ 和 $CD4^+$ 无明显变化。加减归脾汤大剂量组和泼尼松组治疗后 $CD8^+$ 恢复正常，与正常对照组比无差异（$P>0.05$）。

4. 加减归脾汤对脾不统血型 ITP 模型小鼠红细胞免疫功能的影响（表 4）

表 4　加减归脾汤对脾不统血型 ITP 模型小鼠红细胞免疫功能的影响（$\bar{x}\pm s$）

组　别	N	红细胞 C_3b 受体花环率（%）	红细胞免疫复合物花环率（%）
@正常对照组	10	10.0±1.32	9.05±2.20
#生理盐水组	9	4.94±0.82***	4.56±1.10**
#加减归脾汤大剂量组	12	9.22±1.86△△△	8.28±1.12△△△
#加减归脾汤小剂量组	10	5.63±1.94***▲▲	5.83±1.41**△▲▲▲
#犀角地黄汤对照组	10	7.88±1.43**△△	6.72±1.73*△△▲
#泼尼松对照组	10	4.25±1.03***▲▲▲	5.83±1.06**△△▲▲▲

注：@为正常对照组，#为脾不统血型 ITP 模型组；与正常对照组比较 * $P<0.05$，** $P<0.01$，*** $P<0.001$；与生理盐水组比较△ $P<0.05$，△△ $P<0.01$，△△△ $P<0.001$；与加减归脾汤大剂量组比较▲ $P<0.05$，▲▲ $P<0.01$，▲▲▲ $P<0.001$。

模型生理盐水组与空白对照组相比，RBC-C3b 受体花环率明显下降（$P<0.001$），RBC-IC 花环率亦明显下降（$P<0.01$）。加减归脾汤大剂量组治疗后可使 RBC-C3bRR 和 RBC-ICR 恢复正常，与生理盐水组有极显著差异（$P<0.001$），其他治疗组无改善红细胞免疫功能的作用。

5. 治疗后各组脏器重量及病理形态学变化(表 5)

表 5　治疗后各组脏器重量及病理形态学变化($\bar{x}\pm s$)

组　　别	N	脾脏均重 mg/g	胸腺均重 mg/g	肾上腺均重 mg/g
@正常对照组	10	6.50±1.64	1.56±0.68	0.22±0.08
♯生理盐水组	9	10.01±2.90**	2.52±0.96*	0.31±0.11*
♯加减归脾汤大剂量组	12	8.69±2.22**	1.56±0.65***△	0.25±0.10△△△
♯加减归脾汤小剂量组	10	9.98±4.50*	1.76±1.06	0.31±0.10*
♯犀角地黄汤对照组	10	9.18±3.34*	1.12±0.52△△	0.28±0.03
♯泼尼松对照组	10	5.52±2.44△△	1.85±0.82	0.33±0.10**

注:@为正常对照组,♯为脾不统血型 ITP 模型组;与正常对照组比较 * $P<0.05$, ** $P<0.01$, *** $P<0.001$;与生理盐水组比较 △$P<0.05$, △△$P<0.01$, △△△$P<0.001$。

模型生理盐水组脾脏、胸腺、肾上腺指数较正常对照组明显增加,各中药治疗组胸腺、肾上腺指数较正常对照组比无显著差异,泼尼松组脾脏指数正常,肾上腺指数较正常对照组显著增加($P<0.01$)。病理形态学观察,各中药治疗组小鼠脏器未发现有组织形态学改变,而泼尼松组肾上腺及胸腺均有萎缩及变性坏死等明显病理学改变。

(四)讨论

本实验发现,大剂量加减归脾汤对脾不统血型 ITP 动物模型有很好的治疗作用。现代医学研究发现,ITP 患者的细胞免疫功能异常表现在 CD8$^+$ 增高,CD4$^+$、CD8$^+$ 增多,CD4$^+$、CD8$^+$ 比值降低[2]。本实验结果表明,大剂量加减归脾汤可使模型小鼠 CD8$^+$ 降低至正常水平,T 亚群功能改善。临床研究表明,ITP 患者的 RBC-C3bRR 明显低于正常,RBC-ICR 明显增高,红细胞免疫功能发生了变化[3]。本实验结果,大剂量加减归脾汤能使脾不统血型 ITP 模型小鼠的红细胞免疫功能恢复正常。另外,实验同时设立犀角地黄汤对照组,犀角地黄汤是临床上治疗血热妄行型 ITP 的有效方剂。本实验表明,犀角地黄汤对脾不统血型 ITP 无明显治疗作用,提示中医辨证论治理论体系的客观性和准确性。

综上所述,大剂量加减归脾汤对脾不统血型 ITP 模型小鼠有明显治疗作用,使造模后动物死亡率明显降低,血小板明显上升,骨髓巨核细胞数恢复正常,又无泼尼松对胸腺和肾上腺的损害作用,其免疫学机制是通过对细胞免疫和红细胞免疫功能的调节而发挥作用。

参 考 文 献

[1] 郭峰,虞紫茜,赵中平.红细胞免疫功能的初步研究[J].中华医学杂志,1982,62
　　(12):715-716.

[2] 张源慧,陈群芳,杨希峰,等.慢性原发性血小板减少性紫癜的 T 淋巴细胞亚群

[J].中华血液学杂志,1987,8(2)：79-81.

[3]陆美,汤斌,李昌荣,等.儿童特发性血小板减少性紫癜红细胞免疫学功能观察[J].中华血液学杂志,1995,16(3)：130-131.

(中国中医基础医学杂志,2002,8(5)：67-69.)

加减归脾汤对特发性血小板减少性紫癜的实验研究

罗 莉

自 1980 年以来,贵阳中医学院第一附属医院内科血液专业组继承名老中医经验,应用中医中药治疗特发性血小板减少性紫癜(ITP)取得较好效果,其中有 2 个处方,即栀子地黄汤和归脾汤为主方。前者对急性期的 ITP,中医辨证属于热迫血妄行的效果好。而后者对慢性 ITP,中医辨证属于气不摄血者疗效好。为研究归脾汤的药效学及作用机制,笔者用免疫法制作动物模型,作对照分析,观察使用加减归脾汤前后的症状及实验室各项指标,探讨该方临床疗效的作用环节与免疫因素的关系。

(一) 材料与方法

1. 实验动物 二级 BALB/C 小鼠,体重 18～22 g,8 周龄,雌性,共 60 只。由中国医学科学院动物繁育中心提供。

2. 实验药品 加减归脾汤由白术、当归、白茯苓、黄芪、龙眼肉、远志、酸枣仁、木香、甘草等,以同剂量党参代人参,按成人临床用药比例,制成 1.44% 水煎浓缩液(每 mL 含生药1.44 g)。泼尼松每片 5 mg,栀子地黄汤按成人临床用药比例,制成 1.44% 水煎浓缩液(每mL 含生药 1.44 g),处方成分:炒栀子、生地黄、丹皮、白芍、黄芪、当归等。

3. 仪器及试剂 CSF - 820 型全自动学细胞记数分析仪(日本光电公司生产),80 - 2 离心沉淀器(上海手术器厂生产),KDC - 2044 低速冷冻离心机器(中国科技大学科技实业总公司中佳光电仪器公司生产),FACS240 型流式细胞仪(美国 BD 公司生产),IFCX - 0128 型低温冰箱(意大利生产),倒置显微镜等。大鼠抗小鼠单克隆抗体(anti - CD3 - fitc、anti - CD4 - fitc、anti - CD8 - fitc)。

4. 模型制作 采用注射豚鼠抗小鼠血小板血清方法,建立小鼠免疫性血小板减少性紫癜模型。血清制作方法:分别用小鼠,按 30 g/kg 3% 的戊巴比妥钠小鼠腹腔麻醉,取动脉血分离血小板并洗涤,用生理盐水稀释,用以上血小板与完全福氏佐剂混合为油包水状为抗原,取含福氏佐剂的抗原于 1、2、3、4 周注射于豚鼠脚掌,背部 4 点,第 5 周从豚鼠心脏取全血,与血清混合,用压积鼠红细胞(体积比为 1∶1)吸附一次,再用分离的鼠淋巴细胞吸附一次,即为豚抗鼠血清,血清经分份后贮存于 -30℃ 待用。将血清于 0、2、4、6、8、10、12 天,按照 100 μL/20 g 小鼠腹腔注入 1∶4 稀释的抗血清。注入后 4 h 可见血小板显著降低,每 2

天重复注射 1 次,以维持血小板的持续降低。

5. 实验分组及给药剂量 随机分为 5 小组,每组 12 只。给药组 3 组,给生理盐水组 2 组,均按 0.2 mL/10 g 体重剂量灌胃,每日 1 次,连续观察 15 天。

(1) 正常对照组:给同等体积生理盐水。

(2) ITP 模型生理盐水组对照组:给同等体积生理盐水。

(3) ITP 模型泼尼松对照组:用 1 mg/mL 浓度的泼尼松按剂量灌胃,其用药量为临床用量的 20 倍。

(4) ITP 模型栀子地黄汤对照组:用 144% 浓度栀子地黄汤灌胃,其剂量为临床用量 20 倍。

(5) ITP 模型加减归脾汤组:用 144% 浓度加减归脾汤灌胃,其剂量为临床用量 20 倍。

6. 观察指标及检测方法

(1) 实验结束后取观测组小鼠全血,检测血小板、白细胞、红细胞、血红蛋白;

(2) 取胸骨制作骨髓片,瑞氏染色后,在显微镜下(10×100)计数 200 个有核细胞,进行骨髓细胞分类,同时计数全片(6 mm×6 mm)巨核细胞数;

(3) 用流式细胞术检测 T 淋巴细胞亚群。

7. 统计方法 采用 F 检验、t 检验。

(二) 结果

1. 对小鼠外周血象的影响 ITP 模型小鼠生理盐水组血小板数明显低于正常对照组($P<0.001$),泼尼松组、加减归脾汤组治疗后 PLT 均上升,与生理盐水组比差异极显著($P<0.001$),但两组之间无显著差异($P>0.05$)。白细胞在正常对照组与模型组各组之间无差异。模型生理盐水组血红蛋白明显下降。加减归脾汤组和泼尼松组均可提升 Hb,使 Hb 恢复正常。

表 1　加减归脾汤对 ITP 模型小鼠外周血象的影响($\bar{x}\pm s$)

组　别	N	WBC($\times10^9$/L)	Hb(g/L)	PLT($\times10^9$/L)
正常对照组	12	8.55±3.27	146.33±4.16	442±75.18
模型生理盐水组	12	7.11±2.08	126.40±18.46 **	108.4±15.88 ***
模型加减归脾汤组	12	6.37±1.62	142.50±9.87 ##	278.30±64.10 * * * ###
模型栀子地黄汤组	12	6.83±2.19	116.25±26.01 *** ▲▲▲	99.60±11.44 * * * # ▲▲
模型泼尼松组	12	6.49±3.00	134.63±9.71	214.5±87.65 * * * ###

注:与正常对照组比* $P<0.05$, ** $P<0.01$, *** $P<0.001$;与生理盐水组比# $P<0.05$, ## $P<0.01$, ### $P<0.001$;与加减归脾汤组比▲ $P<0.05$, ▲▲ $P<0.01$, ▲▲▲ $P<0.001$。

2. 对小鼠骨髓巨核细胞的影响 模型生理盐水组与正常对照组相比,骨髓巨核细胞明显增多($P<0.001$),加减归脾汤组经治疗后,骨髓巨核细胞恢复正常。泼尼松组骨髓巨核细胞也有恢复,虽未至正常,但较模型组已有显著差异($P<0.05$),其余两治疗组未见巨核细胞明显减少。

表 2　加减归脾汤对 ITP 模型小鼠骨髓巨核细胞的影响($\bar{x}\pm s$)

组　别	N	巨核细胞(个/片)
正常对照组	12	74.12±38.18***
模型生理盐水组	12	168.40±15.88***
模型加减归脾汤组	12	97.80±64.10##
模型栀子地黄汤组	12	154.45±82.12**▲
模型泼尼松组	12	123.65±87.65*#

注:与正常对照组比* $P<0.05$,** $P<0.01$,*** $P<0.001$;与生理盐水组比# $P<0.05$,## $P<0.01$,### $P<0.001$;与加减归脾汤组比▲ $P<0.05$,▲▲ $P<0.01$,▲▲▲ $P<0.001$。

3. 对小鼠脏器重量的影响　ITP 模型各组脾脏重量均有增加,与正常对照有显著差异,各治疗组较正常对照组比无明显差异,胸腺重量、肾上腺重量各组间无显著差异。

4. 对小鼠外周血 T 淋巴细胞压群的影响　模型生理盐水组与空白对照组相比,CD8⁺明显升高,CD4⁺/CD8⁺比值明显降低,CD3⁺和 CD4⁺无明显变化。加减归脾汤组和泼尼松组治疗后 CD8⁺恢复正常,与正常对照组比无差异($P>0.05$)。

表 3　加减归脾汤对 ITP 模型小鼠外周血 T 淋巴细胞的影响($\bar{x}\pm s$)

组　别	N	CD3(%)	CD4(%)	CD8(%)	CD4/CD8
正常对照组	12	57.45±10.65	42.67±6.77	22.34±3.45	1.87±0.12
模型生理盐水组	12	52.98±13.43	40.56±6.72	33.74±4.15***	1.15±0.19***
模型加减归脾汤组	12	51.89±6.09	31.61±4.89**	25.40±3.90###	1.23±0.25###
模型栀子地黄汤组	12	53.53±12.87	32.09±4.07	26.91±4.19*###▲	1.53±0.29**
模型泼尼松组	12	58.43±7.40	30.25±9.23	20.51±6.36###	1.27±0.21***

注:与正常对照组比* $P<0.05$,** $P<0.01$,*** $P<0.001$;与生理盐水组比# $P<0.05$,## $P<0.01$,### $P<0.001$;与加减归脾汤组比▲ $P<0.05$,▲▲ $P<0.01$,▲▲▲ $P<0.001$。

(三) 讨论

特发性血小板减少性紫癜(ITP)属于中医"血证"、"发斑"等范畴。紫癜无非虚与实,虚者为(脾)气虚不摄血,肝肾阴虚,实者为热迫血妄行。治疗上"治火为标,治气为本",虚者以益气扶正摄血为主,兼清热凉血,正气旺则血自止;实者以清热凉血止血为主,热毒去则自调。加减归脾汤具有健脾益气,养血止血之功效,治疗慢性 ITP 气血两虚型效果好[1]。

本实验发现加减归脾汤对 ITP 动物模型有很好的治疗作用。治疗后无 1 例小鼠死亡,提示对免疫作用引起的血小板下降及出血症状有良好地治疗作用。经加减归脾汤治疗后,外周血小板明显上升,血红蛋白恢复正常,骨髓巨核细胞数也恢复正常,同时也使模型小鼠CD8⁺降低至正常水平,细胞免疫功能得以改善。其免疫学机制可能是通过对细胞免疫的调节发挥作用[2]。

参 考 文 献

［1］傅汝林.中医药治疗慢性特发性血小板减少性紫癜［M］.贵州省血液学会2006学术年会论文汇编,2006,67.

［2］张源慧,陈群芳,杨希峰,等.慢性原发性血小板减少性紫癜的T淋巴细胞亚群［J］.中华血液学杂志,2007,8(2)：79.

（贵阳中医学院学报,2011,33(1)：89-91.）

加味二至丸对缺铁性贫血模型
大鼠复健的实验研究

陈 育 吴晓勇 毕 莲

缺铁性贫血(IDA)是指由于铁摄入、吸收不足,或需求量增加,或丢失过多等原因导致体内储存铁缺乏,影响血红素的合成所引起的贫血,其特点是骨髓、肝、脾等器官组织缺乏可染铁,血清铁浓度、运铁蛋白饱和度和血清铁蛋白降低,是最常见的营养缺乏症之一[1]。我院血液组临床上使用验方——加味二至丸(旱莲草、女贞子、制何首乌、枸杞子、菟丝子)辨治肝肾阴虚型IDA,症状恢复快,血红蛋白水平明显提高,优于单用铁剂和传统补气血方,本实验采用低铁饲料喂养加放血法建立IDA动物模型,现将研究结果报道如下。

(一) 材料与方法

1. 实验药物 ① 硫酸亚铁片(河南淅川制药集团有限公司出品),每片 0.3 g,含元素铁 60 mg,成人剂量每天 0.9 g,按体表面积比例计算[2],每只大鼠等剂量为每天 0.21 g/kg,蒸馏水配置成溶液,作为阳性对照西药。② 当归补血汤:原方由黄芪 30 g,当归 6 g 组成(由贵阳中医学院一附院中药房提供),成人剂量每天 36 g,按体表面积比例计算,每只大鼠等剂量为每天 4.2 g/kg,煎制成 0.42 g/mL(生药浓度),作为阳性对照中药。③ 加味二至丸:由旱莲草 30 g,女贞子 15 g,制首乌 30 g,枸杞子 10 g,菟丝子 10 g 组成(由贵阳中医学院一附院中药房提供),按体表面积比例计算,每只大鼠等剂量为每天 11.1 g/kg,煎制成 1.1 g/mL(生药浓度),作为实验用药。

2. 饲料

(1) 一般饲料由贵阳医学院实验动物中心提供。

(2) 低铁饲料配制[3]:玉米淀粉 54%,奶粉 40%,食盐 1%,豆油 5%,经测定铁含量为 7.6 mg/kg。

3. 动物

(1) 饲养条件:采用不锈钢鼠笼,饮用蒸馏,自由进食,室温 22℃左右。

(2) 动物情况:四周龄断乳 SD 大鼠,体重 50±10 g,雌雄各半,共 80 只,由贵阳医学院实验动物中心提供,一般动物饲料喂养 3 天,采尾血测血红蛋白(Hb)和红细胞(RBC),测定值属正常范围者作为本实验对象。

(3) IDA 大鼠模型复制:上述动物从第 4 天开始喂低铁饲料,每 7 天称一次体重,采尾血测 Hb，从第 3 周开始每隔 2 天由尾部放血 20 滴（约 1 mL），5 周后大鼠尾血血红蛋白显著下降，以 Hb<100 g/L，RBC<$4.5×10^{12}$ 为成型标准，即模型建立。

（4）IDA 大鼠复健实验：将 SD 大鼠随机分为 8 组，每组 10 只，分为正常对照组及模型组，模型组又分为生理盐水（NS）对照组、西药（硫酸亚铁）治疗组、当归补血汤组、当归补血汤加铁剂组、加味二至丸组、加味二至丸加常规剂量铁剂组、加味二至丸加 1/2 剂量铁剂组，造模后分别按比例给予 NS、硫酸亚铁、当归补血汤、当归补血汤加铁剂、加味二至丸、加味二至丸加常规剂量铁剂、加味二至丸加 1/2 剂量铁剂灌胃，1 mL/100 g 体重灌胃，每天 1 次，连用 30 天后处死大鼠。正常对照组常规饲养，不作任何处理。

4. 实验指标和测试方法

（1）外周血象：RBC。

（2）铁代谢指标：Hb、SF、FEP。

（3）测试方法：尾静脉取血，全自动血细胞记数分析仪器：CSF-820 型，日本光电公司产。

（4）统计方法：所得数据用 Microsoft Excel 统计软件进行统计分析，采用 F 检验及 t 检验。结果用均数±标准差（$\bar{x}±s$）表示。

（二）结果

（1）加味二至丸对 IDA 大鼠外周血象的影响（表 1、表 2）缺铁性贫血模型大鼠各组 RBC、Hb 明显低于正常对照组（$P<0.01$），各治疗组治疗后 RBC、Hb 有明显提高，与生理盐水组及治疗前比有显著差异（$P<0.01$），其中以当归补血汤加铁剂组及加味二至丸加铁剂组对 RBC、Hb 的提升作用最好，二者无明显差异（$P>0.05$）。

表 1 加味二至丸对各组大鼠外周血象的影响（$\bar{x}±s$）

组 别		N	RBC（$×10^{12}$/L）	Hb（g/L）
正常对照组		10	7.12±0.46	145.33±7.26
模型 NS 组		10	3.24±0.61	85.23±6.28
铁剂组	治疗前	10	2.99±0.81	84.94±7.24
	治疗后	10	5.54±0.39	127.12±7.98
当归补血汤组	治疗前	10	3.35±0.52	84.58±7.89
	治疗后	10	5.01±0.33	122.68±6.38
当归补血汤加铁剂组	治疗前	10	3.27±0.39	84.53±9.26
	治疗后	10	6.25±0.54	131.45±7.19
加味二至丸组	治疗前	10	3.08±0.43	84.04±7.39
	治疗后	10	5.26±0.61	125.27±7.15
加味二至丸加常规剂量铁剂组	治疗前	10	3.16±0.29	85.89±7.98
	治疗后	10	6.43±0.42	135.36±7.89
加味二至丸加 1/2 剂量铁剂组	治疗前	10	3.12±0.21	85.07±8.19
	治疗后	10	6.25±0.34	133.28±7.45

注：与正常组比 $P<0.01$；与治疗前比 $P<0.01$；与铁剂治疗组比 $P<0.05$，$P<0.01$；与当归补血汤治疗组比 $P<0.05$；当归补血汤加铁剂治疗组比 $P>0.05$，$P<0.05$；与加味二至丸治疗组比 $P<0.05$。

表2　各治疗组治疗后 Hb 的改变

组　　别	Hb(g/L)		
	第20天	第20天	第30天
铁剂组	104.54±8.41	114.29±8.35	127.12±7.98
当归补血组	102.42±7.19	111.15±9.35	122.68±6.38
当归补血汤加铁剂组	112.68±6.89	122.55±8.35	131.45±7.19
加味二至丸组	105.28±6.78	113.37±9.46	125.27±7.15
加味二至丸加常规剂量铁剂组	118.45±7.59	127.58±8.71	135.36±7.89
加味二至丸加1/2剂量铁剂组	115.28±6.72	124.58±7.36	133.28±7.45

（2）加味二至丸对 IDA 模型大鼠 SF、FEP 的影响缺铁性贫血模型 NS 组 SF、FEP 含量与正常组相比有显著差异（$P < 0.05$），各治疗组经治疗后 SF、FEP 与 NS 组比有显著差异（$P < 0.05$），与正常组比已无差异（$P > 0.05$），其中以当归补血汤加铁剂组及加味二至丸加铁剂组对 SF、FEP 的影响较明显，各组间无差异（$P > 0.05$）。

表3　血清铁蛋白(SF)和红细胞游离原卟啉含量($\bar{x} \pm s$)

组　　别	N	SF(μg/L)	FEP(μg/天 L)
正常对照组	10	12.28±0.57	42.05±12.12
模型 NS 组	10	8.87±0.35	38.22±13.52
铁剂组	10	11.09±0.43	41.11±10.21
当归补血组	10	10.26±0.56	40.72±9.94
当归补血汤加铁剂组	10	13.05±0.38	41.28±10.53
加味二至丸组	10	10.52±0.39	40.18±11.36
加味二至丸组加常规剂量铁剂组	10	13.28±0.51	42.45±11.39
加味二至丸组加1/2剂量铁剂组	10	13.12±0.33	42.02±10.22

注：与正常组比 $P < 0.05$，$P < 0.01$；与生理盐水组比 $P < 0.01$；与铁剂治疗组比 $P < 0.05$；与当归补血汤治疗组比 $P < 0.05$；与当归补血汤加铁剂治疗组比 $P > 0.05$，$P < 0.05$；与加味二至丸治疗组比 $P < 0.05$。

（3）结论加味二至丸加铁剂组对 IDA 模型大鼠有明显的治疗作用，使造模后动物红细胞、血红蛋白、血清铁蛋白均明显上升，红细胞内游离原卟啉降低，大鼠贫血症状得到改善，加味二至丸加常规剂量铁剂和加1/2剂量铁剂可以达到相同治疗效果。提示使用可减少铁剂用量。

(三) 讨论

通过对 IDA 模型大鼠各类指标的测定，表明加味二至丸对 IDA 模型动物有良好的抗贫血作用；中药加铁剂治疗 IDA 较单纯的铁剂及单纯中药治疗疗效更显著；加味二至丸加常规剂量铁剂和加1/2铁剂有相似的治疗效果，提示加用加味二至丸可减少铁剂用量，缩短疗程，减少治疗费用，有良好的社会应用意义。另外，补养肝肾之阴法和补养气血法对 IDA 模型大鼠同样奏效，反证了阴虚与血虚间存在一定的相同的物质基础。

参 考 文 献

［1］陈灏珠. 实用内科学[M]. 北京：人民卫生出版社,2001. 2132－2136.

［2］施新犹. 医学动物实验方法[M]. 北京：人民卫生出版,1983. 344.

［3］张萍,韦娜,糜漫天. 等. 铁和复合微量营养素改善缺铁性贫血的试验研究[J]. 微量
元素与健康研究,2002,19(1)：4.

（贵阳中医学院学报,2007,29(5)：62. ）

加味二至丸对缺铁性贫血大鼠 IL－2、IL－6 的影响

吴晓勇　陈　育　毕　莲

铁是人体必需的微量元素,存在于所有生存的细胞内,缺铁性贫血(IDA)是最常见的营养缺乏症之一,其发病率较高,波及人群较广,至今仍是世界各国普遍而重要的健康问题,尤其是发展中国家。IDA 除铁元素缺乏外还伴同其他微量元素如锌、铜的减少,造血调控因子分泌异常及免疫功能紊乱等。本实验通过建立 IDA 大鼠模型,应用加味二至丸(旱莲草、女贞子、制何首乌、枸杞子等)中药进行治疗,观察其对 IDA 模型大鼠血清 IL－2、IL－6 水平的影响,从细胞因子变化的水平探讨其治疗 IDA 的作用机制。

(一) 材料与方法

1. 实验动物　4 周龄断乳 SD 大鼠,体重 50±10 g,雌雄各半,共 60 只,由贵阳医学院实验动物中心提供。

2. 模型制作　参考文献[1,2]建立 IDA 大鼠模型。

3. 实验用药

(1) 硫酸亚铁片(河南淅川制药集团有限公司):研末溶于注射用水中配制成浓度为 20 mg/mL 的混悬液备用。

(2) 加味二至丸:由旱莲草、女贞子、制首乌、枸杞子等组成(由贵阳中医学院第一附属医院中药房提供),将以上药物按临床用药比例常规煎制成 1.1 g/mL(生药浓度),4℃保存备用。

4. 实验分组　将 SD 大鼠随机分为 4 组,每组 15 只,分为正常对照组、模型对照组、硫酸亚铁治疗组、加味二至丸治疗组,硫酸亚铁治疗组与加味二至丸组于造模成功后分别按比例给予硫酸亚铁混悬液和加味二至丸中药煎剂灌胃;1 mL/100 g 体重灌胃,1 次/天,连用 30 天后处死大鼠。生理盐水组造模成功后予等量生理盐水灌胃;正常对照组常规饲养。

5. 试剂　IL－2、IL－6 放免测定试剂盒均购自中国人民解放军总医院科技开发中心放免研究所。

6. 仪器　80－2 离心沉淀器(上海手术器械厂产品);KDC－2044 低速冷冻离心机(中国科技大学科技实业总公司中佳光电仪器公司产品);GC－1200γ 放射免疫计数器(科大创新股份有限公司中佳分公司产品)。

7. IL－2、IL－6 水平测定　IL－2、IL－6 均采用放免法测定。按照产品说明书进行

操作。

8. 统计方法　所得数据用 SAS8.2 软件进行 One-Way-ANOVA 单因素方差分析。结果用均数±标准差($\bar{x}\pm s$)表示。

（二）结果（表1）

IDA 模型 NS 组大鼠血清 IL-2 明显低于正常组，IL-6 水平明显高于正常组（$P<0.05$）；治疗组 IL-2 明显高于模型组，加味二至丸治疗组与硫酸亚铁治疗组比较有统计学意义（$P<0.05$），与正常组比无统计学意义（$P>0.05$）。IL-6 明显低于模型组（$P<0.05$）；加味二至丸治疗组与硫酸亚铁治疗组比较有统计学意义（$P<0.05$），与正常组比较差异有统计学意义（$P<0.05$）。

表1　IDA 大鼠血清 IL-2、IL-6 含量及变化（$\bar{x}\pm s$）

组　　别	N	IL-2(ng/mL)	IL-6(ng/mL)
正常组	15	8.42±0.61	37.21±2.55
模型 NS 组	15	4.47±0.68△	49.45±3.35△
铁剂治疗剂	15	7.12±0.69▲	41.66±2.10△▲
加味二至丸治疗组	15	7.96±0.81▲	45.16±2.76△▲◆

注：与正常组比较△$P<0.05$；与模型 NS 组比较▲$P<0.05$；与铁剂治疗组比较◆$P<0.05$。

（三）讨论

二至丸（《医方集解》）由旱莲草、女贞子各等份组成，具有益肝肾，补阴血之功效。方中女贞子，甘苦而凉，旱莲草甘酸而寒，二药性皆平和，补养肝肾而不滋腻，为平补肝肾之剂。制首乌，苦、甘、涩、微温，有补肝肾，益精血之功效；枸杞子，甘、平，归肝、肾经，滋补肝肾，益精明目；菟丝子，甘、温，归肝、脾、肾经，助阳益精，不燥不腻，平补之中又具收涩之性，补肝肾益精气，既能补肾助阳，又能补阴，是平补肝肾之品；二至丸加制首乌、枸杞子、菟丝子三味，则增益滋阴补血之力，合而用之，共成益肝肾，滋阴补血之功。研究表明二至丸有协调增强免疫调节的作用[3]，制首乌能促进红细胞的生长发育及血红蛋白的合成，具有很好的养血补虚作用[4]；枸杞子、菟丝子有免疫促进作用[5,6]，枸杞还能促进机体的造血功能[7]。

IL-2 主要由 Th1 细胞分泌，是 T 细胞活化物，同时也是其增殖和成熟的主要因子，IL-2R 除 Th1 细胞表达外，还可在 $CD8^+$ 细胞、NK 细胞核/巨噬细胞表面表达，是在机体免疫调节网络中起中心作用的淋巴因子；IL-6 是一种多效性细胞因子，能调节多种细胞功能，包括细胞增殖、细胞分化、免疫防御机制及血细胞生成等。有研究发现[8] IL-6 水平的增高，SF 合成也会相应增加，从而引起铁代谢改变，甚至引起贫血。

本实验结果表明，IDA 模型 NS 组大鼠血清 IL-2 明显低于正常组，IL-6 水平明显高于正常组，提示 IDA 造血调控因子分泌异常及免疫功能紊乱；经加味二至丸治疗后，治疗组 IL-2 明显高于模型组，IL-6 明显低于模型组，且加味二至丸治疗组优于硫酸亚铁治疗组。

加味二至丸中药可能直接或间接抑制了 IL－2 的分泌,促进 IL－6 的分泌,改善造血系统细胞因子分泌异常,减轻免疫因素对机体的损害,促进 IDA 大鼠的恢复。

参 考 文 献

［1］张萍,韦娜,糜漫天,等.铁和复合微量营养素改善缺铁性贫血的试验研究［J］.微量元素与健康研究,2002,19(1):4.

［2］李佑清,何宝洁,郎建英.益气维血冲剂对缺铁性贫血大鼠复健的试验研究［J］.中药新药与临床药理,1994,5(2):26.

［3］刘大基,刘解生,徐继勋,等.二至丸对小鼠淋巴细胞免疫功能的调节作用［J］.湖北中医杂志,2002,24(2):48.

［4］李广勤.中药药理毒理与临床［M］.天津:天津科学技术翻译出版社,1992.368.

［5］宋炳生,杨玉龙.枸杞多糖的免疫调节作用［J］.药学实践杂志,1997,15(2):69.

［6］张庆平,石森林.菟丝子对小鼠免疫功能影响的实验研究［J］.浙江临床医学,2006,8(6):568.

［7］周志文.枸杞多糖对正常小鼠红系造血及集落刺激因子的影响［J］.中华血液学杂志,1991,12(8):409.

［8］翟晓文,吴玥,陆凤娟.小儿慢性病贫血铁代谢与 TNF－α、IL－6 的关系［J］.临床儿科杂志,2004,22(2):80.

(贵阳中医学院学报,2008,30(6):18－19.)

加味二至丸对缺铁性贫血模型大鼠铁吸收利用影响的实验研究

陈 育

加味二至丸为贵阳中医学院第一附属医院血液组在长期的中西医结合实践中的治验方,该方主要功效为滋养肝肾,鼓舞气血,在髓系血液病中运用较为广泛,前期研究证实该方对缺铁性贫血有肯定性的治疗效果[1],在调节因缺铁性贫血所致的免疫紊乱方面有一定的优势[2]。本文探讨其在缺铁性贫血模型中对铁的吸收利用的影响。

(一) 材料与方法

1. 动物

(1) 饲养条件:采用不锈钢鼠笼,饮用蒸馏水,自然采光,自由进食,室温 22℃左右。

(2) 动物情况:4 周龄断乳 SD 大鼠,体重 50±10 g,雌雄各半,由贵阳医学院实验动物中心提供,一般动物饲料喂养 3 天,采尾血测血红蛋白(Hb)和红细胞(RBC),测定值属正常范围者作为本实验对象,留雌雄各 5 只作为正常对照组,余下动物均进行 IDA 模型的制备。

2. 低铁饲料配制 玉米淀粉 54%,奶粉 40%,食盐 1%,豆油 5%,经测定铁含量为 7.6 mg/1 kg。

3. 实验药物

(1) 硫酸亚铁片(河南淅川制药集团有限公司出品)每片 0.39 g,含元素铁 60 mg。

(2) 硫酸亚铁粉(AR 级,河南淅川制药集团有限公司出品)。

(3) 加味二至丸:旱莲草 30 g,女贞子 15 g,制首乌 30 g,枸杞子 10 g,菟丝子 10 g 组成(由贵阳医学院第一附属医院药房提供)。将以上药物按临床用药比例常规煎制成 2.2 g/mL、1.19 g/mL、0.55 g/mL(生药浓度),即大、中、小剂量。

4. 仪器 MPF-4 型荧光分光光度计 IDA 大鼠模型制作按参考文献[3,4]。上述动物常规饲养 3 天,从第 4 天开始喂低铁饲料,每 7 天称 1 次体重,采尾血测硒,从第 3 周开始每隔 2 天由尾部放血 20 滴(约 1 mL)。5 周后大鼠尾血血红蛋白显著下降,取 Hb<100 g/L,RBC<4.5×10^{12} 为成型标准,即模型建立。

5. 实验分组及给药

(1) 分组:将 IDA 大鼠共 50 只随机分为 5 组:即模型对照组、0.19/kg 硫酸亚铁组、小剂量(生药浓度 0.59 g/mL)加味二至丸组、中等剂量(生药浓度 1.19 g/mL)加味二至丸组、大剂量(生药浓度 2.29 g/mL)加味二至丸组。

(2)给药方法:按参考文献方法[5]给药,以 0.1 g/kg 硫酸亚铁所给予的铁元素为标准(含元素铁 2 mg/mL),注意使各药物治疗组之给药含铁量与标准值一致,使用湿式消化原子吸收分光光度法对各加味二至丸组的元素铁含量进行测定。元素铁不足者加 AR 级硫酸亚铁粉补足至标准值。按 10 mL/kg 体重灌胃,每天 1 次,连用 21 天后处死大鼠。正常对照组常规饲养,不作任何处理。

6. 观察指标 在造模前、造模后和给药后每只大鼠尾静脉采血,用 CSF‑820 型全自动细胞学记数分析仪作血常规分析 RBC、Hb 的变化,采用原子吸收法测量造模后和给药后动物的全血铁含量。按文献方法[6,7]计算血红蛋白总铁量及铁的相对吸收利用率(RBA)。

表 1 加味二至丸对各组大鼠 RBC 和 Hb 的影响($\bar{x}\pm s$)

组 别		N	RBC($\times10^{12}$/L)	Hb(g/L)	全血铁(mg/L)
正常对照		10	6.56±0.32	125.54±6.19	492.66±65.80
模型对照		10	4.31±0.21	84.01±4.30	381.23±74.56
硫酸亚铁	治疗前	10	3.93±0.28▲	83.90±5.12▲	372.77±64.21▲
	治疗后	10	6.48±0.34◆★	125.12±7.92◆★	430.55±40.58◆★
加味二至丸小剂量	治疗前	10	4.28±0.62▲	84.21±0.84▲	354.27±27.29▲
	治疗后	10	6.39±0.83◆★●	123.68±6.38▲★#	462.34±71.21◆★#
加味二至丸中剂量	治疗前	10	3.72±0.37▲	83.77±9.21▲	368.49±32.00▲
	治疗后	10	6.40±0.14◆★●	124.45±4.19◆★#	450.41±37.42◆★#
加味二至丸大剂量	治疗前	10	4.07±0.11▲	83.04±10.01▲	373.44±56.07▲
	治疗后	10	6.48±0.29◆★●	125.27±5.15◆★#	487.99±58.40◆★#

注:与正常组比◆ $P<0.05$,▲ $P<0.01$;与模型相比★ $P<0.01$;与硫酸亚铁组比● $P<0.05$,# $P<0.01$。

(二)统计方法

所得数据用 Microsoft Excel 统计软件进行统计分析,采用 F 检验及 t 检验。结果用均数±标准差($\bar{x}\pm s$)表示。

(三)结果

(1)加味二至丸对 IDA 大鼠 RBC、Hb 和全血铁的影响:IDA 大鼠各组 RBC、Hb、全血铁明显低于正常对照组($P<0.01$),各治疗组治疗后 RBC、Hb、全血铁均明显提高($P<0.01$),硫酸亚铁组与加味二至丸组对提升 RBC 二者无明显差异($P<0.05$),加味二至丸组对提升硒及全血铁优于硫酸亚铁组,尤其是大剂量时更明显($P>0.01$)。

(2)加味二至丸对铁的相对生物利用率(RBA%)(X±8):以恢复期硫酸亚铁的生物利用率为 100%,使 IDA 大鼠血红蛋白中总铁量增加值与硫酸亚铁使大鼠血红蛋白总铁增加值之比,即为大鼠对加味二至丸的相对生物利用率。小、中、大剂量的加味二至丸分别较硫酸亚铁组相对利用率提高了 10%、8%和 12%。

表2 加味二至丸对铁的相对生物利用率(RBA%)($\bar{x} \pm s$)

组 别	N	给药前 Hb-Fe	给药后 Hb-Fe	给药后 Hb-Fe 增加	RBA%
硫酸亚铁组	10	4.47±0.55	8.27±0.18	3.80±0.37	100
加味二至丸小剂量组	10	4.43±0.71	8.61±0.53	4.18±0.18	110
加味二至丸中剂量组	10	4.52±0.88	8.65±0.98	4.13±0.10	108.7
加味二至丸大剂量组	10	4.44±0.12	8.72±0.17	4.28±0.05	112.6

注：Hb-Fe=体重(g)×7%×Hbg%×3.4(mgFe/gHb)。此式中血量按7%，Hb中Fe含量按3.4 mg/g计算[6,7]。

(四) 讨论

缺铁性贫血是最常见的营养缺乏症之一，是一个全球性疾病，至今仍是世界各国普遍而重要的健康问题，对其防治一直倍受国内外学者的关注。补充铁剂目前为其首选治疗方法，促进铁的吸收利用对 IDA 的治疗非常重要。本研究在给予同等元素铁的前提下，观察不同药物组及全血铁恢复情况，比较铁的吸收利用效果。结果表明，硫酸亚铁、加味二至丸均能使 RBC、Hb、全血铁含量增加。与硫酸亚铁组比较，加味二至丸使模型动物 Hb 及全血铁恢复的作用明显增强。大、中、小剂量的加味二至丸分别较单纯硫酸亚铁组铁的相对吸收利用率提高了10%、8%和12%，提示加味二至丸可促进铁的吸收利用，对 IDA 有良好治疗作用。

参 考 文 献

[1] 陈育,吴晓勇,毕莲.加味二至丸对缺铁性贫血模型大鼠复健的实验研究[J].贵阳中医学院学报,2007,29(5):62-63.

[2] 吴晓勇,陈育,毕莲.加味二至丸对缺铁性贫血大鼠 IL-2、IL-6 的影响[J].贵阳中医学院学报,2008,30(6):18-19.

[3] 张萍,韦娜,糜漫天,等.铁和复合微量营养素改善缺铁性贫血的试验研究[J].微量元素与健康研究,2002,19(1):4.

[4] 李佑清,何宝洁,郎建英.益气维血冲剂对缺铁性贫血大鼠复健的试验研究[J].中药新药与临床药理,1994,5(2):26.

[5] 邱赛红,汤淮波,李飞艳,等.加味二至丸对缺铁性贫血模型大鼠铁吸收利用影响的实验研究[J].2005,39(8):57.

[6] 喇万英,周冀平,陈贵良,等.通脉降脂灵铁对成龄缺铁性贫血大鼠全血铁恢复及铁的相对生物利用率的实验研究[J].中国中医药信息杂志,1999,6(5):32.

[7] Miuer J. Bio availability of egg yoik iron measured by hemoglobin regeneration in anemic rate [J]. J Nutr,1983,115.

(贵阳中医学院学报,2011,33(4):144)

清热解毒方对可移植性小鼠淋巴细胞白血病(L_{7212})治疗作用的实验研究

王　欣　褚建新　傅汝林　赵钧铭

清热解毒方为贵阳中医学院已故名老中医许玉鸣教授拟定,对急性白血病有明显疗效[1~5]。为客观判定该方的疗效并进一步探讨其取效机制,我们进行了如下实验研究。

(一) 材料与方法

1. 实验材料　清热解毒方由水牛角、生地黄、生石膏、柴胡、地骨皮、鳖甲、龟版、金银花、连翘、蒲公英、白花蛇舌草、半枝莲、大青叶、桃仁、红花组成(水牛角、鳖甲、龟版先煎),水煎取汁制成所需浓度的药液备用、碘化丙啶、大鼠抗小鼠单克隆抗体(anti‐CD3‐PE、anti‐CD4‐FITC、anti‐CD8‐FITC)购自美国 Caltag 公司。615 近交系小鼠,鼠龄 5～8 周,体重 18～24 g,雌雄各半,购自中国医学科学院肿瘤研究所。流式细胞仪(美国 BD 公司 FACS Calibur 型)。L_{7212}白血病细胞株由中国医学科学院血液学研究所提供。

2. 实验方法　按文献方法[6]复制 L_{7212}白血病模型。将小鼠随机分为正常对照组、正常给药组(中药高剂量)、L_{7212}模型组、L_{7212}中药Ⅰ组(中药高剂量)和 L_{7212}中药Ⅱ组(中药中剂量)。正常给药组、L_{7212}中药Ⅰ组和 L_{7212}中药Ⅱ组予清热解毒方(高剂量中药为含生药 7.34 g/mL 的药液,中剂量中药为含生药 3.67 g/mL 的药液)0.3 mL/只灌胃,正常对照组和 L_{7212}模型组予等体积生理盐水。各组均于接种次日灌胃给药,每日 1 次,共给药 7 天。

3. 观测指标

(1) 生存时间用公式(T‐C)/C×100%计算生命延长率(T 为治疗组平均生存天数,C 为对照组平均生存天数)。

(2) 外周血白细胞总数及分类计数,骨髓有核细胞涂片分类计数,肝、脾、胸腺指数。

(3) 残留白血病细胞的测定按文献方法[7],采用生物移植试验检测。

(4) 细胞增殖周期按文献方法[8],以流式细胞仪检测。T 淋巴细胞亚群以流式细胞仪检测。

4. 统计学处理　计量资料以($\bar{x}\pm s$)表示,采用 t 检验。

（二）结果

1. 各组生存时间比较（表1） 结果显示第1、2批实验中，L_{7212}中药组较L_{7212}模型组生存时间均有所延长（$P<0.05$ 或 $P<0.01$），L_{7212}中药Ⅰ、Ⅱ组组间生存时间差异无显著性（$P>0.05$）。

表1 各组生存时间比较（D，$\bar{x}\pm s$）

组 别	实验批数	n	生存时间	生命延长率（%）
L_{7212}模型组	1	6	8.3±0.5	
L_{7212}中药Ⅰ组	1	5	10.3±1.6**	24.1**
L_{7212}中药Ⅱ组	1	5	9.8±0.8*	18.1*
L_{7212}模型组	2	5	7.7±0.5	
L_{7212}中药Ⅰ组	2	5	8.5±0.6*	10.4

注：与L_{7212}模型比较* $P<0.05$，** $P<0.01$。同表2。

2. 各组外周血白细胞计数及分类比较（表2） 结果显示L_{7212}模型组和L_{7212}中药Ⅰ组小鼠外周血白细胞计数在接种后第5日已明显升高，但差异无显著性（$P>0.05$）。接种后第8日，两组小鼠外周血涂片中已可见大量白血病细胞，而L_{7212}中药Ⅰ组白血病细胞百分比低于L_{7212}模型组（$P<0.01$）。

表2 各组外周血白细胞计数及白血病细胞百分比比较（$\bar{x}\pm s$）

组 别	时 间	n	白细胞计数（×10^9/L）	白血病细胞百分比（%）
L_{7212}模型组	接种后第1日	3	16.6±2.1	0
L_{7212}中药Ⅰ组	接种后第1日	3	17.3±2.2	0
L_{7212}模型组	接种后第5日	3	23.8±3.8	2.7±0.6
L_{7212}中药Ⅰ组	接种后第5日	3	21.7±4.3	2.0±1.0
L_{7212}模型组	接种后第8日	3	103.7±22.9	25.7±4.5
L_{7212}中药Ⅰ组	接种后第8日	3	56.4±25.5**	16.0±3.0**

3. 各组骨髓白血病细胞百分比比较（表3） 接种后第5日，小鼠骨髓中已出现少量白血病细胞，但两组结果相近（$P>0.05$）。接种后第8日，L_{7212}中药Ⅰ组小鼠骨髓中白血病细胞百分比明显低于L_{7212}模型组，但由于观察例数少，未作统计。

表3 各组骨髓白血病细胞百分比比较（%，$\bar{x}\pm s$）

组 别	时 间	n	白血病细胞百分比
L_{7212}模型组	接种后第5日	3	4.3±1.5
L_{7212}中药Ⅰ组	接种后第5日	3	3.3±1.2
L_{7212}模型组	接种后第8日	1	26.0
L_{7212}中药Ⅰ组	接种后第8日	1	19.4

4. 各组肝脏、脾脏、胸腺指数比较 L_{7212}模型组和L_{7212}中药Ⅰ组接种后第5日，活杀的

小鼠（6只）及白血病死亡小鼠（4批，共43只）的肝脏、脾脏指数相近（$P>0.05$）。正常给药组小鼠的脾脏、胸腺指数与正常对照组相近（$P>0.05$）。

5. 各组残留白血病细胞测定结果比较 L_{7212}模型组与L_{7212}中药Ⅰ、Ⅱ组小鼠生存时间比较无统计学意义。

6. 各组骨髓细胞增殖周期分布比较（表4） 结果显示L_{7212}中药Ⅰ组小鼠骨髓细胞G_2/G_1比值较正常对照组和L_{7212}模型组降低。

表 4 各组骨髓细胞增殖周期分布比较（$\bar{x}\pm s$）

组　别	n	计数细胞数	G_0+G_1（%）	S（%）	G_2+M（%）	G_2/G_1
正常对照组	5	10^4	76.91 ± 7.69	20.03 ± 10.28	3.03 ± 2.89	1.96 ± 0.10
L_{7212}模型组	3	10^4	78.82 ± 7.15	21.18 ± 7.15	0	1.94 ± 0.05
L_{7212}中药Ⅰ组	3	10^4	77.14 ± 6.90	21.96 ± 6.71	0.90 ± 0.97	1.76 ± 0.09

7. 各组脾脏、T淋巴细胞亚群比较（表5） L_{7212}组小鼠脾脏T淋巴细胞亚群$CD3^+$、$CD4^+$、$CD8^+$百分比多低于正常组，而$CD4^+/CD8^+$比值明显高于正常对照组。给药组（正常给药组、L_{7212}中药Ⅰ组）小鼠脾脏T淋巴细胞亚群$CD3^+$、$CD4^+$、$CD8^+$百分比及$CD4^+/CD8^+$比值多低于未给药组（正常对照组、L_{7212}模型组）。

表 5 各组脾脏、T淋巴细胞亚群比较（$\bar{x}\pm s$）

组　别	n	细胞计数	$CD3^+$（%）	$CD4^+$（%）	$CD8^+$（%）	$CD4^+/CD8^+$
正常对照组	4	10^4	23.0 ± 4.0	14.7 ± 1.7	9.7 ± 1.7	1.7 ± 0.7
正常给药组	3	10^4	17.1 ± 2.4	10.0 ± 2.7	7.6 ± 1.9	1.3 ± 0.2
L_{7212}模型组	1	10^4	17.8	14.4	2.5	5.7
L_{7212}中药Ⅰ组	1	10^4	15.2	13.8	2.7	5.0

（三）讨论

本实验表明，清热解毒方对L_{7212}白血病有一定疗效，这与临床报道的结果一致，因其可延长L_{7212}白血病小鼠的生存时间，降低其外周血中白血病细胞的比例，故该方对白血病的疗效是客观的。

清热解毒方可减少L_{7212}白血病小鼠外周血中白细胞的数量，其无统计学意义可能因为采血的时间点不合适或因疗效有限。此外，从L_{7212}白血病发病的整个过程来看，在发病初、中期外周血中白细胞的数量稳中有升，L_{7212}中药组与L_{7212}模型组间基本无差异；在发病末期，白血病细胞迅速增殖和浸润，骨髓中白血病细胞大量入血，外周血中白细胞的数量迅速增高，L_{7212}中药组与T^{TM}模型组间差异显著，此时即使组间差异有统计学意义，但已无生物学意义（因为濒临疾病终末期，已难以控制病情）。

接种第5日活杀小鼠的骨髓白血病细胞的比较方面，L_{7212}中药组与L_{7212}模型组相近，可能为给药剂量和疗程不足或疗效有限的缘故。接种后第8日L_{7212}中药组活杀小鼠骨髓白血病细胞比例较L_{7212}模型组低，但因样本小，未行统计分析。结果提示清热解毒方可能有降低骨髓中白血病细胞的作用。

从理论上讲,同一白血病模型小鼠死亡时的肿瘤负荷是基本一定的,因此白血病死亡小鼠的肝脾指数也应是一定的。本实验中 L_{7212} 中药组死亡小鼠的肝脾指数与 L_{7212} 模型组相近,与前述假想一致。接种后第 5 日活杀小鼠的肝脾指数两组相近,此可能因为给药剂量和疗程不足或疗效有限的缘故。接种后两组相近,此活杀小鼠的肝脾指数因样本容量小,未行统计分析。正常给药组和正常对照组小鼠的脾脏、胸腺指数相近,提示清热解毒方可能没有提升淋巴细胞数量的作用。

生物移植试验是目前残留白血病细胞检测最敏感的方法,该方法检测的敏感度为 10^{-8}。接种后第 5 日进行的试验表明,L_{7212} 中药组和 L_{7212} 模型组间残留白血病细胞检测结果相近,可能为移植时间点设定不合适、给药剂量和疗程不足等原因所致。

实验中清热解毒方高剂量组较中剂量组生存时间、血象等观察指标疗效略佳,但无统计学意义(即未发现在清热解毒方高、中剂量间存在量—效关系)。这可能由于实验所用剂量未在其量—效关系范畴内,也可能不存在量—效关系。

有报道认为,白血病细胞较正常骨髓细胞的增殖周期长,增殖比率低[9,10]。本实验表明,采用碘化丙啶进行核酸染色,以流式细胞术对各组小鼠骨髓细胞核 DNA 含量的测定发现,L_{7212} 白血病细胞与正常骨髓细胞在增殖周期各时相的比例无差异,提示 L_{7212} 白血病细胞无异常增殖动力学变化,其发病可能与进入增殖周期的白血病细胞大量增多、细胞分化及凋亡障碍有关。L_{7212} 中药组较正常对照组及 L_{7212} 模型组小鼠 G_2/G_1 比值为低($P<0.05$),提示该组小鼠骨髓细胞增殖活力减低,这可能是清热解毒方作用机制之一。

临床研究发现,急性白血病患者初诊时外周血 T 淋巴细胞亚群存在异常改变,$CD3^+$、$CD4^+$ 细胞减少,$CD8^+$ 细胞增多或相对增多,$CD4^+/CD8^+$ 比值降低,且与分型无关[11~13]。本实验采用直接免疫荧光法(双色荧光分析),以流式细胞术对各组小鼠脾脏 T 淋巴细胞亚群测定发现,L_{7212} 白血病小鼠较正常小鼠 $CD3^+$、$CD4^+$、$CD8^+$ 均有所降低,尤以 $CD8^+$ 降低明显,$CD4^+/CD8^+$ 比值升高,提示 L_{7212} 白血病可能存在 T 淋巴细胞亚群分布和功能异常。此结果与临床研究的结果有所不同,可能为采用不同的组织标本之故,也可能与本实验应用的白血病模型的特性所在,此有待进一步研究。各给药组小鼠脾脏 T 淋巴细胞亚群 $CD3^+$、$CD4^+$、$CD8^+$ 的百分比及 $CD4^+/CD8^+$ 的比值多低于未给药组,提示清热解毒方可影响 T 淋巴细胞亚群分布和功能。

总之,急性白血病患者或 L_{7212} 白血病小鼠,其免疫功能从整体上看是低下的,前者免疫抑制功能增强或相对增强,后者免疫抑制功能减弱。L_{7212} 白血病小鼠较正常小鼠 CD^+ 明显降低,提示其细胞免疫功能明显降低。正常给药组小鼠较正常对照组小鼠 $CD3^+$、$CD4^+$、$CD8^+$、$CD4^+/CD8^+$ 均有所降低,其中 $CD4^+$ 减少明显,提示清热解毒方可降低免疫系统功能,其对 L_{7212} 白血病的治疗作用可能不是通过对免疫系统功能的调节而实现的。这一结果与前述正常给药组和正常对照组小鼠的脾脏、胸腺指数无差异的结果是一致的。

参 考 文 献

[1] 贵阳医学院附属医院. 治愈急性白血病 1 例报告[J]. 中医杂志,1958,(11):773.

［2］许玉鸣.治疗白血病的经验体会［J］.新医药学杂志,1978,(11):1.

［3］许玉鸣.白血病中医治疗案例三则［J］.贵阳中医学院学报,1986,(4):20.

［4］贵阳中医学院第一附属医院内科血液组.急性白血病中药治疗14例小结［J］.贵阳中医学院学报,1982,(3):33.

［5］王欣,傅汝林.中药小剂量化疗并用治疗急性白血病33例分析［J］.中医药学刊,2003,21(7):172.

［6］褚建新,齐淑玲,雷健玲,等.可移植性小鼠白血病模型(L$_{7212}$)的建立及其生物学特性［J］.中华肿瘤杂志,1981,3(4):287.

［7］郑德先,吴克复,褚建新.现代实验血液学研究方法与技术［M］.北京:北京医科大学中国协和医科大学联合出版社,1999.510.

［8］姜泊,张亚历,周殿元.分子生物学常用实验方法［M］.北京:人民军医出版社,1996.118.

［9］万景华.白血病细胞动力学的变化［J］.中华血液学杂志,1986,7(5):312.

［10］陈泽涛,李芮,张宏.传统急救中成药对白血病小鼠Lra2骨髓细胞增殖动力学的影响［J］.山东中医学院学报,1994,18(5):5211.

［11］李晓云,李璐璐,陈晓琳.急性白血病患者外周血T淋巴细胞亚群的改变及意义［J］.哈尔滨医科大学学报,1996,30(4):39.

［12］姜铭,娄海玲,李炳巨.粒细胞性白血病患者外周血T细胞亚群系统分布的研究［J］.白血病,1996,5(3):6613.

［13］徐亮,张岱云,汪兴洪.急性白血病外周血T淋巴细胞亚群的研究［J］.安徽医学,1998,19(6):1.

(中国中医急症,2004,12:824~826.)

清热解毒方对可移植性小鼠
微小残留白血病实验研究

王　欣　褚建新　傅汝林　赵钧铭

化疗作为目前治疗急性白血病(以下简称"急白")的基本手段,近年来已有较大进展,但由于其不能彻底杀灭肿瘤细胞,故终究难免复发,因此,抗复发成为当前"急白"治疗研究的重点和难点。贵阳中医学院近30年来以清热解毒方辨证加减单用或配合化疗治疗"急白"取得了较好的疗效[1~5]。为观察该方对微小残留白血病(MRL)的疗效、作用机制,并就其对两种不同肿瘤负荷的疗效进行比较,进行实验研究如下。

(一) 材料

1. 药品和试剂　清热解毒方(由水牛角、生地黄、生石膏、柴胡、地骨皮、鳖甲、龟版、金银花、连翘、蒲公英、白花蛇舌草、半枝莲、大青叶、桃仁、红花组成)。常规水煎,其中水牛角、鳖甲、龟版先煎,制成所需浓度的药液备用。上述中药饮片均购自北京同仁堂。环磷酰胺(CTX,上海华联制药有限公司生产,批号991101)。碘化丙啶(PI)。

2. 动物　615近交系小鼠,鼠龄5~8周,体重18~24 g,雌雄各半,购自中国医学科学院肿瘤所。

3. 仪器　流式细胞仪(美国BD公司FACS Calibur型)。

4. L_{7212}白血病细胞株　由中国医学科学院血液学研究所提供。

(二) 方法

1. 模型的建立　按文献[6]所述,造成可移植性小鼠白血病微小残留病模型。

2. 分组及给药方法　将615小鼠随机分为正常对照组、L_{7212}模型组、MRL模型组、MRL中药Ⅰ组(中药高剂量)。MRL中药组于接种后4天起予清热解毒方(高剂量中药含生药7.34 g/mL)每只0.3 mL灌胃,每天1次,连续7天。正常对照组和L_{7212}模型组于接种后1天起、MRL模型组于接种后4天起予生理盐水,剂量、用法、疗程同前。

3. 观测指标

(1) 生存时间用公式(T-C)/C×100%计算其生命延长率(T为治疗组平均生存天数,C为对照组平均生存天数)。

（2）外周血白细胞计数及分类。

（3）骨髓有核细胞涂片分类。

（4）肝、脾指数。

（5）肝、脾、骨髓病理形态学观察。

（6）残留白血病细胞的测定采用生物移植试验[7]检测。

（7）细胞增殖周期按文献[8]所述，以流式细胞仪检测。

4. 统计学处理　采用 SPSS 统计软件进行统计分析。

（三）结果

1. 生存时间　第 1 批实验中，MRL 中药Ⅰ组较 MRL 模型组生存时间均有所延长，差异有统计学意义（表 1）。

表 1　生存时间（$\bar{x} \pm s$ 天）

实验批数	组　　别	n	生存时间/天	生命延长率（%）
1	L$_{7212}$模型组	6	8.3±0.5	
	MRL 模型组	6	15.9±0.7**	91.6
	MRL 中药组	6	17.0±1.1** △	104.8
2	L$_{7212}$模型组	4	6.1±0.3	
	MRL 模型组	6	12.8±0.7**	109.8
	MRL 中药组	7	13.6±0.7** △	123.0

注：第 2 批实验中接种 L$_{7212}$白血病小鼠脾细胞 5.2×10^5/只；与 L$_{7212}$模型组比较* $P<0.05$，** $P<0.01$；与 MRL 模型组比较△ $P<0.05$，△△ $P<0.01$；下同。

2. 外周血白细胞计数及分类　MRL 模型组和 MRL 中药Ⅰ组小鼠外周血白细胞数在接种后 6 天降至最低，4 天基本恢复至原水平，15 天已明显升高，两组间无统计学差别。接种后 11 天 2 组小鼠外周血涂片中已可见少量白血病细胞，分类结果表明后者白血病细胞的百分比低于前者，但差异无统计学意义。接种后 15 天已可见大量白血病细胞，分类结果同 11 天。

3. 骨髓有核细胞涂片分类　接种后 11 天 MRL 模型组和 MRL 中药Ⅰ组小鼠骨髓有核细胞涂片中已可见少量白血病细胞，分类结果表明后者白血病细胞的百分比低于前者，但差异无统计学意义。

4. 肝、脾指数　接种后 11 天活杀的 MRL 模型组和 MRL 中药Ⅰ组小鼠（2 批，共 14 只）及白血病死亡小鼠（3 批，共 47 只）的肝、脾指数 MRL 模型组和 MRL 中药Ⅰ组组间比较均无统计学差别。

5. 肝、脾、骨髓病理形态学观察　接种后 11 天活杀的 MRL 模型组和 MRL 中药Ⅰ组小鼠骨髓增生活跃，白血病细胞形态上难以辨认；肝、脾均可见不同程度的白血病细胞浸润，后者脏器浸润程度较前者为轻。

6. 残留白血病细胞的测定　MRL 模型组-Ⅱ与 MRL 中药Ⅰ组-Ⅱ小鼠生存时间比较无统计学差别。

7. 细胞增殖周期　MRL 中药 I 组较正常对照组小鼠骨髓细胞的 $G_0 + G_1$ 期比例高 ($P < 0.05$)，G_2 / G_1 比值低 ($P < 0.01$)；较 MRL 模型组小鼠骨髓细胞的 G_2 / G_1 比值低 ($P < 0.05$)。余者差异无统计学意义。MRL 中药 I 组小鼠骨髓细胞的凋亡比例明显高于另两组，但其差异无统计学意义（表2）。

表2　骨髓细胞增殖周期分布($\bar{x} \pm sd$)

组　别	n	计数细胞数	$G_0 + G_1$(%)	S(%)	$G_2 + M$(%)	G_2 / G_1	凋亡细胞(%)
正常对照组	5	10*	76.94±7.69	20.03±10.28	3.03±2.89	1.96±0.10	10.12±15.55
MRL 模型组	3	10*	88.35±1.31	11.30±1.79	0.35±0.60	1.97±0.03	5.52±4.79
MRL 中药 I 组	2	10*	92.77±7.00△	7.23±7.00	0	1.55±0.30△△▲	28.93±15.73

注：与正常对照组比较△ $P < 0.05$，△△ $P < 0.01$。

（四）讨论

（1）实验发现，清热解毒方对 MRL 有一定疗效，这与临床报道的结果是一致的，其可延长 MRL 小鼠的生存时间 ($P < 0.05$)。提示该方对微小残留白血病的疗效是客观的。清热解毒方可降低 MRL 小鼠外周血中白细胞的数量及白血病细胞的比例。其无统计学意义可能因为采血的时间点不合适或因疗效有限。此外，与人类白血病的复发类似，从小鼠 MRL 发病的整个过程来看，大致分为 3 个时期，即白血病细胞破坏和造血抑制期、造血恢复期以及白血病细胞再增殖、再浸润期。在发病前两期，外周血中白细胞的数量及白血病细胞的比例 MRL 中药组与 MRL 模型组间基本无差异；在Ⅲ期，白血病细胞迅速增殖和浸润，骨髓中白血病细胞大量入血，外周血中白细胞的数量迅速增高，MRL 中药组与 MRL 模型组间差异显著，此时即使组间差异有统计学意义，但已无生物学意义，因为濒临疾病终末期，已难以控制病情。

接种后11天活杀的 MRL 中药 I 组及 MRL 模型组小鼠骨髓有核细胞涂片分类中已可见白血病细胞，比例均较低，前者较后者更低，但无统计学意义。可能因为白血病细胞尚未大量增殖，因而未能表现出清热解毒方的作用；也可能因为该方对 MRL 的疗效是有限的。

从理论上说，同一白血病模型小鼠死亡时的肿瘤负荷是基本一定的，因此白血病死亡小鼠的肝脾指数也应是一定的。本实验中白血病死亡小鼠的肝脾指数 MRL 中药 I 组与 MRL 模型组间无差异，与前述假想一致。接种后11天活杀小鼠的肝脾指数无差异可能因为 CTX 对脾脏、肝脏中白血病细胞作用比较充分，在接种后11天，少量残留的白血病细胞未及增殖、浸润，因而未能表现清热解毒方的作用。

病理形态学观察表明，接种后11天活杀的 MRL 中药 I 组及 MRL 模型组小鼠骨髓增生程度无差别，白血病细胞形态上难以辨别；前者脾脏、肝脏白血病细胞浸润程度轻于后者。提示清热解毒方能减轻白血病细胞对脏器的浸润，对骨髓增生程度可能无影响。骨髓中白血病细胞形态上难以辨别可能与 CTX 对骨髓中白血病细胞作用比较充分，在接种后11天，少量残留的白血病细胞未及增殖、浸润，因而未能表现清热解毒方的作用有关。同时也说明残留白血病细胞在脾脏、肝脏和骨髓间的分布是不均匀的，这与文献报道[9]的结果是一致的,可能由于 CTX 对骨髓的疗效优于脾脏、肝脏;或者脾脏、肝脏具有较骨髓更适于白血病细胞增殖、浸润的微环境;或者脾脏、肝脏较骨髓中的白血病细胞具有更高的侵袭力等原因。

生物移植试验是目前残留白血病细胞检测最敏感的方法,该方法检测的敏感性为 10^{-8}。接种后 11 天进行此试验,MRL 中药 I 组和 MRL 模型组间残留白血病细胞检测未发现差异,可能因为 CTX 对骨髓中白血病细胞作用比较充分,在接种后 11 天,少量残留的白血病细胞未及增殖、浸润,因而未能表现清热解毒方的作用。这与接种后 11 天活杀 MRL 中药组和 MRL 模型组小鼠的骨髓有核细胞涂片分类、肝脾指数及对其骨髓病理形态学观察的结果是一致的。

(2)第 1 批实验中,清热解毒方对 MRL 均有一定疗效,可延长 MRL 小鼠的生存时间($P<0.05$)。第 1 批实验中接种 L_{7212} 白血病小鼠脾细胞的数量(1×10^5/只)低于第 2 批实验(5.2×10^5/只),这可能是前者生命延长时间长于后者的原因。说明其他条件不变,肿瘤负荷较小时,清热解毒方疗效较好。提示及早治疗"急白"可获得更好疗效,这符合目前对"急白"治疗的认识[10,11]。

(3)本实验采用 PI 进行核酸染色,以流式细胞术对各组小鼠骨髓细胞核 DNA 含量的测定发现,MRL 模型白血病细胞 G_0+G_1 比例高于正常骨髓细胞,S、G_2+M 及凋亡细胞比例低于正常,但无统计学意义。说明 MRL 细胞与正常骨髓细胞在增殖周期各时相的比例无差异,前者凋亡细胞的比例低于后者。提示小鼠 MRL 细胞无异常增殖动力学变化,其发病可能与进入增殖周期白血病细胞数量的大量增多、细胞分化及凋亡障碍有关。MRL 中药组较正常对照组 G_0+G_1 细胞高($P<0.05$);较正常对照组及 MRL 模型组 S、G_2+M 细胞及 G_2/G_1 比值低,后者($P<0.05$)凋亡细胞比例高(其差异无统计学意义可能因为样本容量小的缘故)。提示该组小鼠骨髓细胞增殖活力减低,凋亡细胞增多,这可能是清热解毒方部分作用机制。

参 考 文 献

[1] 贵阳医学院附属医院. 治愈急性白血病 1 例报告[J]. 中医杂志,1958,(11):773.

[2] 许玉鸣. 治疗白血病的经验体会[J]. 新医药学杂志,1978,(11):11.

[3] 许玉鸣. 白血病中医治疗案例 3 则[J]. 贵阳中医学院学报,1986,(4):20.

[4] 贵阳中医学院第一附属医院内科血液组. 急性白血病中药治疗 14 例小结[J]. 贵阳中医学院学报,1982,(3):3.

[5] 王欣,傅汝林. 中药小剂量化疗并用治疗急性白血病 33 例分析[J]. 中医药学刊,2003,21(7):1172.

[6] 褚建新,王敏,杨天楹. 微小残留白血病的实验研究. 中华血液学杂志,1991,12(8):394.

[7] 郑德先,吴克复,褚建新. 现代实验血液学研究方法与技术[M]. 北京:北京医科大学中国协和医科大学联合出版社,1999.510.

[8] 姜泊,张亚历,周殿元. 分子生物学常用实验方法[M]. 北京:人民军医出版社,1996.1358.

［9］褚建新,王敏,杨天楹.微小残留白血病的实验研究[J].中华血液学杂志,1991,12
(8):394.

［10］艾辉胜,罗荣城,乐晓峰.现代白血病学[M].北京:人民军医出版社,1998.173.

［11］汤钊猷.现代肿瘤学[M].上海:上海医科大学出版社,1993.724.

(实用中西医结合临床,2004,(5):1-3.)

清热解毒方对可移植性小鼠淋巴细胞白血病及其微小残留病疗效的比较研究

王　欣　褚建新　傅汝林　赵钧铭

目前,白血病的复发被认为是治愈的主要障碍。对于复发白血病与初发白血病关系的研究,文献报道较少。褚氏经研究后发现,小鼠复发白血病比原代接种白血病的浸润程度广泛而严重[1,2],前者 G_0+G_1 期细胞较后者高,S 期和 G_2+M 期细胞相对减少[1],但不认为复发白血病细胞的生物学特性有明显的改变[2]。我们以往的实验结果表明,贵阳中医学院治疗急性白血病的验方——清热解毒方[3~7]对 L_{7212} 白血病及其微小残留白血病(MRL)均有一定疗效[8,9]。为观察该方对原代接种和复发白血病疗效的差异,初步了解该方的适应证情况,以指导临床使用,特进行了如下实验研究。

(一) 材料

1. 药品和试剂　清热解毒方(由水牛角、生地黄、生石膏、柴胡、地骨皮、鳖甲、龟版、金银花、连翘、蒲公英、白花蛇舌草、半枝莲、大青叶、桃仁、红花组成),常规水煎,其中水牛角、鳖甲、龟版先煎,制成所需浓度的药液备用(上述中药饮片均购自北京同仁堂)。环磷酰胺(CTX,上海华联制药有限公司生产,批号 991101)。碘化丙啶(PI)。大鼠抗小鼠单克隆抗体(anti - CD3 - PE、anti - CD4 - fitc、anti - CD8 - fitc)购自美国 Caltag 公司。

2. 动物　615 近交系小鼠,鼠龄 5~8 周,体重 18~24 g,雌雄各半,购自中国医学科学院肿瘤所。

3. 仪器　流式细胞仪(美国 BD 公司生产,FACS Calibur 型)。

4. L_{7212} 白血病细胞株　由中国医学科学院血液学研究所提供。

(二) 方法

1. 模型的建立　按文献[10,11]所述,造成 L_{7212} 白血病及其 MRL 模型。

2. 分组及给药方法　将 615 小鼠随机分为正常对照组、正常给药组(中药高剂量)、L_{7212} 模型组、L_{7212} 中药 I 组(中药高剂量)、MRL 模型组和 MRL 中药 I 组(中药高剂量)。正常给药组、L_{7212} 中药 I 组于接种后第 1 天起,MRL 中药 I 组于接种后第 4 天起,予清热解毒方(高剂量中药,含生药 7.34 kg/L)每只 0.3 mL 灌胃,每天 1 次,连续 7 天。正常对照组、L_{7212}

模型组于接种后第 1 天起，MRL 模型组于接种后第 4 天起，予生理盐水，剂量、用法、疗程同前。

3. 观测指标

（1）生存时间用公式（T−C）/C×100％计算其生命延长率（T 为试验组平均生存天数，C 为对照组平均生存天数）。

（2）终末期外周血白细胞计数（WBC）及分类。

（3）肝、脾、胸腺指数。

（4）细胞增殖周期按文献[11]所述，以流式细胞仪检测。

（三）统计学处理

采用 SPSS 统计软件进行统计分析。

（四）结果

1. 生存时间　L_{7212} 模型组、L_{7212} 中药Ⅰ组、MRL 模型组、MRL 中药Ⅰ组小鼠生存时间呈升幂排列，且差异有显著性意义（$P<0.5$ 或 $P<0.01$）。L_{7212} 中药Ⅰ组较 L_{7212} 模型组的生命延长时间及生命延长率，均高于 MRL 中药Ⅰ组较 MRL 模型组的生命延长时间及生命延长率（表1）。

表 1　各组生存时间比较（$\bar{x}\pm s$）

组　别	n	生存时间（天）	生命延长率（％）
L_{7212} 模型组	6	8.3±0.5	
L_{7212} 中药组	5	10.3±1.6**	24.1
MRL 模型组	6	15.9±0.7**○○	91.6
MRL 中药组	6	17.0±1.1**○○○△	104.8

注：与 L_{7212} 模型组比较 * $P<0.05$，** $P<0.01$；与 L_{7212} 中药组比较○ $P<0.05$，○○ $P<0.01$；与 MRL 模型组比较 △ $P<0.05$，△△ $P<0.01$。下同。

2. 终末期外周血 WBC 及分类　L_{7212} 模型组与 MRL 模型组终末期外周血 WBC 有显著性差异（$P<0.05$）。L_{7212} 模型组与 L_{7212} 中药Ⅰ组 WBC 的差值，小于 MRL 模型组与 MRL 中药Ⅰ组的差值，但 L_{7212} 模型组与 L_{7212} 中药Ⅰ组白血病细胞百分比的差值（表2）。

表 2　各组终末期外周血 WBC 及白血病细胞百分比比较（$\bar{x}\pm s$）

时　间	组　别	n	WBC（10^9/L）	白血病细胞百分比（％）
接种后 第 8 天	L_{7212} 模型组	3	103.7±22.9	25.7±4.5
	L_{7212} 中药Ⅰ组	3	56.4±25.5	16.0±3.0**
接种后 第 15 天	MRL 模型组	3	228.7±121.3*	29.5±5.8
	L_{7212} 中药Ⅰ组	3	87.7±24.0	24.3±7.5

3. 肝、脾、胸腺指数　白血病死亡小鼠的肝脏指数无差异；脾脏指数 L_{7212} 模型组较 MRL 模型组、L_{7212} 中药 I 组较 MRL 中药 I 组低，组间比较有统计学差别（$P<0.05$）（表3）。正常给药组和正常对照组小鼠的脾脏、胸腺指数均无差异。

表3　各组肝脾指数比较（$\bar{x}\pm s$）（mg/g）

组　　别	n	肝脏指数	脾脏指数
L_{7212} 模型组	6	76.1±7.1	22.4±2.0
L_{7212} 中药 I 组	5	76.2±3.5	18.2±4.1
MRL 模型组	6	80.2±16.4	29.6±7.2*
MRL 中药组	6	72.5±9.7	27.4±4.7○

4. 细胞增殖周期　MRL 组较 L_{7212} 组 G_0+G_1 期细胞比例增高，S 期和 G_2+M 期细胞相对减少。中药组较模型组小鼠 G/Gi 比值低（$P<0.05$）（表4）。

表4　各组骨髓细胞增殖周期分布比较（$\bar{x}\pm s$）

组　　别	$G_0+G_1/\%$	$S/\%$	$G_2+M/\%$	G_2/G_1
正常对照组（$n=5$）	76.94±7.69	20.03±10.28	3.03±2.89	1.96±0.10
L_{7212} 模型组（$n=3$）	78.82±7.15	21.18±7.15	0	1.94±0.05
L_{7212} 中药 I 组（$n=3$）	77.14±6.90	21.96±6.71	0.90±0.97	1.76±0.09△
MRL 模型组（$n=3$）	88.35±1.31	11.30±1.79	0.35±0.60	1.97±0.03
MRL 中药 I 组（$n=2$）	92.77±7.00△*	7.23±7.00	0	1.55±0.30△△▲

注：计数细胞数为 10^4。与正常对照组比较，△ $P<0.05$，△△ $P<0.01$。

（五）讨论

L_{7212} 白血病及其 MRL 模型均采用同种动物-615 近交系小鼠、同种细胞株-L_{7212} 白血病细胞株，前者为原代接种白血病模型，后者为复发白血病模型。从发病过程看，前者经由接种、发病至死亡，后者经由接种、发病、缓解、复发至死亡，因此后者生存时间较长。

清热解毒方给药时间均始于造模后第2天，此时 L_{7212} 白血病肿瘤负荷（$>1\times10^5$/只）明显高于 MRL 模型（>40）。然而实验发现，尽管该方对两种模型均有一定疗效，但从生命延长时间来看，对前一模型的疗效优于后一模型。提示急性白血病初期更适于使用。进一步研究发现：① 发病终末期，无论外周血中白细胞的数量和白血病细胞的比例，还是肝脾指数，后一模型均高于前一模型。提示复发白血病浸润程度比原代接种白血病严重。这与文献报道是一致的[1,2]。其原因可能由于经 CTX 作用后，残余的白血病细胞均为优势细胞。② 有关研究[12]及我们以往的实验结果均证实，L_{7212} 白血病及其 MRL 小鼠免疫功能低下（CD3、CD4、CD8 均下降，尤以 CD8 下降更为明显），但因后者免疫功能受白血病细胞及 CTX 的双重抑制，因此可能其免疫功能更为低下，在此状态下的机体内环境可能更有利于白血病细胞的增殖和浸润。③ 我们的实验还发现，MRL 小鼠骨髓静止期细胞比例较 L_{7212} 白血病小鼠高，而抑制白血病细胞的增殖活力可能是清热解毒方的作用机制之一，同时其还可降低免疫系统功能,或许这也是该方对 L_{7212} 白血病的疗效优于 MRL 模型的原因之一。

现代中医认为,急性白血病病机为邪毒入血伤髓,表现为虚实夹杂,邪实正虚,即初期多以邪实为主,治宜主攻,后期多以正虚为主,治宜主补,而将化疗药物归属为攻伐之品,祛邪亦伤正。在此思想指导下,清热解毒方临床上多用于急性白血病初期,与本实验结果不谋而合。提示作为现代中医论治的准则,辨病与辨证相结合客观上具有合理性,在临床应用中是重要的,可影响疗效。

参 考 文 献

[1] 褚建新,王敏,杨天楹. 微小残留白血病的实验研究. 中华血液学杂志,1991,12(8):394-397.

[2] 褚建新,应红光. 白血病化疗后复发发病学的实验研究. 中华血液学杂志,1986,7(5):281-284.

[3] 贵阳医学院附属医院. 治愈急性白血病1例报告. 中医杂志,1958,(11):770-773.

[4] 许玉鸣. 治疗白血病的经验体会. 新医药学杂志,1978,(11):11-14,49.

[5] 许玉鸣. 白血病中医治疗案例3则. 贵阳中医学院学报,1986,(4):20-22.

[6] 贵阳中医学院第一附属医院内科血液组. 急性白血病中药治疗14例小结. 贵阳中医学院学报,1982,(3):33-35.

[7] 王欣,傅汝林. 中药小剂量化疗并用治疗急性白血病33例分析. 中医药学刊,2003,21(7):1172,1174.

[8] 王欣,褚建新,傅汝林,等. 清热解毒方对可移植性小鼠淋巴细胞白血病(L_{7212})治疗作用的实验研究. 中国中医急症,2004,13(12):824-826.

[9] 王欣,褚建新,傅汝林,等. 清热解毒方对可移植性小鼠微小残留白血病实验研究. 实用中西医结合临床,2004,4(5):1-3.

[10] 褚建新,齐淑玲,雷健玲,等. 可移植性小鼠白血病模型(L_{7212})的建立及其生物学特性. 中华肿瘤杂志,1981,3(4):287-291.

[11] 姜泊,张亚历,周殿元. 分子生物学常用实验方法. 北京:人民军医出版社,1996. 177-180.

[12] 许勇钢,麻柔,胡乃平,等. 扶正抗白冲剂对微小残留白血病模型小鼠免疫功能及生存期的影响. 中国中西医结合杂志,2001,21(2):123-125.

(中医药临床杂志,2005,(2):148-150.)

特发性血小板减少性紫癜脾
不统血证动物模型建立

刘宏潇　张雅丽　田维毅　指导：傅汝林

特发性血小板减少性紫癜(ITP)是以出血及外周血血小板减少,骨髓巨核细胞数正常或增多伴有成熟障碍为主要表现的常见出血性疾病,为自身免疫性疾病,属中医学"血证"、"发斑"等范畴。然血证无非虚与实,或虚不摄血,或迫血妄行,虚证之中尤与脾关系密切,脾虚失其统摄之职是该病的主要病机之一。本实验采用现代医学免疫法结合中医苦寒泻下法拟建立 ITP 脾不统血证病证结合动物模型,现将研究结果报道如下。

（一）材料和方法

1. 材料　动物：BALB/C 小鼠,体重 20～24 g,8 周龄,雌性,共 40 只。由重庆第三军医大学实验动物中心提供(合格证号：医动字第 310101014 号)。药物：番泻叶水浸剂,将自来水放入烧杯中,置于电炉上煮沸后,迅速将番泻叶以 100 mL 水 25 g 番泻叶的比例投入沸水中浸泡,冷却后滤出番泻叶,余液 4℃保存备用。加减归脾汤水煎剂,加减归脾汤由《济生方》归脾汤化裁而来,按临床用药比例制成 250％水煎浓缩液(每mL 含生药 2.5 g),4℃保存备用。试剂：大鼠抗小鼠单克隆抗体(anti - CD3 - fitc、anti - CD4 - fitc、anti - CD8 - fitc)购自美国 BD 公司,D-木糖检测试剂盒购自南京建成生物工程研究所,豚鼠抗小鼠血小板抗血清(APS)购自中国中医研究院西苑医院。仪器：FACS 240 型流式细胞仪(美国 BD 公司生产),CSF - 820 型全自动血细胞计数分析仪(日本光电公司生产),LENGGUANG721 型分光光度仪(上海第三分析仪器厂生产)。

2. 方法　模型制作：参照文献[1]采用免疫法于实验第 2、4、6、8 天腹腔注射 1：4 稀释APS100 μL/只建立 ITP 动物模型;结合中医苦寒泻下法自第 1～10 天灌胃 25％番泻叶水浸剂 0.5 mL/只,建立 ITP 脾不统血证动物模型。实验分组及复健治疗：将小鼠随机分为 3组,除正常对照组 10 只外,模型组与中药复健方加减归脾汤组均为 15 只。均从第 1 次腹腔注射 APS 36 h 后分别以 0.2 mL/10 g 体重灌胃 0.9％生理盐水和加减归脾汤,每日 1 次,连续 8 天。观察指标：观察实验中小鼠的精神活动状况、出血情况、皮毛光泽、饮食饮水量、大小便、体重变化及死亡情况;实验结束后(实验第 11 天),于清晨 6 时空腹时,各组小鼠分别灌胃 20％ D-木糖水溶液 0.2 mL/10 g,1 h 后眼球取血,分光光度仪检测血清 D-木糖含量;全自动血细胞计数分析仪检测外周血象;流式细胞仪检测外周血 T 淋巴细胞亚群。剥离胸骨,取胸骨骨髓涂片,瑞氏染色,计数全片(6 mm×6 mm)巨核细胞数。

(二) 结果

1. 一般体征　模型组从灌胃番泻叶后第3天出现泄泻,为不成形稀便内夹黏液,并出现食少、纳呆;第4天起逐渐出现精神委靡、眯眼、扎堆、反应迟钝、行动迟缓,甚至行走不稳,毛色枯槁、散乱竖起,饮食饮水量减少,逐渐消瘦,体重变化(表1)。自第2次腹腔注射APS起,小鼠出现明显皮下紫癜,以注射部位、四肢、尾部为重。经中药复健方加减归脾汤治疗后,出血及脾虚症状明显改善,模型组3只小鼠死亡,加减归脾汤组1只小鼠死亡。

表1　各组小鼠体重变化比较($\bar{x}\pm s$)

	实验前		实验后	
	n	体重(g)		体重(g)
空白对照组	10	21.86±2.67	10	20.93±2.3
模　型　组	15	21.85±1.78	12	17.95±3.18[1)2)]
中药复健加减归脾汤组	15	22.15±1.34	14	20.24±2.51[3)4)]

注:与空白对照组比[1)] $P<0.05$;与本组实验前比[2)] $P<0.001$;与模型组比[3)] $P<0.05$ 与本组实验前比[4)] $P<0.05$。

2. 血清D-木糖含量　模型组小鼠血清D-木糖含量明显低于空白对照组($P<0.01$);经加减归脾汤治疗后,D-木糖含量恢复正常,较空白对照组无差异(表2)。

表2　各组小鼠血清D-木糖含量比较($\bar{x}\pm s$)

	n	D-木糖含量
空白对照组	10	4.06±0.90
模　型　组	12	2.82±0.39[1)]
中药复健加减归脾汤组	14	3.79±1.19[2)]

注:与空白对照组比[1)] $P<0.01$;与模型组比[2)] $P<0.05$。

3. 外周血象　模型组血小板、红细胞、血红蛋白明显降低,与正常对照组比有极显著差异($P<0.001$,$P<0.01$);经加减归脾汤治疗后,血小板明显上升,虽未达正常水平,但较模型组有极显著差异($P<0.001$);血红蛋白治疗后恢复正常(表3)。

表3　各组小鼠外周血象比较($\bar{x}\pm s$)

	n	血小板(×10⁹/L)	红细胞(×10¹²/L)	血红蛋白(g/L)	白细胞(×10⁹/L)
空白对照组	10	647.2±102.16	11.23±0.80	182.30±30.02	8.55±2.19
模　型　组	12	106.8±29.62[1)]	8.21±0.68[1)]	142.40±23.21[2)]	7.33±1.62
中药复健加减归脾汤组	14	285.2±103.86[1)3)]	8.66±0.95[1)]	182.55±10.99[4)]	6.57±1.82

注:与空白对照组比[1)] $P<0.001$,[2)] $P<0.01$;与模型组比[3)] $P<0.001$,[4)] $P<0.01$。

4. 骨髓巨核细胞计数　模型组骨髓巨核细胞数明显增多,与正常对照组比有极显著差异($P<0.001$);经加减归脾汤治疗后,巨核细胞数恢复正常(表4)。

表4 各组小鼠骨髓巨核细胞计数比较($\bar{x}\pm s$)

	n	骨髓巨核细胞计数（个/全片）
空白对照组	10	72±33.89
模 型 组	12	193.1±75.4[1)]
中药复健加减归脾汤组	14	99±68.29[2)]

注：与空白对照组比[1)] $P<0.001$；与模型组比[2)] $P<0.01$。

5. 外周血 T 淋巴亚群　模型组与空白对照组相比，CD8[+]明显增高，CD4[+]/CD8[+]比值明显降低，CD3 和 CD4[+]无明显变化。经加减归脾汤治疗后，CD4[+] 和 CD8[+] 均明显下降，CD8[+]恢复正常，与正常对照组无差异（表5）。

表5 各组小鼠外周血 T 淋巴细胞亚群比较($\bar{x}\pm s$)

	n	CD3(%)	CD4[+](%)	CD8[+](%)	CD4[+]/CD8[+]
空白对照组	10	53.76±9.32	41.47±6.26	22.75±3.28	1.81±0.16
模 型 组	12	56.97±12.36	42.66±6.38	35.66±4.15[1)]	1.15±0.19[1)]
中药复健加减归脾汤组	14	55.45±8.69	30.49±5.27[2)3)]	24.40±3.56[3)]	1.21±0.28[1)]

注：与空白对照组比[1)] $P<0.001$，[2)] $P<0.01$；与模型组比[3)] $P<0.001$。

（三）讨论

心主血，肝藏血，肾藏精，精血互生，脾统血，肺朝百脉，五脏不调皆可导致出血性疾病，但五脏之中，脾脏为要，《难经》云："脾……主裹血"。脾虚失其统摄之职是 ITP 的病机关键，脾不统血证是 ITP 临床常见证候之一。本实验采用现代医学免疫法结合中医苦寒泻下法，在 ITP 疾病模型基础上探索建立脾不统血证。实验结果表明，模型组小鼠出现明显皮下紫癜，血小板显著下降，骨髓巨核细胞计数明显增多，外周血 T 淋巴细胞亚群 CD8[+]明显升高，CD4[+]/CD8[+] 比值明显降低，与 ITP 临床相符[2,3]，提示 ITP 脾不统血证动物模型符合 ITP 疾病特点。本模型未改变 ITP 疾病模型的关键指标，病证结合造模法未影响血小板减少造模法的主要特点，方法学具有可靠性。脾不统血证以脾气虚与慢性出血为主症，脾气充足是脾统血的生理基础，脾胃虚弱是脾不统血的病理实质。用苦寒药番泻叶造脾虚模型是根据李东垣"苦寒之药损其脾胃"（《脾胃论》）的理论而来，服番泻叶后，苦寒伤中，中气虚弱，脾失健运，胃失和降，清气不升，浊气不降，胃不受纳，出现泄泻、食少、纳呆；脾失健运，不能输布水谷精微于全身，四肢肌肉及清窍失养，皮毛失煦，故出现精神委靡、皮毛枯槁、消瘦、体重减轻、四肢肌肉萎软无力等症；脾虚失其统摄之职则血自离经，出现肌衄、尿血等出血之证；模型组小鼠血清 D-木糖含量较空白对照组显著下降，提示小肠吸收功能低下，符合中医脾虚证特点，亦提示疾病基础上脾虚证模型造模成功。经中药复健方加减归脾汤治疗后，以上脾虚诸症明显改善，血清 D-木糖含量恢复正常。另外，实验中发现，加减归脾汤对 APS 引起的血小板下降及出血症状有良好治疗作用，可显著降低小鼠因血小板下降引起的出血性休克而导致的死亡，可使模型小鼠 CD8[+] T 细胞降低至正常水平，使 ITP 脾不统血证模型小鼠的细胞免疫功能得以改善。

综上所述,现代医学免疫法结合中医苦寒泻下法建立的ITP脾不统血证动物模型方法可靠,重现性强。为中医药研究治疗脾不统血证提供了较为合适的动物模型。

参 考 文 献

［1］杨宇飞,周蔼祥,麻柔,等.免疫性血小板减少性紫癜动物模型建立[J].中华血液学杂志,1994,15(3):160.

［2］Garcia-Suarez J, Prieto A, Reyes E, et al. The clinical outcome of autoimmune thrombocytopenic purpura patients is related to their Tcell immuno Deficiency [J]. Br J Haematol, 1993, 84:464.

［3］张源慧,陈群芳,杨希峰,等.慢性原发性血小板减少性紫癜患者的T淋巴细胞亚群[J].中华血液学杂志,1987,8(2):79.

(辽宁中医杂志,2002,9(29):571-572.)

益气养血补肾方对低免疫力大鼠
免疫功能影响的实验研究

毕　莲　吴晓勇　陈　育　张雅丽　傅汝林

恶性肿瘤已成为严重威胁人类生命健康的重要疾病,放疗、化疗是治疗肿瘤不可缺少的重要手段,大大提高了肿瘤的治疗效果,但是其毒副反应却难以克服。由于放化疗的特异性不高,在消灭肿瘤细胞的同时,对正常细胞也产生了一定的损害,易导致患者免疫力低下,这已经成为恶性肿瘤患者完成放化疗的主要障碍,容易导致严重感染而使治疗失败。如何在对肿瘤患者进行治疗的同时提高其免疫力,已引起国内外广大学者的高度重视。本实验通过建立化疗后低免疫力大鼠模型,观察益气养血补肾方对模型大鼠 IL-2、CD45 的影响,初步探讨该方改善机体免疫力作用机制。

(一) 材料与方法

1. 动物　Wistar 大鼠,普通级,3~4 个月龄,体重(280±20)g,雌雄各半,共 40 只,由贵阳医学院实验动物中心提供,合格证号:SCXK(黔)2002-0001。

2. 药物制备　益气养血补肾方:由黄芪、当归、补骨脂、鸡血藤、茜草等组成(贵阳中医学院第一附属医院中药房提供),将以上药物按临床用药比例用蒸馏水浸泡 30 min,煎煮 2 次(30 min/次)后,过滤,合并滤液加热蒸发,分别制成 122.5%、367.5%的两种水煎浓缩液(含生药量分别为 1.225 g/mL、3.675 g/mL),4℃保存备用。环磷酰胺(上海华联制药有限公司,批号:030503),用 0.9%氯化钠注射液(湖南科伦制药有限公司,批准文号:国药准字H43020456)稀释。

3. 模型的制作及分组给药　40 只大鼠随机分成 4 组,每组 10 只,即①空白对照组:常规饲养;② 模型对照组:参照文献[1,2]方法加以改良,用环磷酰胺(CTX)40 mg/kg 腹腔注射,每天 1 次,连续 5 天,建立大鼠低免疫力动物模型;③ 小剂量益气养血补肾方治疗组;④ 大剂量益气养血补肾方治疗组。经上述处理后,分别按比例予生理盐水、小剂量益气养血补肾方汤液、大剂量益气养血补肾方汤液灌胃,按 1 mL/100 g 体重灌胃,每日 1 次。

4. 主要试剂与仪器

(1) 试剂:FITC rat anti mouse CD45 抗体(Pharmigen 公司);FITC 羊抗鼠 IgG 二抗(深圳晶美公司)。IL-2 免疫试剂药盒(北京华英生物技术研究所)。

(2) 仪器:FACS240 型流式细胞仪(美国 BD 公司),KDC-2044 低速冷冻离心机(中国科技大学科技实业总公司中佳光电仪器公司);GC-1200 γ 放射免疫计数器(科大创新股份有限公司中佳分公司)。

5. 检测指标

(1) 血清 IL-2 测定:于造模结束后第 11 天,取大鼠股静脉血 2 mL,凝固后离心分离血清,4℃ 3 000 r/min 离心 5 min,取上清用 125I 放射免疫试剂盒测定,按试剂盒说明书进行操作。

(2) 外周血血浆 CD45 测定:于造模结束后第 11 天,取大鼠股静脉血 0.5~1 mL,抗凝,参考文献[3]及试剂说明书进行操作。

6. 统计学处理 所得实验数据用 SPSS11.5 统计软件包处理,以均数±标准差($\bar{x}\pm s$)表示。

(二)结果

用 CTX 建立低免疫力模型大鼠 IL-2、CD45 水平与对照组比有显著差异($P<0.01$);经益气养血补肾方治疗后,其 IL-2、CD45 水平较模型组显著增加($P<0.01$),且与对照组间无明显差异($P>0.05$)。

表1 益气养血补肾方对低免疫力大鼠 IL-2、CD45 的影响($\bar{x}\pm s$)

组 别	n	IL-2(ng/mL)	CD45/荧光强度(%)
空白对照组	10	4.61±0.73	83.73±5.33
模型对照组	9	3.05±0.91*	37.98±8.71*
小剂量益气养血补肾方组	10	4.59±0.65★●	82.08±.92★●
大剂量益气养血补肾方组	10	4.63±0.47★●	83.62±7.41★●

注:与空白对照组相比* $P<0.01$,● $P>0.05$;与模型对照组比★ $P<0.01$。

(三)讨论

CTX 为化疗的常用药之一,是细胞周期非特异性药物,免疫细胞及其前体细胞对其感受性高,使之受到损伤或阻断其增殖,从而免疫功能受到抑制。IL-2 曾经被称为 T 细胞生长因子,主要由活化的辅助性 T 淋巴细胞产生,在免疫调节中起重要的作用,可促进多亚类 T 细胞的增殖和分化,增进 NK 细胞的功能,促进 B 细胞的增殖和分化,刺激多种细胞因子的产生[4]。CD45 分子是位于白细胞表面的白细胞共同抗原(LC-A),属于单链跨膜大分子糖蛋白家族,高水平地表达在淋巴细胞以及除红细胞和血小板之外的所有造血细胞上[5],CD45 分子参与多种免疫功能,如 B 细胞的分化、发育和增殖、NK 和 Tc 细胞毒作用、辅助性 T 细胞功能等;其高度保守的胞质区具有磷酸酪氨酸酯酶(PTPase)活性,使得其在信号转导及淋巴细胞效应功能中具有重要意义[6],因此,IL-2 与 CD45 对机体的免疫系统内环境的稳定有重要作用。

本实验结果提示,在对大鼠用 CTX 进行腹腔注射造模后,与空白对照组相比,IL－2、CD45 水平明显下降($P<0.01$),与文献报道相符[7],说明大鼠在进行 CTX 腹腔注射后免疫功能低下。应用益气养血补肾方后,与模型组相比,IL－2、CD45 明显升高($P<0.01$),提示益气养血补肾方能提高化疗所致低免疫力大鼠的免疫功能。其机制可能与方中黄芪多糖、当归多糖等通过调节非特异性免疫作用的巨噬细胞和 NK 细胞,增强 IL－2 的表达,促进 Th 细胞的增殖、分化;或通过调节 T 淋巴细胞内 cAMP、cGMP 含量及促进磷脂酰肌醇代谢进而提高 T 淋巴细胞内 IL－2 及 IL－2R 的基因转录表达,在细胞增殖的过程中,细胞及细胞因子网络调节增强[8~10],从而协同提高机体的免疫力。本研究提示,益气养血补肾方能够提高低免疫力大鼠的免疫功能,调节其免疫系统内环境趋于稳定,有一定深入研究和临床应用价值。

参 考 文 献

[1] 中华人民共和国卫生部药政司.新药(西药)临床前研究指导汇编(药效学·药理学·毒理学)[G].1993.103.

[2] 王晨,齐笑庸,洪宝源.小鼠注射环磷酰胺后 CFU－S 脾集落形成的实验观察[J].中华血液学杂志,1994,15(3):287.

[3] 郑德先,吴克复,褚建新,等.现代实验血液学研究方法与技术[M].北京:北京医科大学中国协和医科大学联合出版社,1999.264.

[4] 马大龙.白细胞介素[J].自然杂志,1993,(3):36.

[5] Dam GB, Zilch CF, Wallace D, et al. A CD45 polymorphism associate D with multiple sclerosis Disrupts an exonic splicing silencer [J]. Nat Immunol,2000,164(10):5287.

[6] Penninger JM, Irie Sasaki J, Sasaki T, et al. CD45:New jobs for an old acquaintance[J]. Nat Immunol,2001,2(5):389.

[7] 毕莲,吴晓勇,傅汝林.化疗后低白细胞及低免疫力动物模型研究[J].辽宁中医杂志,2005,32(8):850.

[8] 宋宝辉,于新慧.黄芪对小鼠巨噬细胞、IL－2 调节作用的影响[J].牡丹江医学院学报,2005,26(5):10.

[9] 刘启,熊南山,程斌.黄芪免疫药理学研究进展[J].中国中医药杂志,2004,2(6):321.

[10] 刘俊栋,刘海霞,李建基,等.当归多糖对免疫系统作用的研究[J].四川畜牧兽医,2005,32(3):34.

(辽宁中医药大学学报,2008,(9):157－158.)

滋肾止血汤对肾炎性血尿模型大鼠 IL - 6、NO 影响的实验研究

郭银雪　葛平玉　詹继红

肾性血尿是临床常见的一种慢性难治性疾患,部分案例首发时表现为肉眼血尿,但更多是表现为镜下血尿。其病程迁延,少则数月,多则数年,若不及时治疗将有可能使肾小球疾病进展为终末期肾病。本实验以中医理论为指导,通过观察滋肾止血汤对肾炎性血尿模型大鼠的影响,初步探讨其作用机制。

(一) 实验材料

1. 动物　健康 Wister 大鼠,体重(220±10)g,购自贵阳医学院动物研究所。用复合饲料(贵阳医学院动物实验中心生产)分笼饲养。

2. 试剂及器械　试剂:牛血清白蛋白(BSA)(上海昱民生物技术有限公司);脂多糖(LPS)(北京麒麟宏伟科技有限公司);四氯化碳(CCl_4)(天津科密欧化学试剂公司);血清 NO 试剂盒(南京建成生物工程研究所);血清 IL - 6 试剂盒(中国人民解放军科技开发中心);血 β_2 - MG 试剂盒(天津九鼎医药研究所);器械:常规外科器械、相差显微镜(OLYMPUS - CK40)、C 放射免疫计数器 GC - 1200、752 分光光度仪、全自动血细胞分析仪、电子天平。

3. 实验药物　滋肾止血汤(生地黄、墨旱莲、女贞子、白芍、牡丹皮、大叶紫珠草各 30 g)购自贵阳中医学院第一附属医院药房,传统煎煮后浓缩至相应浓度(2.6 g/mL、1.3 g/mL、0.7 g/mL);安络血(常州亚帮制药有限公司生产)。

(二) 方法

1. 动物与分组　实验用 Wister 大鼠(72 只),尿检蛋白和潜血全部为阴性,适应喂养 7天,随机分为空白对照组、模型组(生理盐水对照组、安络血治疗组和滋肾止血汤大、中、小剂量治疗组),每组各 12 只。

2. 模型制备　参照汤颖等[1]报道的方法加以改良,口服免疫原 BSA(剂量较常用剂量增加 1 倍,400 mg/kg 隔天灌胃,持续 6 周);CCl_4 皮下注射(蓖麻油 0.5 mL,CCl_4 0.01 mL,每周 1 次,持续 9 周),并联合运用 LPS(分别于第 6、8 周以 LPS 0.05 mg 尾静脉注射)直至

第 10 周。

3. 给药　按照实验动物与人用量方法[2]换算[大鼠平均用量(g)＝成人生药量(g)/60 kg×大鼠体重(kg)×7]。滋肾止血汤大、中、小剂量治疗组：2 mL(浓度为 2.6 g/mL、1.3 g/mL、0.7 g/mL)；安络血治疗组：安络血 1.75 mg/天；生理盐水组：生理盐水 2 mL/100 g，灌胃给药至 14 周末。

4. 标本采集　在造模的 10 周内，每日代谢笼收集 24 h 尿，观察有无肉眼血尿，分别取 1,2 mL，留做尿常规及 24 h 尿蛋白检测，每 3 周检测 1 次。第 14 周末，实验动物禁食 12 h，股静脉采血 5 mL，后断脊处死大鼠。将大鼠血 3 500 r/min 离心，取血清分装，−20℃保存。

5. 观察指标　尿红细胞计数，24 h 尿蛋白定量，血 β_2-MG，血清 IL-6 及 NO 水平。

6. 统计学方法　计量资料以均数±标准差($\bar{x}\pm s$)表示，组间差异采用 t 检验。

(三) 结果

1. 疗效标准　参照中医药管理局《中医病症诊断疗效标准》(1987 年)中有关标准拟定。连续 2 周，3 次以上，尿常规检查 RBC<3 个/HP 为完全缓解；血尿减少＋＋以上，连续 2 周为显效；血尿减少＋，连续保持 2 周以上为有效；血尿无变化或加重为无效。

2. 结果见表 1、表 2、表 3、表 4。

表 1　各组尿红细胞及 24 h 尿蛋白定量比较($\bar{x}\pm s$)

组　　别	n	尿红细胞/(10^4/mL)	24 h 尿蛋白定量/(mg/24 h)
空白组	12	0	40.58±11.14
生理盐水组	12	18.28±3.37	119.24±31.24
中药大剂量组	12	10.00±2.43#	74.18±20.75#
中药中剂量组	12	13.57±2.67	91.89±19.25
中药小剂量组	12	13.86±3.09	96.78±12.96
安络血组	12	13.33±2.26	118.85±31.14

注：与生理盐水组及安络血组比较# P<0.05。

表 2　各组血清 BUN、Scr 的比较($\bar{x}\pm s$)

组　　别	n	BUN/(mmol/L)	Scr/(μmol/L)
空白组	12	2.05±0.25	34.02±5.95
生理盐水组	12	7.52±1.46	75.26±7.60
中药大剂量组	12	4.98±2.30#	43.93±4.48#
中药中剂量组	12	5.30±2.69	47.96±8.98
中药小剂量组	12	6.05±2.60	52.82±12.19
安络血组	12	7.58±1.41	75.08±7.66

注：与生理盐水组及安络血组比较# P<0.05。

表3　各组血 β_2 - MG 含量的比较($\bar{x}\pm s$)($\mu g/L$)

组　别	n	β_2 - MG
空白组	12	621.93±28.59
生理盐水组	12	1 477.61±43.81
中药大剂量组	12	879.75±46.74#
中药中剂量组	12	1 097.29±153.31
中药小剂量组	12	1 295.39±64.85
安络血组	12	1 423.07±134.22

注：与生理盐水组及安络血组比较# $P<0.05$。

表4　各组血清 IL - 6 及 NO 表达的比较($\bar{x}\pm s$)

组　别	n	NO/$(\mu mol/L)$	IL - 6/(pg/mL)
空白组	12	137.87±4.46	9.60±2.41
生理盐水组	12	59.52±5.23	86.09±9.74
中药大剂量组	12	104.12±4.92#	46.76±7.53#
中药中剂量组	12	63.09±4.89	52.93±5.76
中药小剂量组	12	52.45±8.65	71.35±9.77
安络血组	12	59.77±4.88	86.03±9.41

注：与生理盐水组及安络血组比较# $P<0.05$。

（四）小结

滋肾止血汤可降低肾炎性血尿模型大鼠的尿红细胞计数、24 h 尿蛋白定量、血 SCr 及 β_2 - MG，其机制可能是通过减少血中 IL - 6 的产生与排泌，促进其分解与吸收，提高肾组织 NO 含量，以减轻肾脏的损害，达到保护肾脏的目的[3~5]。

参 考 文 献

[1] 汤颖,娄探奇.实验性 IgA 肾病模型的改进[J].中山大学学报：医学科学版,2006,27(3)：185.

[2] 杨爱国,安晓英,阮诗玮,等.辨证治疗单纯血尿性肾病87例[J].江苏中医药,2003,24(5)：24-25.

[3] 杨喜忠,孙静,孙世仁.清开灵注射液治疗血尿65例[J].第四军医大学学报,2003,24(5)：396.

[4] 韦颖,张翔华.血尿安治疗隐匿性肾炎单纯性血尿38例[J].中国中医药信息杂志,2002,9(2)：54-55.

[5] 安军民,奚筠,闫爱梅.路路通注射液对血尿的治疗作用[J].临床荟萃,2003,18(18)：429.

（长春中医药大学学报,2009,25(4)：478-479.）

归脾冲剂对免疫性血小板减少性
紫癜动物模型实验研究

傅汝林 刘为民 张雅丽 刘宏潇 王 欣

笔者在总结我院十多年来用归脾冲剂治疗本病疗效可靠的基础上,为进一步探讨该药的作用机制,进行了ITP的实验研究。

(一) 材料与方法

1. 实验动物 二级 BALB/C 小鼠,体重为 18～22 g,8 周龄,雌性,共 60 只,由中国医学科学院动物繁殖育中心提供。

2. 实验药品 归脾冲剂依照《正体类要》归脾汤原方比例,以同剂量党参代人参,由贵阳中医学院第一附属医院制剂室制备,每袋 30 g,泼尼松片 5 mg,栀子地黄汤按成人临床用药比例,制成 1.44%水煎浓缩液(每 mL 含生药 1.44 g),处方成分:栀子、生地黄、丹皮、白芍、黄芪、当归等。

3. 模型制作 参照文献[1]采用注射豚鼠抗小鼠血小板血清(APS)方法,建立小鼠免疫性血小板减少性紫癜模型。APS 由中国中医研究院西苑医院血液科提供。于 0、2、4、6、8、10、12 天,按照 100 μL/20 g 小鼠腹腔注入 1∶4 稀释的抗血清。注入后 4 h 可见血小板显著降低,每 2 天重复注射 1 次,以维持血小板的持续降低。

4. 实验分组及给药剂量 小鼠随机分为 5 个小组,每组 12 只,给药者 3 组,给生理盐水者 2 组。均按 0.2 mL/10 g 体征剂量灌胃,每日 1 次,连续观察 15 天。

(1) 正常对照组:给同等体积生理盐水。

(2) ITP 模型生理盐水对照组:给同等体积生理盐水。

(3) ITP 模型泼尼松的对照组:用 1 mg/mL 浓度的泼尼松按剂量灌胃,其用药量为临床用量的 20 倍。

(4) ITP 模型栀子地黄汤对照组:用 144%浓度栀子地黄汤灌胃,其剂量为临床用量的20 倍。

(5) ITP 模型归脾冲剂组:用 0.9 mg/mL 归脾冲剂灌胃,其剂量为临床用量 20 倍。

5. 观察指标及检测方法

(1) 实验结束后取个观测组小鼠全血,检测血小板、白细胞、红细胞、血红蛋白。

(2) 实验结束后处死动物,取胸骨制作骨髓片,染色后油镜下计数 1.5 cm×1 cm 范围内骨髓巨核细胞总数、分类情况。

（3）取各组小鼠脾脏、胸腺、肾上腺称重并计算脏器系数，制作脾脏病理切片左病理形态学检查。

（二）结果

（1）治疗后各组小鼠死亡情况（表1）。

表1　治疗后各组小鼠存活只数（N）

组　　别	治疗前（只）	治疗1周后（只）	治疗2周后（只）
* 正常小鼠对照组	12	12	12
# 生理盐水对照组	12	8	7
# 泼尼松对照组	12	10	9
# 栀子地黄汤对照组	12	10	8
归脾冲剂组	12	12	10

注：* 为正常对照组，# 为ITP模型组。

（2）归脾冲剂对小鼠血小板的影响（表2）。

表2　归脾冲剂对小鼠血小板的影响（$\bar{x}\pm sd$）

组　　别	N	血小板（10^9/L）
* 正常小鼠对照组	12	887.0±170.2[&&]
# 生理盐水对照组	7	252.0±102.4[@@]
# 泼尼松对照组	9	889.7±176.5[&&]
# 栀子地黄汤对照组	8	886.7±227.9[&&]
归脾冲剂组	10	713.3±133.9[&&]

注：与正常对照组相比[@] $P<0.05$，[@@] $P<0.01$，[@@@] $P<0.01$；与生理盐水组现比[&] $P<0.05$，[&&] $P<0.01$，[&&&] $P<0.01$。

（3）归脾冲剂对小鼠骨髓巨核细胞的影响（表3）。

表3　归脾冲剂对小鼠骨髓巨核细胞的影响

组　　别	N	巨核细胞数量（1.5 cm×1.5 cm）				总计
		幼稚	颗粒	产板	裸核	
* 正常小鼠对照组	12	1.2	19.2	29.2	0.8	50.4[@@@]
# 生理盐水对照组	7	10	88.2	73	2	173[&&&]
# 泼尼松对照组	9	3.5	45	16	8.2	72.5[@@]
# 栀子地黄汤对照组	8	2.5	31.5	15.5	0.7	50.2[@@@]
归脾冲剂组	10	1.6	16	21.2	5.3	44[@@@]

注：与正常对照组相比[@@] $P<0.01$，[@@@] $P<0.01$；与生理盐水组相比[&&&] $P<0.01$。

表3可以看出，正常对照组巨核细胞数均值为50.4，以产板型为多，生理盐水组巨核细胞均值为17.3，较正常对照组明显升高，且以颗粒型为多。各实验组中以归脾冲剂疗效最

好,不仅巨核细胞接近正常,且以产板型为主;其次为泼尼松,再次为栀子地黄汤,均与生理盐水组比较有显著差异。

(4) 归脾冲剂对小鼠 WBC、RBC、Hb 的影响(表4)。

表4　归脾冲剂对小鼠 WBC、RBC、Hb 的影响($\bar{x} \pm sd$)

组　别	N	WBC(10^9/L)	RBC(10^{12}/L)	Hb(g/l)
* 正常小鼠对照组	12	11.9±5.23&&	8.95±1.0&&	145.4±17.4&&
# 生理盐水对照组	7	20.5±15.6@@	4.92±2.16@@	85.5±26.1@@
# 泼尼松对照组	9	10.3±4.1&&	5.38±3.09	100.4±2.7@@
# 栀子地黄汤对照组	8	10.4±12.1&&	6.01±1.08@@	98.0±18.4@@
归脾冲剂组	10	3.8±3.4&	8.76±0.92&&	148±22.4&&

注:与正常对照组相比@@ $P<0.01$;与生理盐水组相比& $P<0.05$,&& $P<0.01$。

表4可以看出:生理盐水组、泼尼松组、和栀子地黄汤组外周血 RBC、Hb 皆有降低,尤以生理盐水组下降明显;归脾冲剂组 RBC、Hb 较为稳定,接近正常是水平,与生理盐水组比较有显著差异。生理盐水组、归脾冲剂组 WBC 较正常小鼠组升高,以生理盐水组显著,泼尼松组的栀子地黄汤组 WBC 较正常小鼠无明显差异。

(5) 归脾冲剂对小鼠脏器重量的影响(表5)。

表5　归脾冲剂对小鼠脏器重量的影响($\bar{x} \pm sd$)

组　别	N	脾脏系数(mg/10 g 体重)	胸腺系数(mg/10 g 体重)	肾上腺系数(mg/10 g 体重)
* 正常小鼠对照组	12	2.3±0.8&&	1.1±0.3	0.6±0.1
# 生理盐水对照组	7	9.7±4.9@@	1.2±0.6	0.7±0.2
# 泼尼松对照组	9	8.6±2.9&&	1.0±0.4	0.6±0.1
# 栀子地黄汤对照组	8	8.2±1.2&&	1.2±0.5	0.7±0.2
归脾冲剂组	10	9.1±3.6&	0.9±0.1	0.6±0.2

注:与正常对照组相比@@ $P<0.01$;与生理盐水组相比& $P<0.05$,&& $P<0.01$。

表5可以看出 ITP 模型各组脾脏重量均有增加,与正常对照组有明显的差异,但各治疗组间无明显的差异;胸腺重量、肾上腺重量各组间无明显差异。

(6) 治疗后症状学的改变:归脾冲剂、栀子地黄汤能有效改善小鼠因造模出现的竖毛、便溏、体重减轻、精神委靡、进食减少等气虚症状,以归脾冲剂组效果明显,生理盐水组气虚症状无明显改善;泼尼松组出现畏寒、抱团等肾阳虚症状。

(三) 讨论

由以上使用结果表明归脾冲剂能有效促进 ITP 小鼠的血小板恢复,促进骨髓巨核细胞的成熟,有效降低 ITP 小鼠因血小板减少、血红蛋白下降及内脏大出血所导致的死亡。归脾冲剂这一保护血小板免疫破坏,促使血小板上升的作用机制,可能系归脾冲剂拮抗外源性APS 引起的免疫反应性血小板破坏,从而达到保护和提升血小板的作用。研究表明,关于

ITP 血小板破坏主要有三条路径[2,3]:

(1) 由脾脏等器官产生的抗血小板抗体(PAIgG、PAIgA、PAIgM)的 Fab 片段先与血小板膜上的响应抗体原特异性结合后,抗体分子 Fc 片段暴露并与巨噬细胞的 Fc 受体结合导致血小板在脾脏等网状内皮细胞被吞噬破坏。

(2) 当血小板表面结合的抗体量多时可形成 IgG 双物体,或结合的是 IgM 抗体,则可激活补体 C1q,随之补体系统中各成分相继被激活,被覆盖抗体的血小板在补体参与下可通过经典途径引起血小板在血管内破坏或经过非经典途径使血小板管外破坏。

(3) 通过免疫复合物抗体分子上 Fc 片段与血小板上 Fc 受体结合,可激活补体,补体固定于血小板上,导致血小板的血管外破坏。归脾冲剂促进 ITP 血小板恢复的作用可能与其促进抗体清除,减少血小板被吞噬破坏有关;同时也可能通过对抗外源性抗体(APS)发挥作用。当然,该药抗 ITP 究竟作用于免疫应答的哪些环节,如何调节免疫网络使其在各种不利环境中维持自身稳定状态,哪些药物是最佳抗 ITP 的药物,有待于今后进一步研究探讨。

参 考 文 献

[1] 杨宇飞,周霭祥,麻柔,等.免疫性血小板减少性紫癜动物模型建立[J].中华血液杂志,1994,15(7):160.

[2] 张源辉.原发性血小板减少性紫癜的发病机制[J].中华血液杂志,1990,(4):214.

[3] Mcmillon R. Chronic idiopathic thrombocytopenic purpura Neng[J]. MeD, 1981,304:1135.

(中医药学刊,2001,19(4):312-313.)